JN083900

おうちでお灸

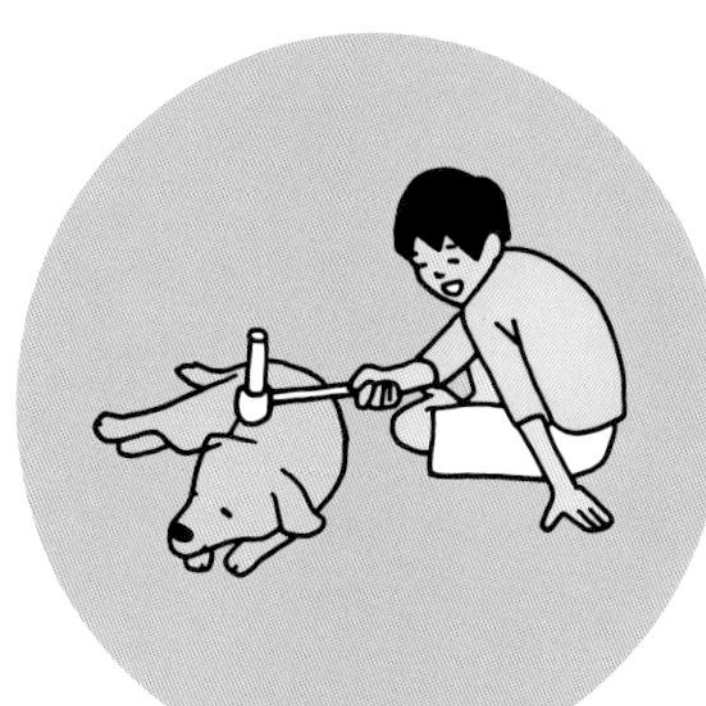

監修
らくらく鍼灸指圧治療院
佐藤宏子

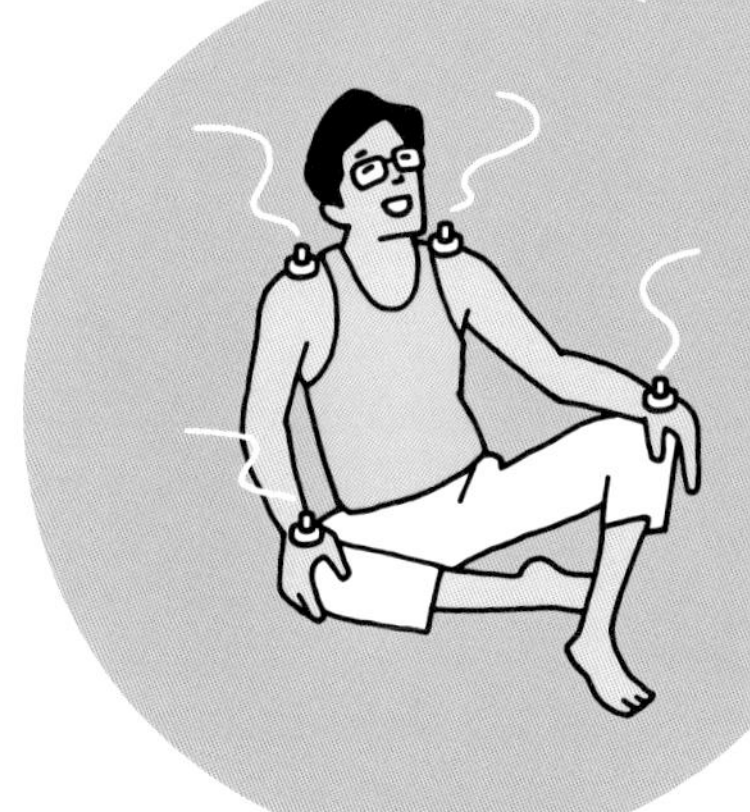

山と溪谷社

楽しくて、気持ちいい！
おうちで、お灸　CONTENTS

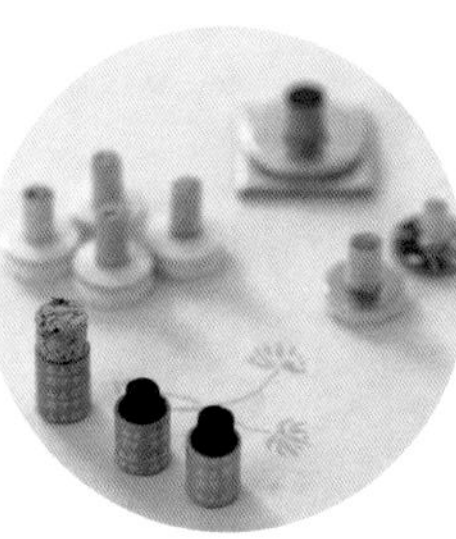

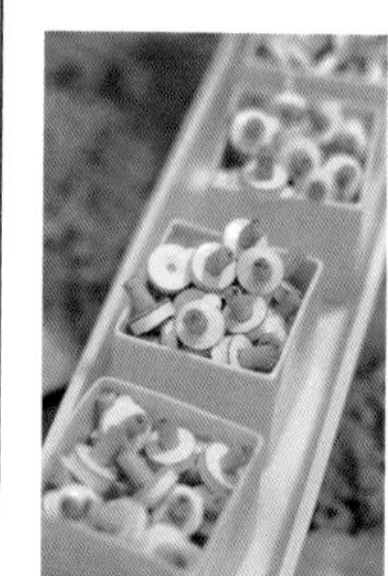

Column お灸こばなし

よくある症状別 お灸のツボガイド…65

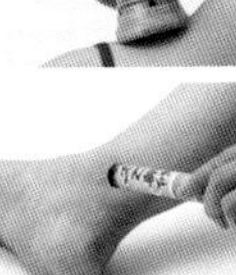

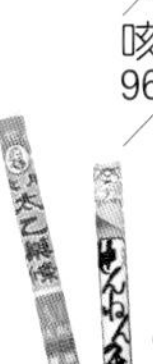

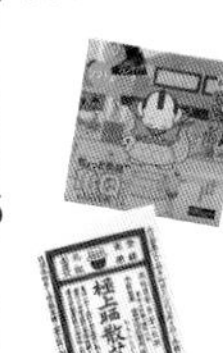

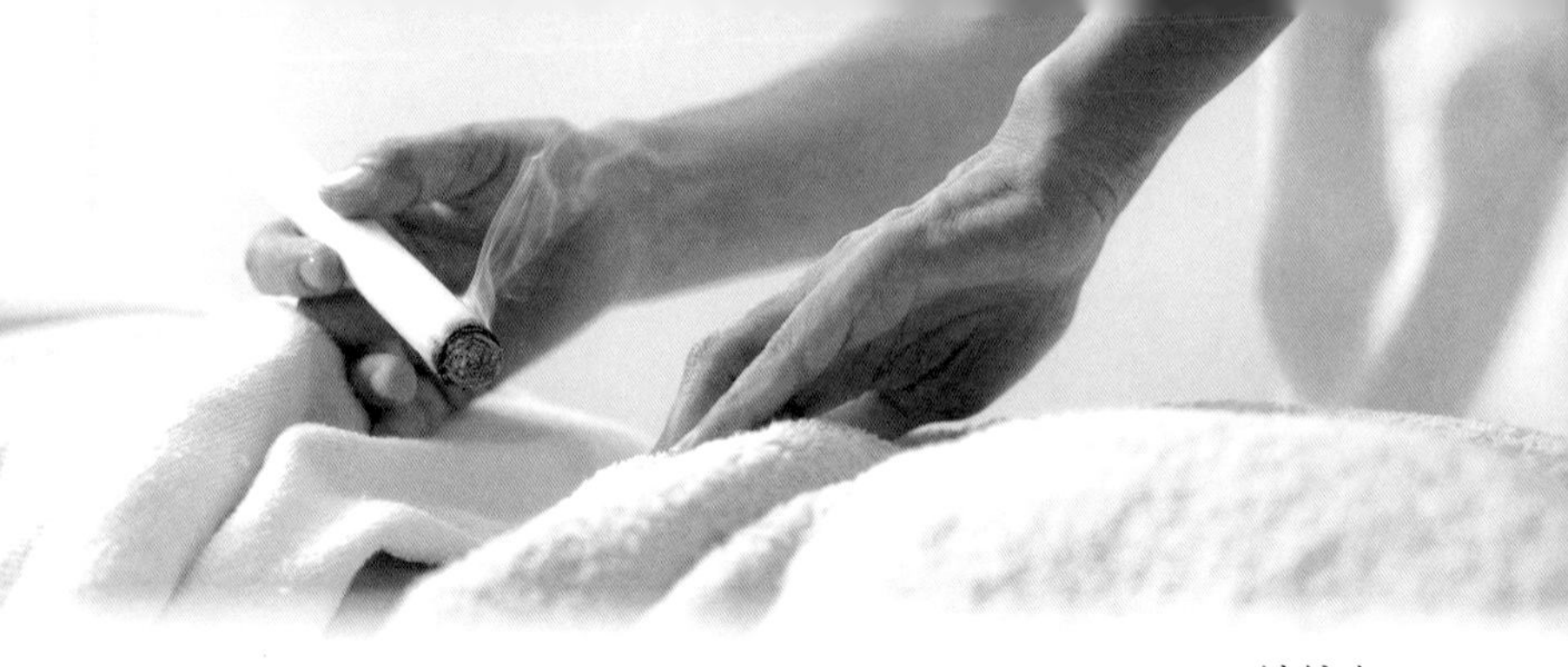

はじめに

現代人の健康維持に「おうちお灸」をおすすめします。

鍼灸師として、毎日皆様のお体を拝診しながら、患者さん一人ひとりが、健やかで元気に生活していただくために、どうしたらよいのかをいつも考えています。

生活は、どんどん合理化が進み便利になっていく反面、体によいものが少なくなり、負荷がかかるものが多いように思います。このような環境の中で生活しながら健康を維持するためには、多少はご自身で努力することが必要になってきます。体を温める、動かす、呼吸法を行う、バランスを考えた食生活をする、ストレス解消法を見つけるなど、ご自分なりの努力をしていかないと、健やかな生活を維持するのは難しいように思います。それはまさに、東洋医学の「未病を治す」、病気にならないための「予防医学」の考え方にも通じていきます。

今日、西洋医学の分野の先生方が東洋医学の考え方を取り入れてくださるようになったことは、私たち東洋医学に従事する者にとって大変ありがたいことです。体温をあげることによって、免疫力を高め、さらに自律神経に働きかけ、人間が本来持つ自然治癒力を高めるといった考え方は、予防医学の手段として一般にも広く知られるようになりました。

体を温めるお灸は、体温をあげる手段としても大変有効です。1300年も前に中国から伝来し、江戸時代の庶民の健康法として親しまれたお灸には、東洋医学の確かな知恵がつまっています。歴史は繰り返し、「温故知新」。今の私たちに合った、体に負担にならず気持ちのよい現代のお灸「おうちお灸」を、ぜひご家族で楽しんでください。

らくらく鍼灸指圧治療院 院長　佐藤宏子

おうちお灸大集合!!

お灸にもいろいろなタイプがあります。ここでは家で簡単にできる「おうちお灸」を、台座灸・棒灸・温灸器・点灸と、大きく４つに分けてご紹介。それぞれの特徴を知って使えば、毎日のお灸ライフがさらに楽しくなります。

※お灸アイテムのお問い合わせについては、P.170〜172の「お灸SHOP情報」でご紹介しています。

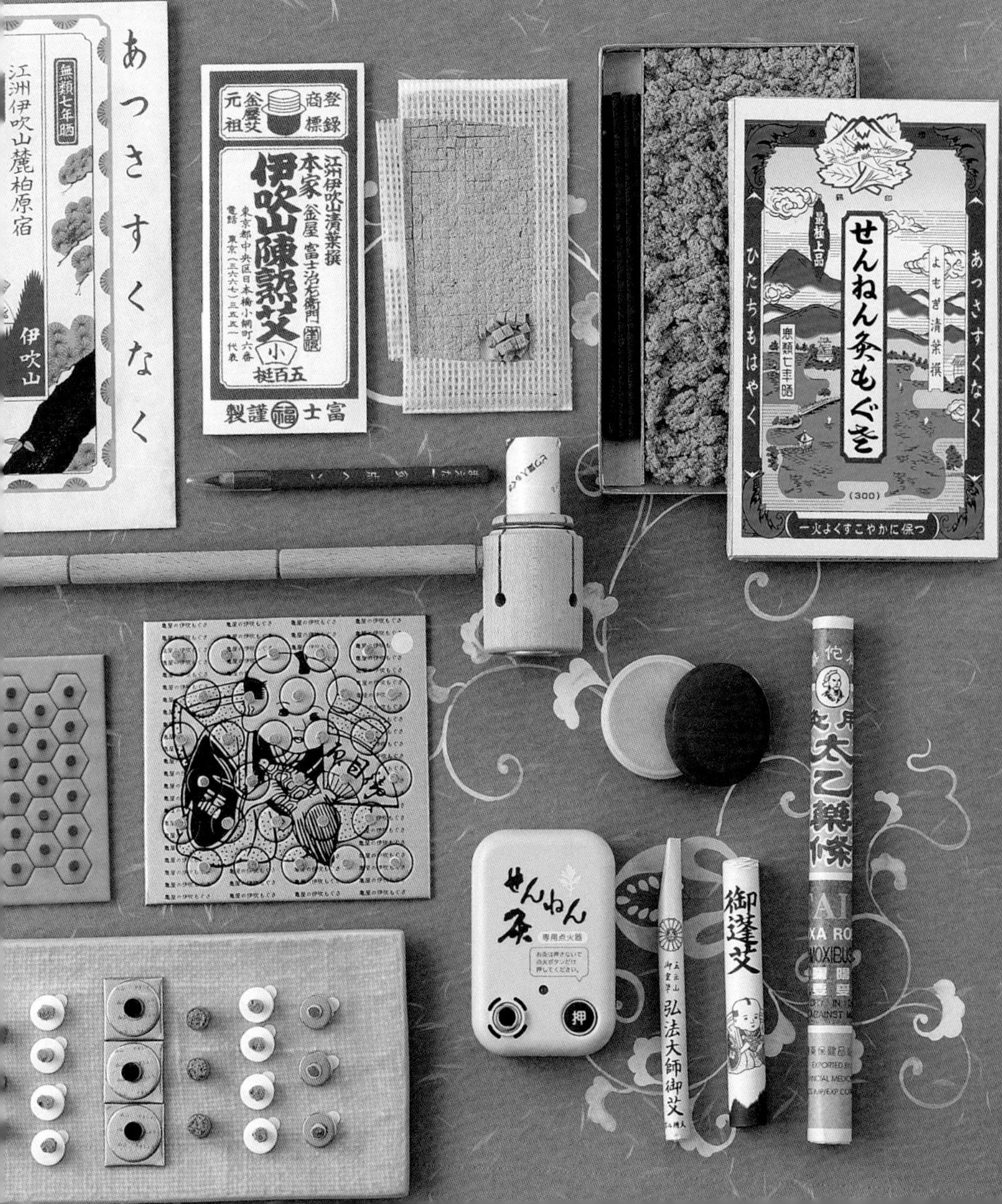

初心者はこれから始めよう

台座灸

市販のおうちお灸の中でも、いちばん手軽にすえられるのが台座灸。紙パルプなどで作られた台座に、円柱形のもぐさがセットされたお灸や、紙の筒で皮膚ともぐさの間に空間を作る紙筒灸などがあります。台座灸は、もぐさの下に皮膚と隔てる物を置く隔物灸の一種です。肌にヤニなどのあとが残りにくく、比較的低温でやけどの心配が少ないため、現在では〝おうちで行うお灸〟の主流です。製品によって、温熱の刺激も設定されているので、すえる熱さの好みによってお灸を選ぶこともできます。お灸の煙が苦手な人には、煙の立たない無煙タイプがおすすめです。弱い温熱刺激でも、通気用の穴からもぐさの有効成分であるチネオールが十分浸透します。気持ちよいくらいの温度から始めてみてください。

How to

1

施灸したいツボの位置を指で確認します。初心者は、先にペンなどで目印をつけておくとよいでしょう。

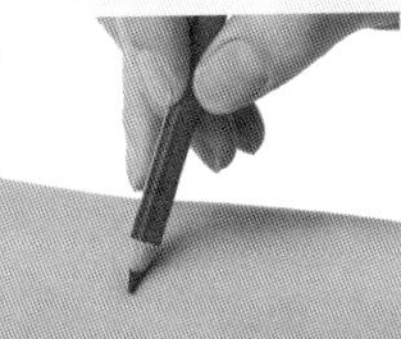

2

裏側が粘着タイプのものが多い台座灸は、先に指へ付けてから、炎をたてた状態で、もぐさに火をつけると安全です。

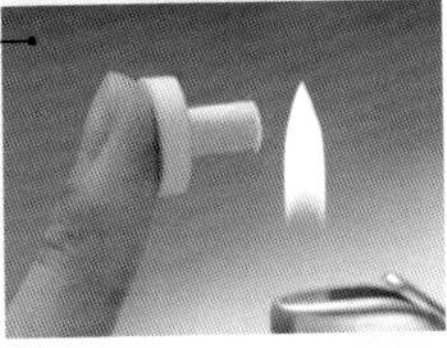

3

火が付いたら、台座の脇を持ってツボ上にセットします。しばらくすると、やわらかな温熱を感じます。

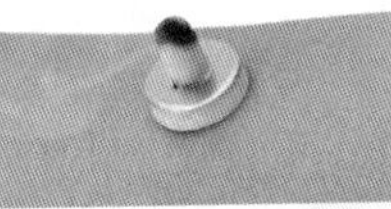

4

強い熱さを感じる場合は、位置をずらすか、取り外します。台座が熱い場合もあるので注意しましょう。

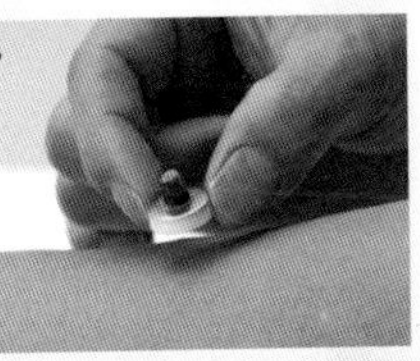

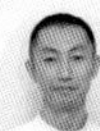

お灸を楽しみながら体調を整える！

せんねん灸 お灸ルーム
小泉洋一さん

簡単にできるので、生活のちょっとした時間にやってみましょう。慢性的な症状の改善・緩和、一日の疲れを癒すリラックス法におすすめ。台座灸の温熱の強弱は、体質に合った製品を選びましょう。

あると便利な点火グッズ

連続して台座灸をすえられる点火器。たくさんすえるときに便利です。

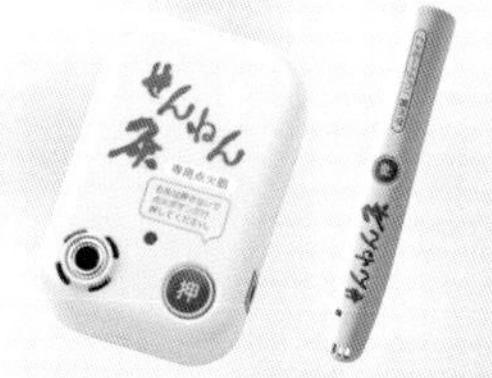

せんねん灸の台座灸専用点火器。もぐさ部分を下にセットし、電熱により点火する。ハンディータイプの点火器（右）もある。

台座灸いろいろ

様々なタイプが登場している台座灸。ここでは、煙の出ないタイプと、出るタイプに分けてご紹介。いろいろ使ってお気に入りを見つけて。

煙が出ないタイプ

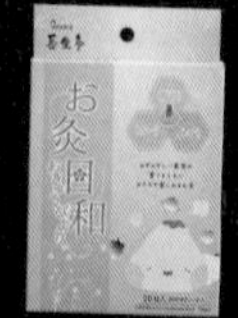

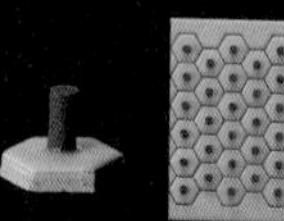
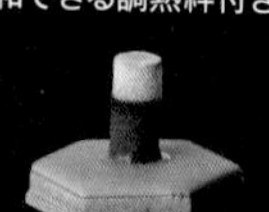

長生灸 お灸日和
（山正）

煙が少なく、フルーツの香り付きでリラックスしながらお灸を楽しめる。温熱刺激を緩和できる調熱絆付き。

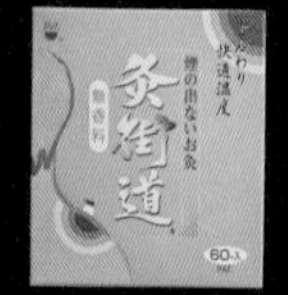

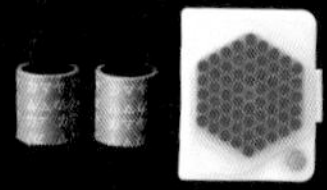
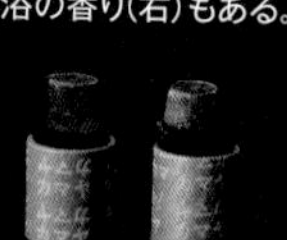

灸街道 無香料
（釜屋もぐさ本舗）

もぐさを押し上げ、肌との間にスペースを作り温度を調整する紙筒灸で、温度が快適。森林浴の香り(右)もある。

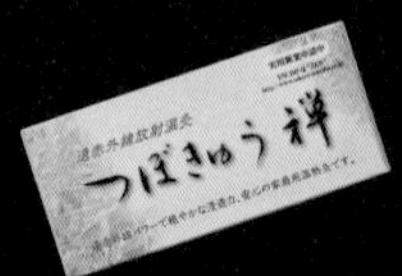

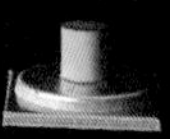
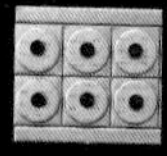
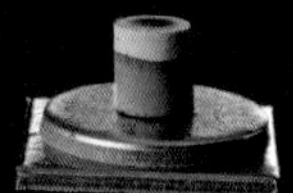

無煙つぼきゅう禅
（東京山正）

遠赤外線を放射する特殊シートを使用した無煙灸。熱が心地よい温度でツボの深部まで浸透する。

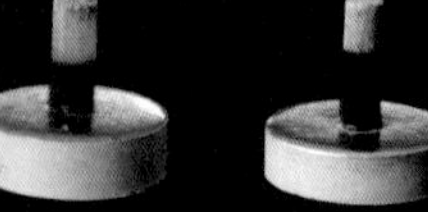
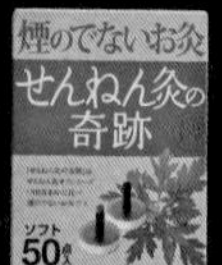

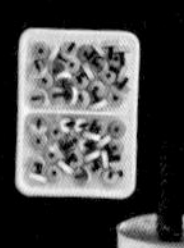
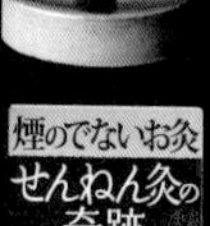
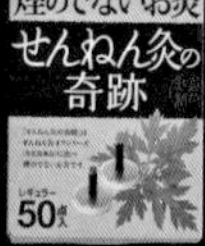

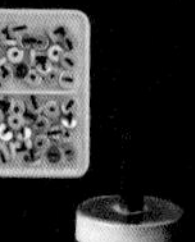
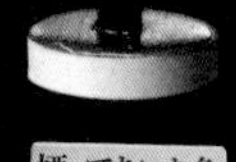
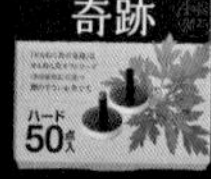

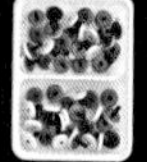

煙のでないお灸（左から）
せんねん灸の奇跡ソフト
せんねん灸の奇跡レギュラー
せんねん灸の奇跡ハード
（せんねん灸）

もぐさを炭化することで、煙が少ない。部屋で気軽に使え、温熱時間も長い。温熱の強さによって３種類。おだやかな温熱のソフト、ほどよい温熱のレギュラー、強い温熱のハード。

煙が出るタイプ

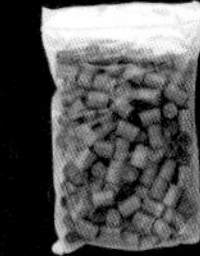

カマヤミニ
(釜屋もぐさ本舗)

温度の強弱を2種類から選べる紙筒灸。紙筒の断面には糊が付いていて、濡らして肌に接着する。

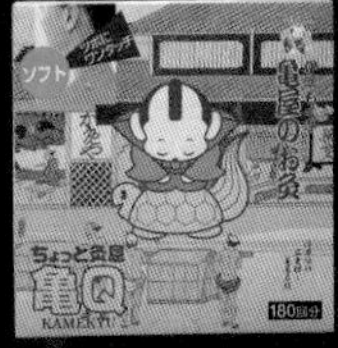

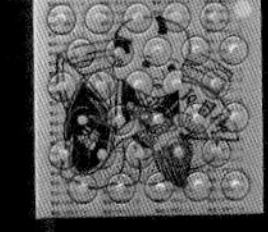

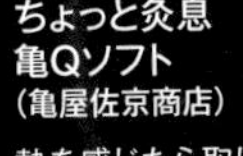

ちょっと灸息
亀Qソフト
(亀屋佐京商店)

熱を感じたら取り除く点灸用のもぐさを使用したお灸。熱感の時間が短く、初心者に扱いやすい。

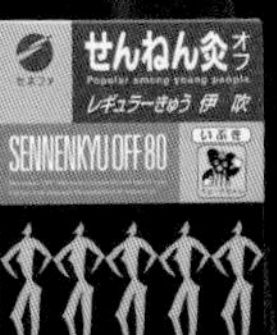

せんねん灸オフ
レギュラーきゅう
伊吹
(せんねん灸)

最も一般的なタイプの台座灸。初心者向けのソフトや、みそ・しょうが、にんにくなど種類豊富。

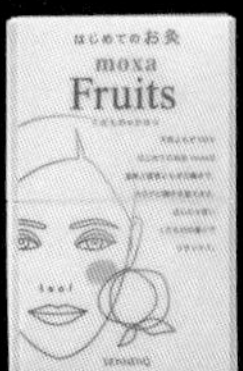

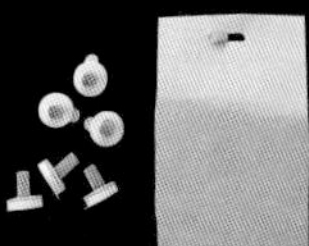

はじめてのお灸 moxa
Fruits
くだもののかほり
(せんねん灸)

和紙が温熱をやさしく肌に伝える。他に、はな・緑茶・香木と天然成分を配合した香りが4種類揃う。

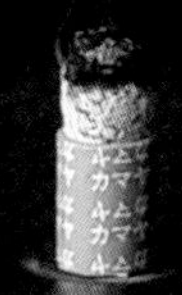

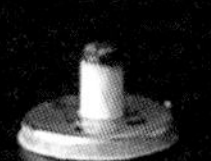

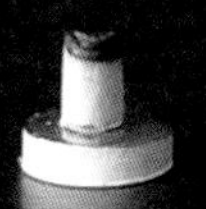

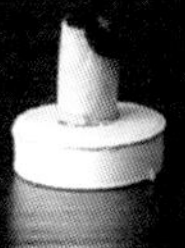

自在の温度調節で次々にツボ刺激

棒灸

棒灸は、もぐさを紙で巻いて棒状にしたお灸です。使用方法には、温灸と押灸があります。温灸は棒灸に火をつけ、ツボに近付けて温熱を感じる位置で距離を保ち、離して熱を冷ますことを3～4回繰り返す方法です。押灸は、皮膚の上にタオルや紙などを敷いて、その上から棒灸を押しつける方法です（P.73参照）。温灸は、自分でお灸の距離を調節することができるので、熱の加減が自在にコントロールできるのが特長です。他のお灸とは違い、何度も火をつけ直す作業がないので、よりリラックスしたお灸タイムを過ごせます。先端に灰が多くたまってくると熱量が下がるので、時折、灰を落とすことを忘れずに。熱さに弱い子どもへは、お母さんが持って温度を加減しながら施灸できる棒灸がおすすめです。

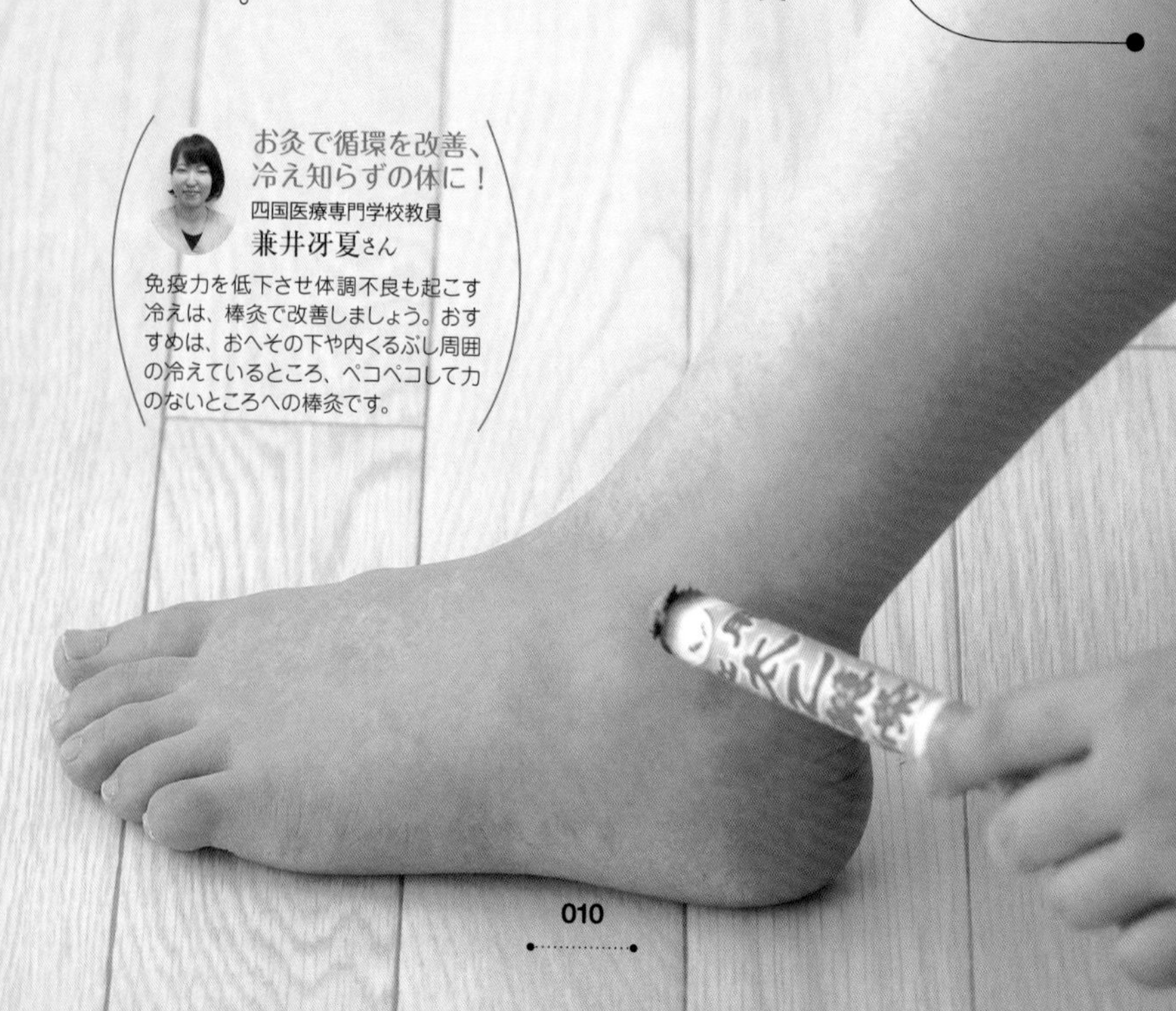

お灸で循環を改善、冷え知らずの体に！

四国医療専門学校教員
兼井冴夏さん

免疫力を低下させ体調不良も起こす冷えは、棒灸で改善しましょう。おすすめは、おへその下や内くるぶし周囲の冷えているところ、ペコペコして力のないところへの棒灸です。

棒灸いろいろ

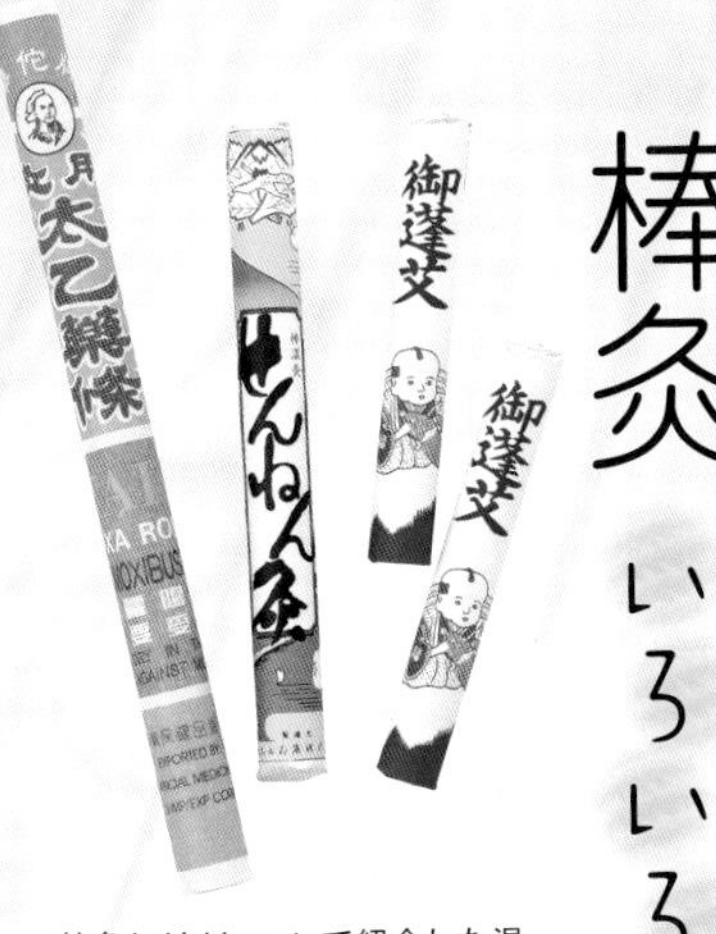

棒灸にはHow toで紹介した温灸と、押灸（P.73）がある。自分に合った方法で使おう。

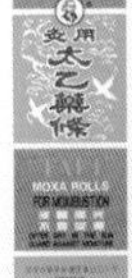

太乙薬條
（小林老舗）
もぐさに漢方薬の粉末が配合されている棒灸。1本につき約2時間燃焼する。

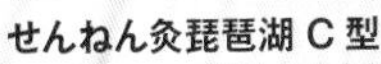

せんねん灸琵琶湖 C 型
（せんねん灸）
1箱3本入りと10本入りがある。継続使用には10本入りがおすすめ。せんねん灸の温灸器でも使用可。

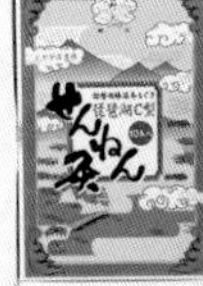

棒灸ぬくもり
（亀屋佐京商店）

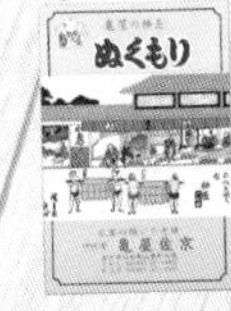

ツボの上に手ぬぐい、紙を敷き、2本の棒灸を交互に押し当てる「押灸」をすすめている。

How to
温灸の場合

1 —

棒もぐさに火を付けます。一度目は時間がかかるので、柄の長い着火用具を使うと便利です。

2 —

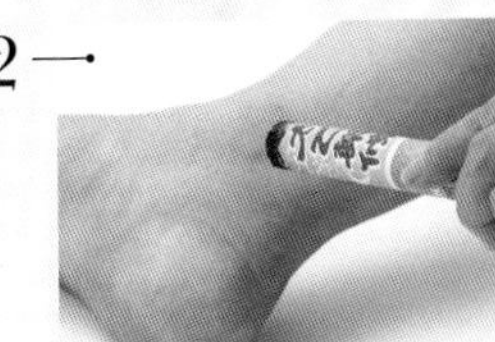

火が付いたのを確認したら、棒灸をツボへ近づけ、一定の距離を保って熱を加えます。

3 —

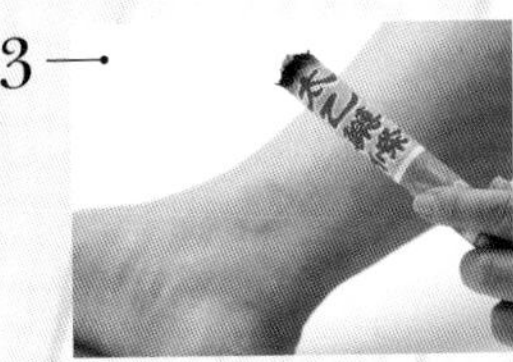

ほどよく温熱を感じたら棒灸を離します。これを一つのツボに3～4回繰り返します。

4 —

施灸後は付属の筒や竹筒に入れ、空気を遮断して消火します。消火の確認も大事です。

温かで安定感のある使い心地

温灸器

温灸器は棒灸やもぐさを専用の器具で固定し、器具を肌に直接当てたり乗せたりして使用するもの。安全性が高く、温かな気持ちのよい刺激です。背中や腰など自分ではお灸をすえにくい部位でも、温灸器を使えば一人でもできます。ただ、油断して長時間使用しすぎると、低温やけどをすることがあるので注意を。子どもやペットにも安心して使えます。使用法は製品ごとに異なるので説明書で確認を。

How to

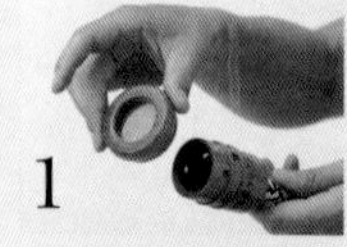

1 器具に棒灸を取り付け点火し、位置を下げてカバーをはめます。

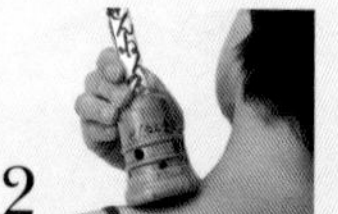

2 ツボに温灸器を当てます。灰を落とすときは、カバーを外して。

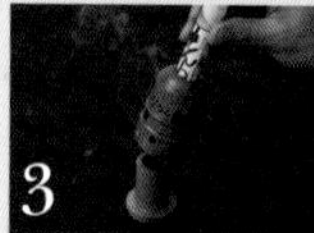

3 カバーを外して、専用キャップで消火します。消火は確認を。

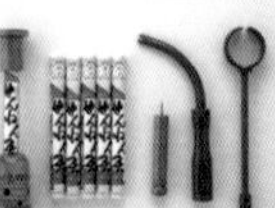

せんねん灸琵琶湖 A 型
（せんねん灸）
安全具に火消しキャップ、短くなった棒灸につぎ足す補助棒、延長用の二ツ折腕がセット。

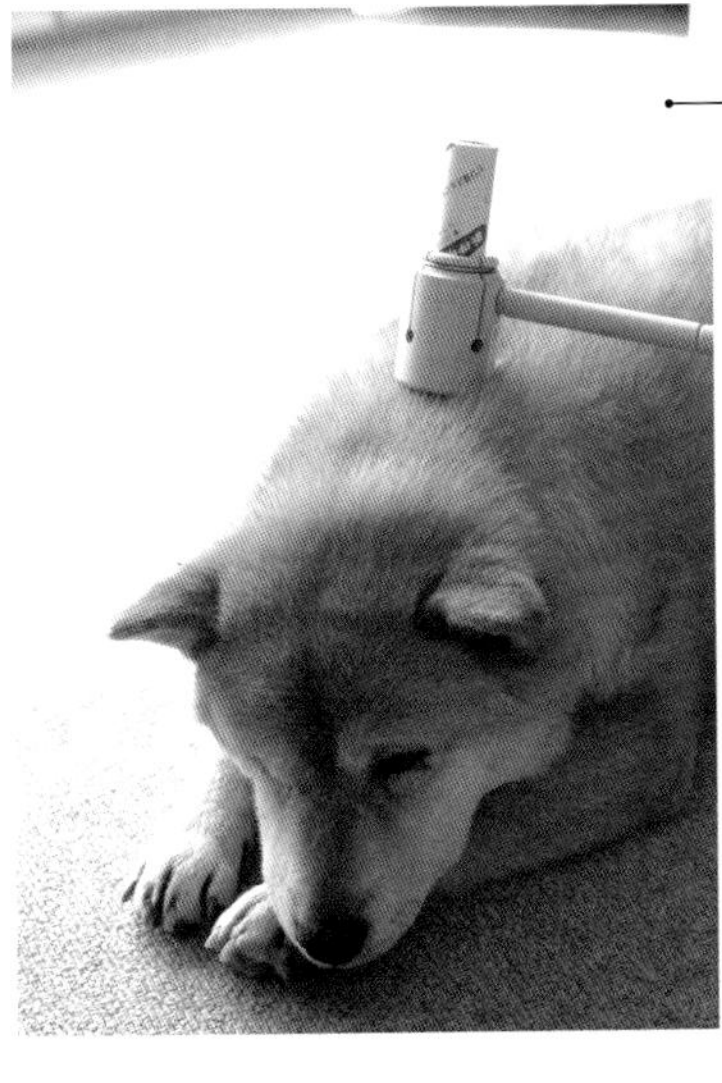

ペットに温灸

安全性の高い温灸器は、犬やネコなどのペットにも使えます。ペットも気持ちよいツボの刺激が大好きです。毛足の長いペットは、毛が燃えないように布などを当ててから施灸するとよいでしょう。ただし、ペットのお灸は獣医師の指導を受けて使用しましょう。

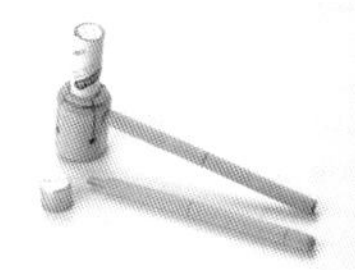

新伊吹灸（ビワ葉タイプ）
（小林老舗）
木製器具一式と、もぐさにビワの粉末を混ぜた2本の棒灸がセット。ペットの温灸にもおすすめ。

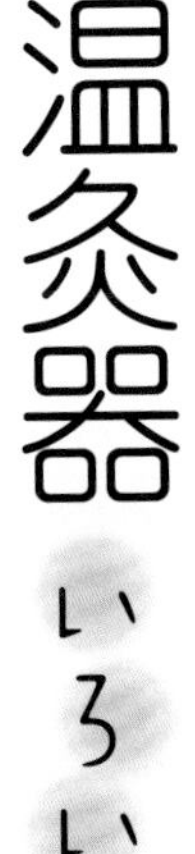

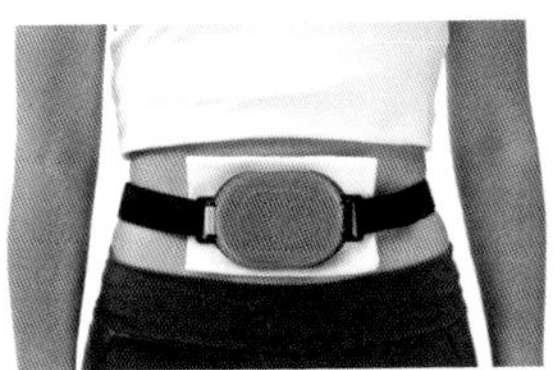

へそ温灸器ゴールド（三晴社）
固形の無煙もぐさと、湿り気のある袋状の「罨法末（あんぽうまつ）」をセットし、体を温める温灸器。へそ以外にも使用可。

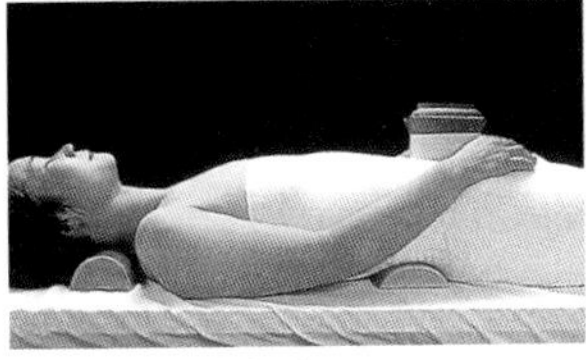

おわん灸（東京山正）
陶器のおわんにもぐさを入れて、ツボを温めるお灸。保温効果が高く、頭部やお腹への温灸を手軽に行うことができる。

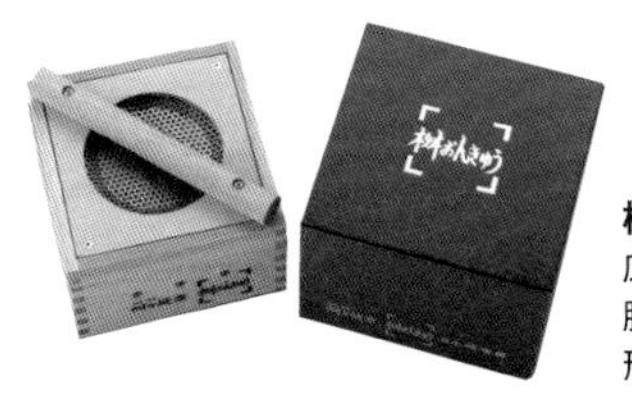

桝おんきゅう（小林老舗）
広範囲の施灸に便利な桝形の温灸器。脱煙脱臭の活性炭をふたに装着し、円形のもぐさを燃やして使用する。

点灸

ツボを点で刺激する本格的なお灸

台座灸などでお灸に慣れてきたら、次はぜひ点灸を始めてみてください。小さくよったもぐさを肌に置き、線香で点火する直接灸の一種で、ツボを点で温めるため、狙いを定めて深い刺激を与えることができます。もぐさをすべて燃やす直灸は熱く、やけどになる可能性が高いので、熱いと感じた瞬間に取り除く八分灸までにしておきましょう。はじめのうちは直接肌に施灸することは避け、写真のような灸点紙を使用すると安心です。施灸練習板などを利用し、肌以外の場所で点灸を練習してから本番にのぞんでもよいでしょう。施灸に不安がある人は、鍼灸院で一度体験してみるのもおすすめです。短時間で効果的なお灸を連続してすえることができるので、慣れてくれば家でも本格的なお灸を体験できます。

How to

八分灸のやり方

家で行う点灸は、お灸の痕が残らない八分灸がおすすめです。すえ方が難しいので、練習をしてから行いましょう。

1

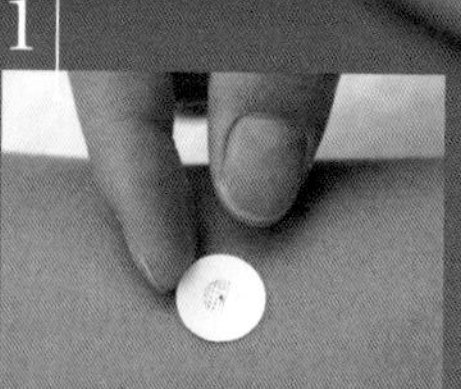

やけどのリスクを下げるため、八分灸に慣れるまでは灸点紙をツボの位置に貼り付けます。

2

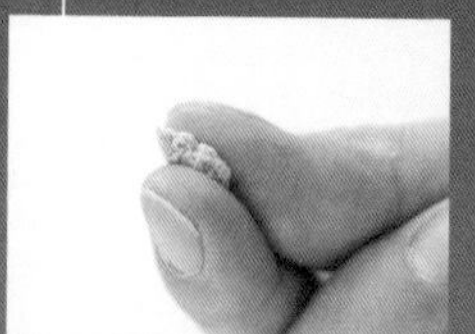

点灸用のもぐさを米粒大にこより、真ん中で半分にちぎって、円すい型に整えます。

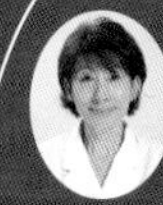

手の平で棒状にしてから、ひねる

らくらく鍼灸指圧治療院
佐藤宏子院長

点灸用のもぐさをひねる作業は、初めは難しいと思いますが、慣れれば簡単になります。まずは手の平の上でころころ転がして細い棒状にしてから、親指と人差し指でひねるとやりやすいでしょう。

3

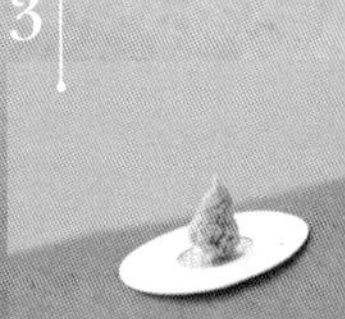

灸点紙にもぐさをセットします。小さいほど消火しやすく、熱さも少なくなります。

4

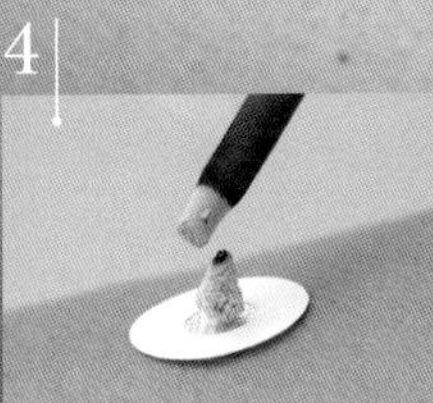

線香でもぐさの頂点に素早く点火。線香の灰は落としてあった方が、火が付きやすくなります。

5

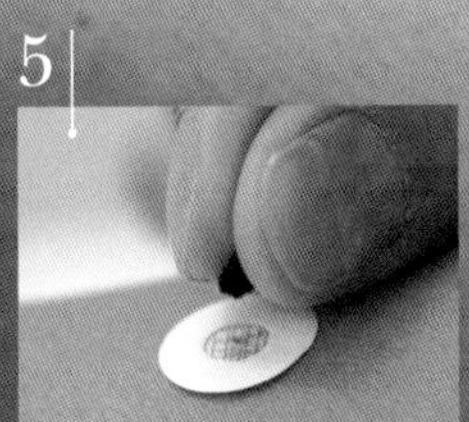

八分まで燃えたら、指でつまんで消火します。指をやけどしないように十分気をつけましょう。

点灸用もぐさいろいろ

よもぎから作られるもぐさにもいろいろな種類があります。使用する頻度や予算と相談して利用しましょう。

箱入りもぐさ

もぐさは高級になるほどに純度が高く、色が白くなります。点火しやすく、火力が穏やかなので、直接灸でも心地よい熱さです。

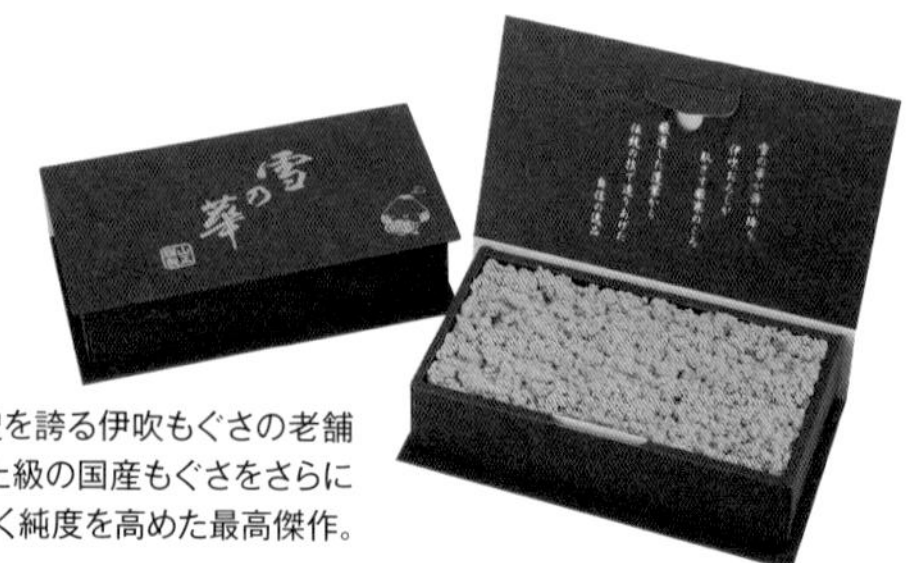

雪の華
(山正)

110余年の歴史を誇る伊吹もぐさの老舗「山正」が、最上級の国産もぐさをさらに精製し、限りなく純度を高めた最高傑作。

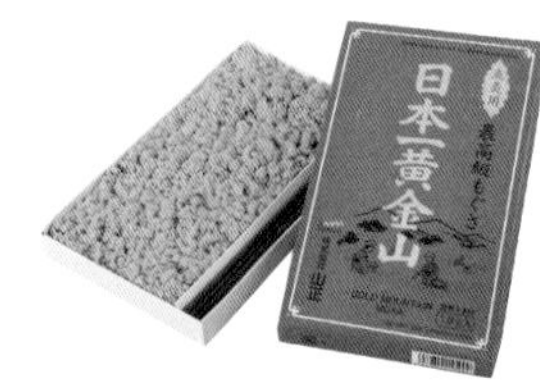

函入線香付艾
(せんねん灸)

米粒大の点灸に最適な高品質のもぐさ。生地が折れにくいという良質の線香も付属している。サイズは２種類ある。

赤箱日本一黄金山
(山正)

少量の点灸用もぐさと線香がセットされた商品。純度が高いもぐさで、柔らかく、ほどよい熱刺激を得られる。

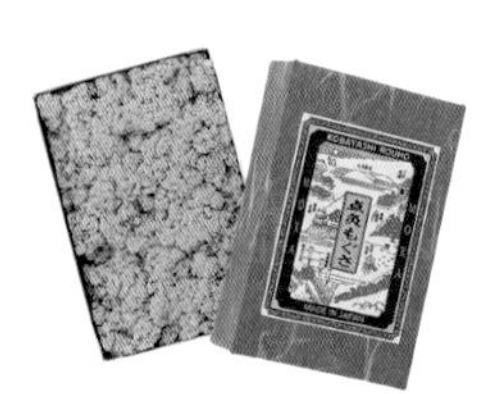

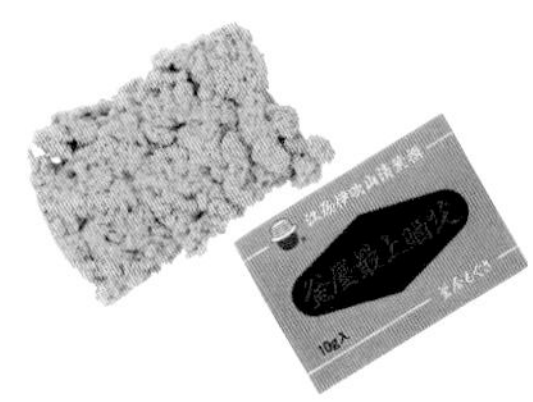

高級もぐさ 小箱入
(小林老舗)

特選最高級品の「雅」から、高品質順に「伊吹の誉印」「本山極上印」「秀峰印」と取り揃える。用途に合わせて選ぼう。

最上点灸用（晒）もぐさ
(釜屋もぐさ本舗)

上質な点灸用もぐさ。しっかりと乾燥されたもぐさは火がつきやすく、熱をやさしく患部に浸透させる。

小袋もぐさ

もぐさをたたいて、平たい袋に詰めた“散らしもぐさ”は、もぐさをよく使う人が、普段使いに利用するもの。小袋入りなので手軽に使えます。

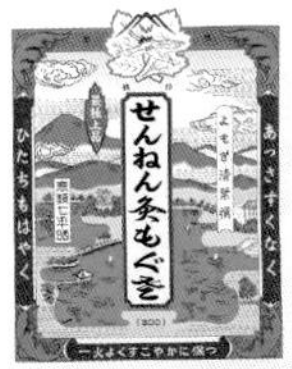

小袋入バラ艾
（せんねん灸）

着火が早く、熱さも少ないタイプのもぐさ。せんねん灸の点灸用もぐさではポピュラーなもの。サイズは2種類。

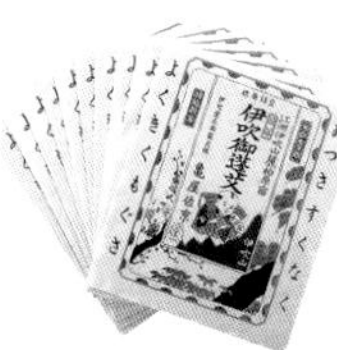

小袋もぐさ
（亀屋佐京商店）

亀屋の標準的な点灸用のもぐさ。数年、蔵で熟成したもの。1袋3.5g入り。10袋単位で発送してくれる。

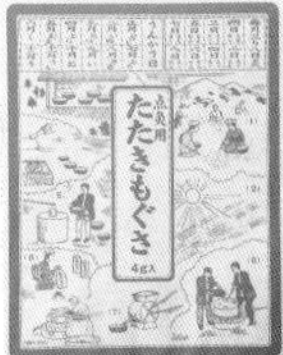

たたきもぐさ
（山正）

国産の上質なもぐさを使用。その名の通りもぐさをたたいて薄く伸ばして作っている。均等に薄く伸ばすのはまさに職人技。

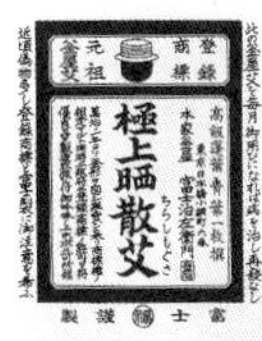

散艾
（釜屋もぐさ本舗）

平たいもぐさは、持ち運びに便利で、適当なサイズにちぎりやすい。釜屋の直接灸用タイプでは一般的なもの。1袋3g入り。

切りもぐさ

あらかじめ使用の目安に切り込みが入れてあり、一ますずつ利用できる切りもぐさ。比較的小さいものが多く、点灸の入門用におすすめ。

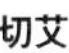

切艾
（釜屋もぐさ本舗）

釜屋の点灸用もぐさ。粒の大きさは中（米粒大）を標準にして、よらずにすむように加工している。大・中・小の3種類あり。

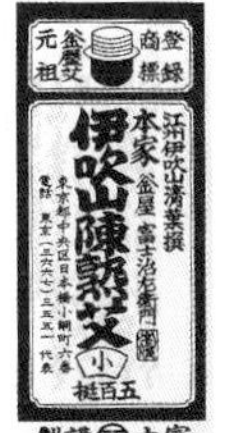

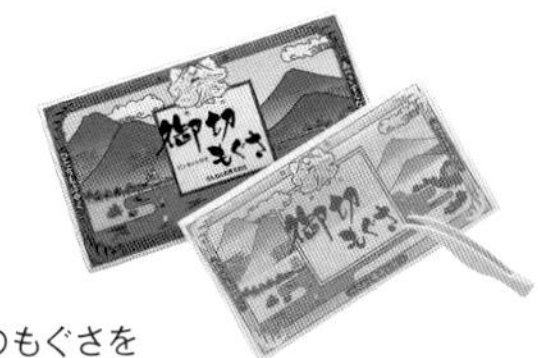

御切艾
（せんねん灸）

選りすぐりのもぐさをよって、米粒大の大きさにカット。一粒ずつ外して、手軽に施灸を楽しめる。ピンセット付き。サイズは2種類。

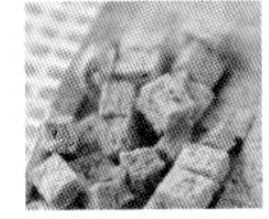

点灸グッズいろいろ

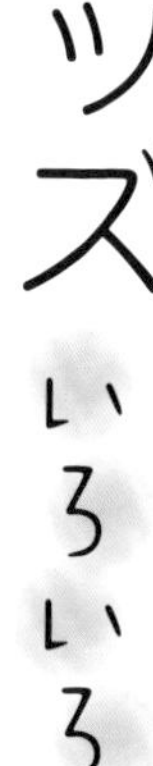

すえるのに多少テクニックが必要な点灸だけに、サポートアイテムもいろいろ。積極的に活用して、点灸をマスター!!

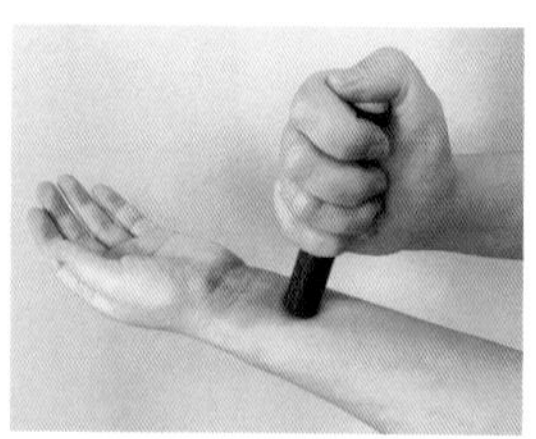

灸熱緩和器
（三景）

最初の一壮目のお灸は熱く、指で消すのも熱いもの。緩和器の竹筒の円形で押すと、この圧で不快な熱さが緩和できる。

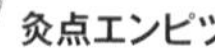

灸点エンピツ
（三景）

お灸をすえる時に、ツボに印をつけるエンピツ。肌に書きやすく、書かれたものは簡単に消えないようになっている。

線香消し
（三景）

線香に被せるだけで消せ、消えた部分がとんがるので（写真上）、次の点火も簡単。短くなった線香の携帯線香入れにも！（写真下）。

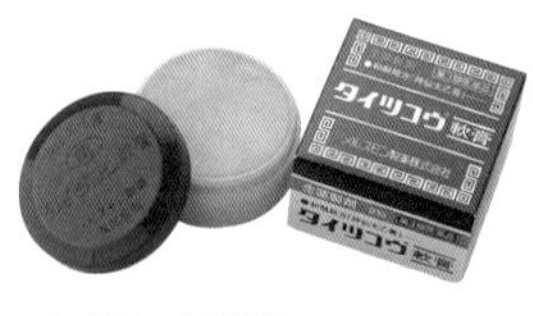

タイツコウ軟膏
（小林老舗）

やけどや切り傷などに効果がある生薬製剤（医薬品）。素材はすべて自然のものを使っているので、安心して塗布できる。

携帯用ベロ付き灰皿
（三景）

もぐさを燃やした灰は、この小さな灰皿に入れて。ベロ付きなので、お灸中に燃えている線香を置けるのが便利。外出先でも大活躍。

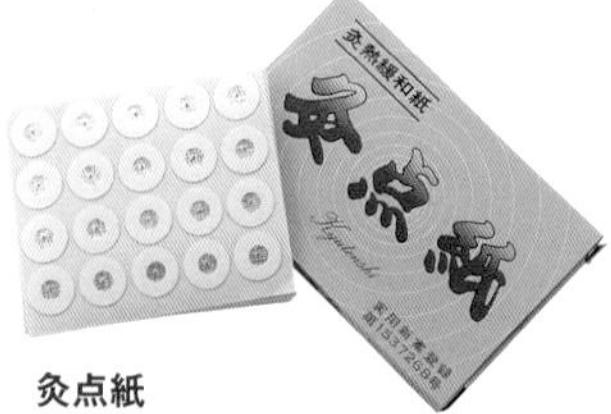

灸点紙
（三景）

肌の上に貼って施灸することで灸熱を緩和する灸点紙。お灸の痕もより少なくするので、灸痕が心配な人には必須のアイテム。

より板
（三景）

2枚の板のあいだにもぐさを挟み、板をこすり合わせることで簡単にもぐさがよれる。より終わったもぐさは米粒大ぐらいにちぎって使用する。

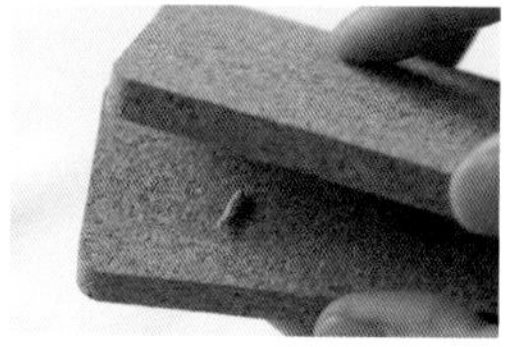

行って、見て、体験！！

お灸がわかる おすすめSPOT

日本伝来1300年のお灸は、多種多様で奥が深い。
知るほどに楽しくなるお灸文化を、４つのスポットでご紹介!!

1 亀屋佐京商店

2 せんねん灸・お灸教室

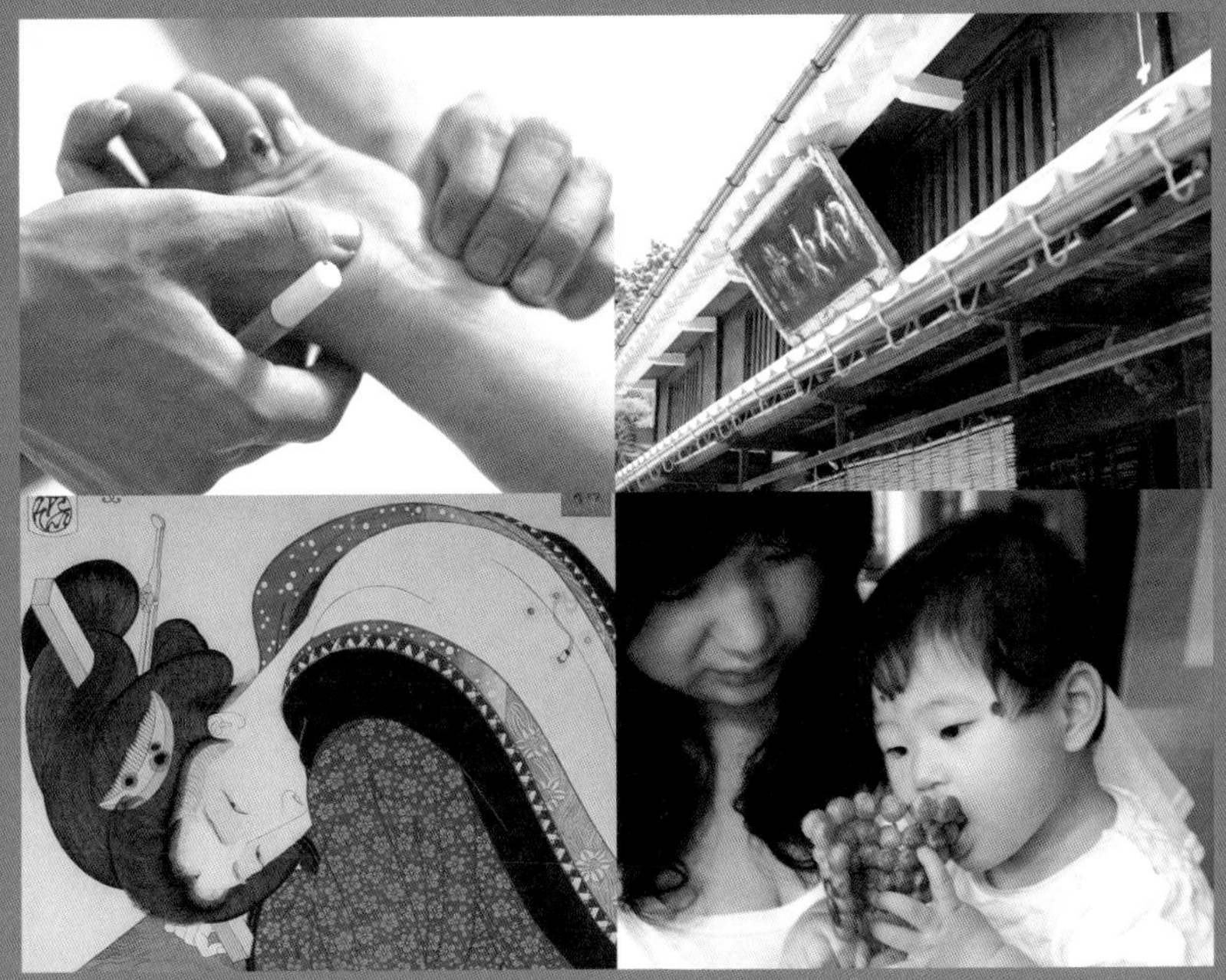

3 穴村の灸と穴村のだんご

4 はりきゅうミュージアム

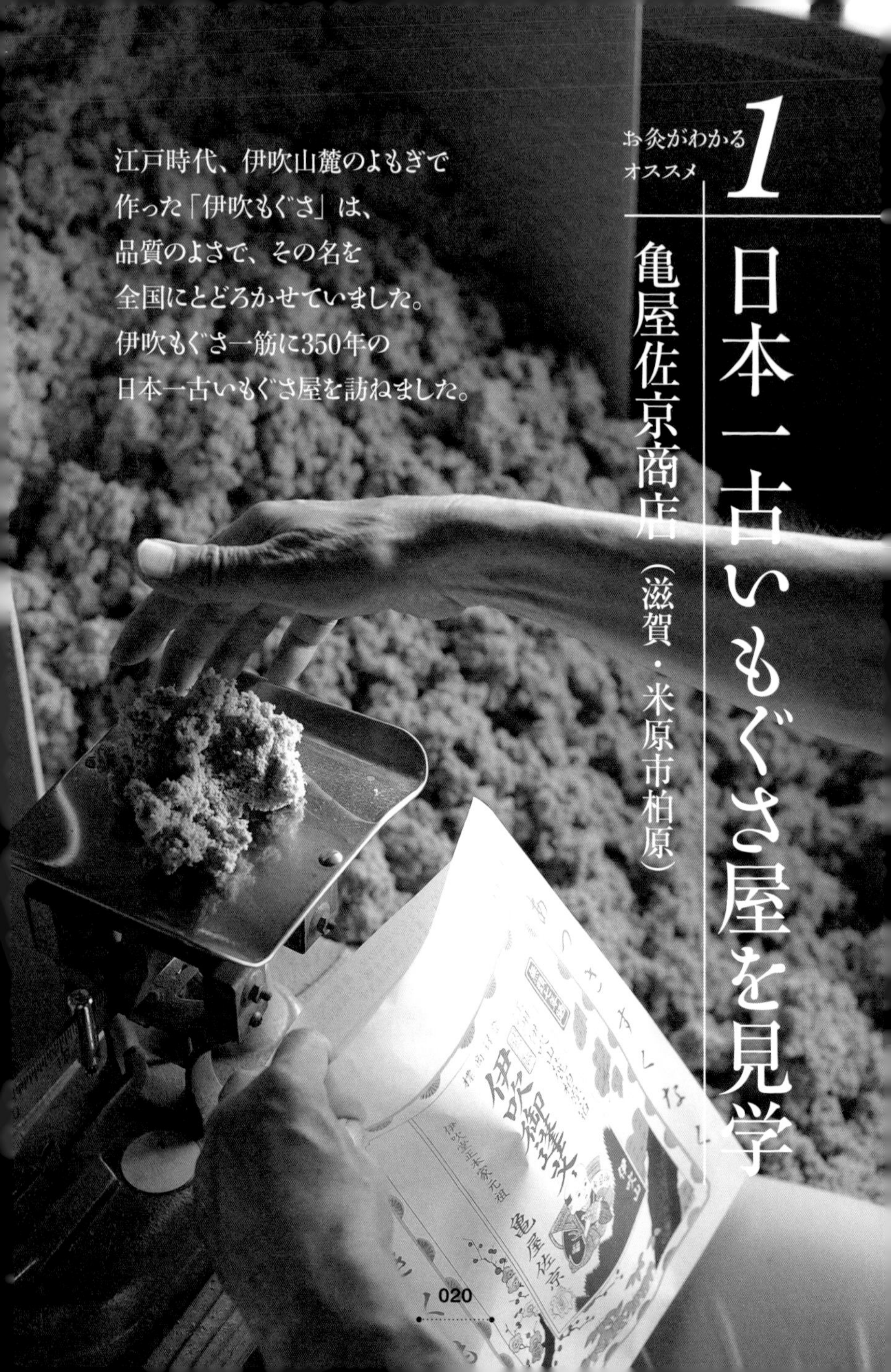

お灸がわかる
オススメ
1

日本一古いもぐさ屋を見学

亀屋佐京商店（滋賀・米原市柏原）

江戸時代、伊吹山麓のよもぎで
作った「伊吹もぐさ」は、
品質のよさで、その名を
全国にとどろかせていました。
伊吹もぐさ一筋に350年の
日本一古いもぐさ屋を訪ねました。

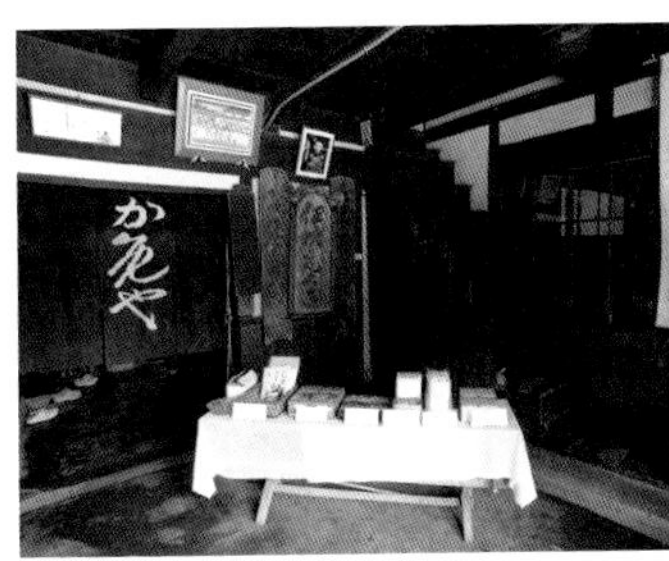
350年の歴史が刻まれた店内。江戸時代の店の看板がそのままかかっている。

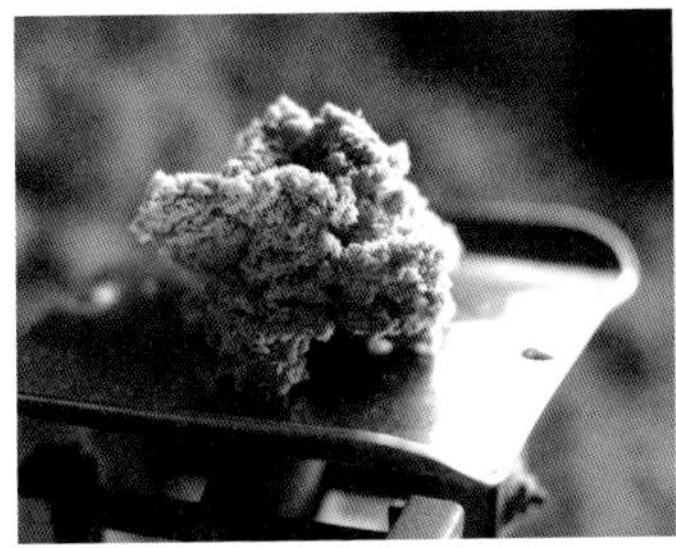
亀屋のもぐさは蔵で1～3 年ほど寝かして〝熟成〟させてから販売されている。写真は天秤ばかりだが現在は電子ばかりを使用。

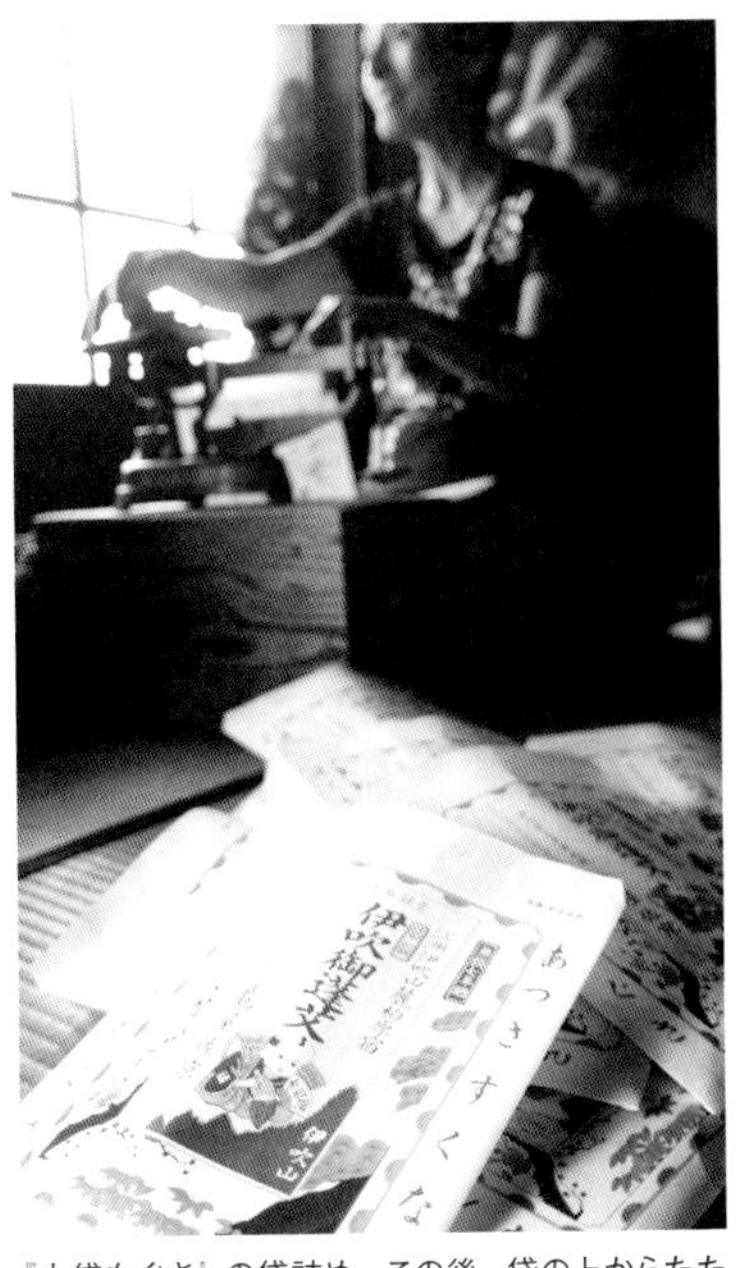
『小袋もぐさ』の袋詰め。この後、袋の上からたたき棒でもぐさをたたき伸ばす。

柏原宿、亀屋のブランド作戦

伊吹山麓にある旧中山道の宿場町・柏原。駅から、宿場の町並みが保存された街道筋を5分ほど歩くと、左手に「伊吹堂」の看板をかかげた商家があります。日本一古いもぐさ屋「亀屋佐京商店」は、宿場町の風景にとけ込んでひっそりと佇んでいました。

亀屋は、寛文元（1661）年の創業から、もぐさだけを商ってきた老舗です。かの司馬遼太郎も、『街道をゆく』の中で、「単一の商品を扱う商家としては、日本で一番古い家かもしれない」と紹介しています。

江戸時代、柏原宿には10軒以上ものもぐさ屋があり、そのほとんどが「亀屋」という店名でした。柏原のもぐさは、中山道を歩く旅人が土産に買って帰り、全国に知られていきますが、どのもぐさも「亀屋」製。1軒の亀屋が品質を落とすと、全部の亀屋に影響してしまいます。そこでどの亀屋も、その名を汚さぬよう切磋琢磨し、質のよいもぐさを提供。「伊吹もぐさ」の評判はますます高まっていったのです。現代風にい

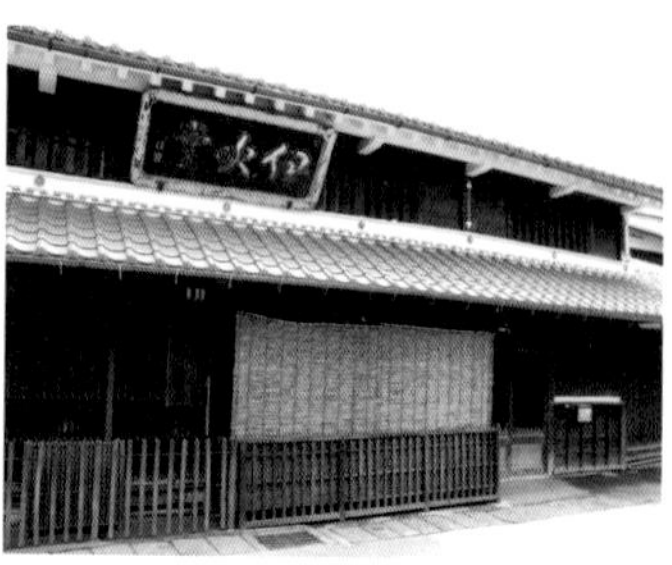

伊吹堂の看板がかかる亀屋の店構え。宿場町の町並みにとけ込んでいる。

昔の町並みが保存された旧中山道柏原宿。

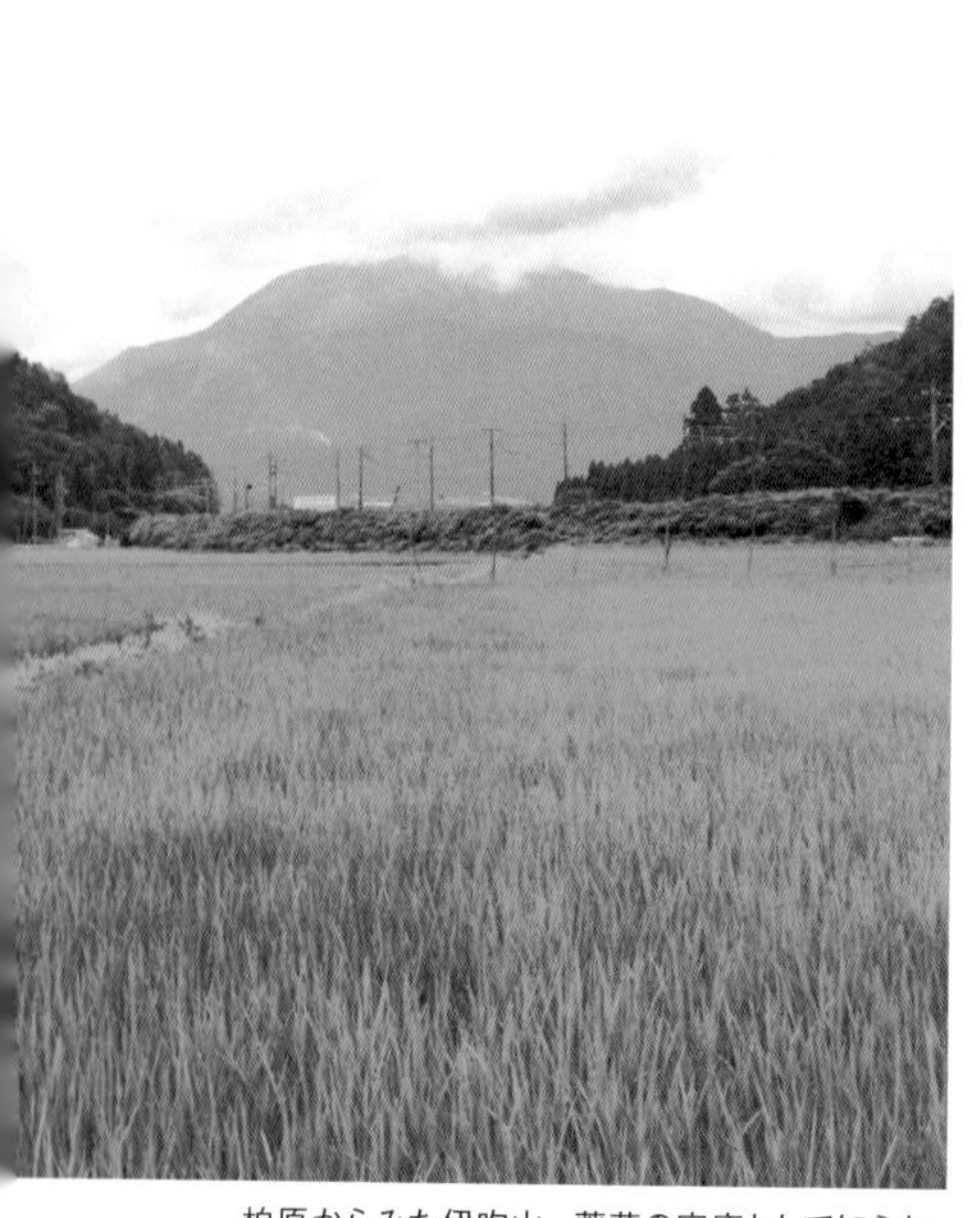

柏原からみた伊吹山。薬草の宝庫として知られ、織田信長はここに薬草園を開設していた。

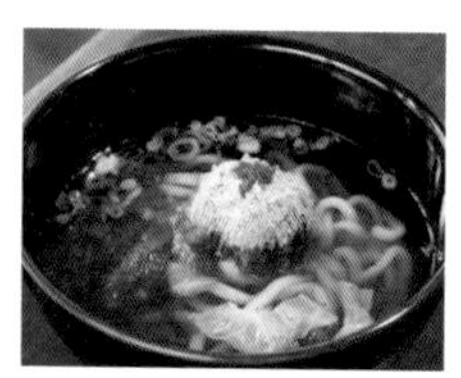

柏原宿歴史館の「やいとうどん」。とろろの上に紅しょうがをのせお灸に見立てている。

えば、これはブランド力の勝利です。

柏原に1軒となった亀屋は、そのブランドを、今も大切に守り続けているのです。

もぐさは寝かせて出荷する

もぐさの原料となるよもぎの葉は、梅雨明けから7月末までに収穫・乾燥したものが使われます。「伊吹もぐさ」といわれるように、柏原にほど近い伊吹山は、薬草の宝庫として知られ、良質なよもぎの産地です。山麓に自生する「大よもぎ」は、葉が大きいため、葉裏の綿毛がたくさんとれ、もぐさに最適な品種なのです。

現在、伊吹山麓の収穫農家は数軒になってしまいましたが、他の産地の収穫農家とともに、今でも亀屋に、伊吹もぐさの原料となるよもぎを提供しています。

亀屋の工場では、本格的なもぐさ作りは主に冬場に行われます。もぐさは湿気を嫌うため、高温多湿の夏場は、製造には向かないのだそう。創業時からの伝統の技を受け継いだ亀屋のもぐさ作りは、熟練した職人の手で、石臼、長通し、唐箕(とうみ)などの道具

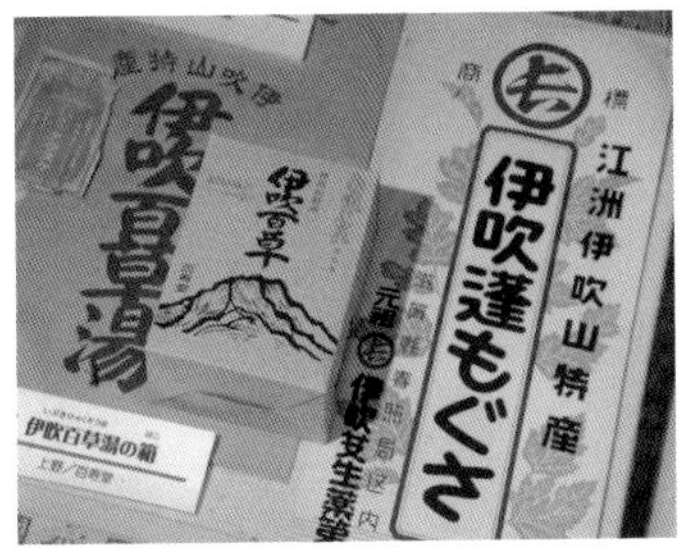

伊吹で盛んに製造されていた、もぐさ、薬草入浴剤、漢方薬など（伊吹山文化資料館展示）。

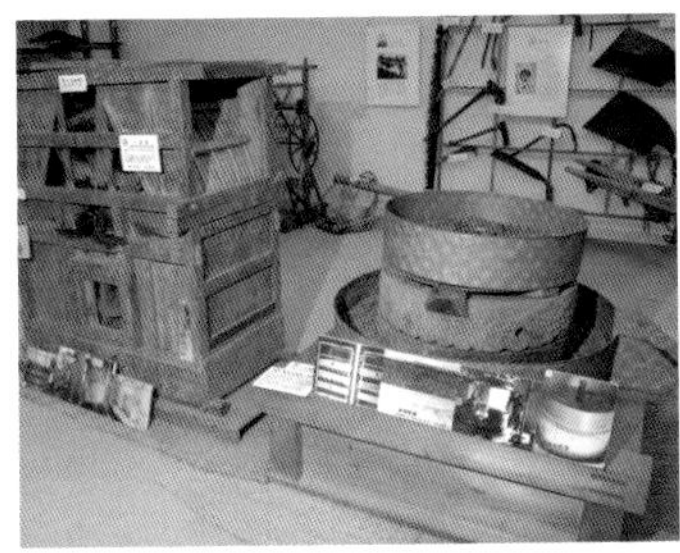
昔のもぐさ製造器具。よもぎをひく石臼と、葉の粉を飛ばす唐箕（伊吹山文化資料館展示）。

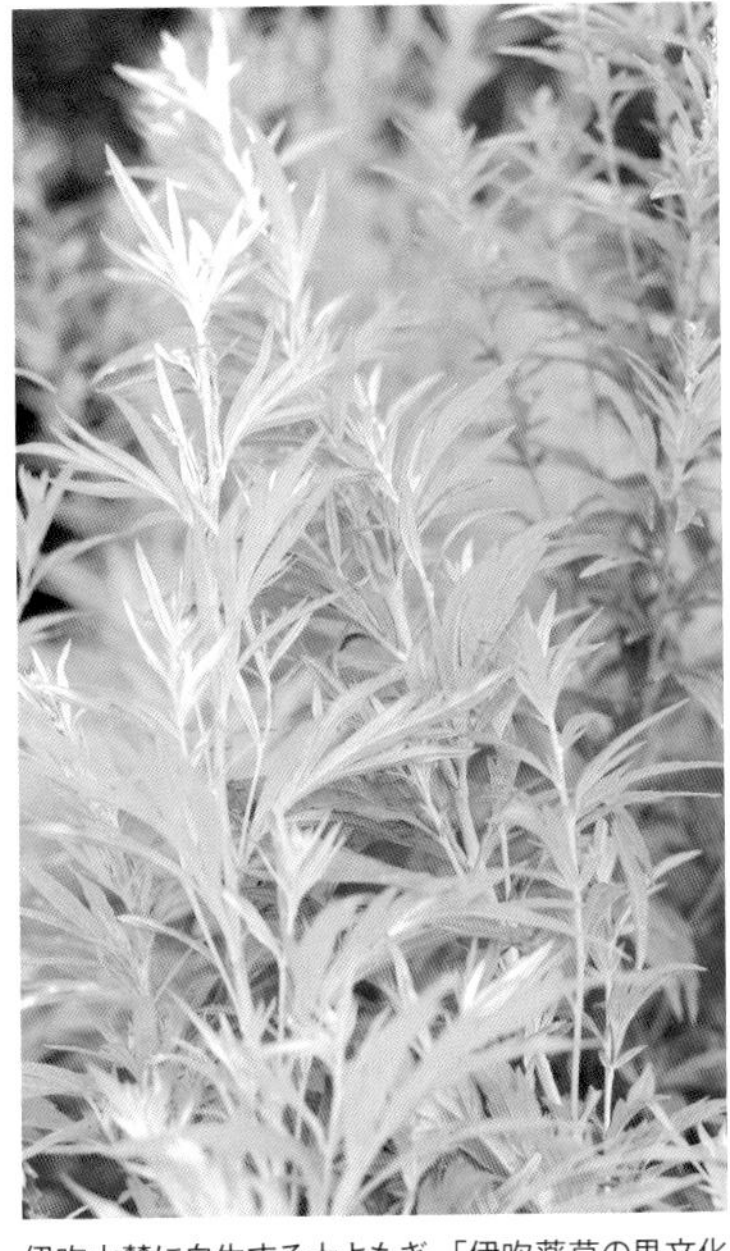
伊吹山麓に自生する大よもぎ。「伊吹薬草の里文化センター」の薬草園で撮影。

を使って行われています。

多くの手間をかけて製造されたもぐさですが、すぐには店頭に並びません。もぐさは、寝かせることによって「熱のあたりがやわらかくなる」ため、亀屋では、1～3年ほど蔵で寝かせてから販売しています。

仕事場では、『小袋もぐさ』の袋詰めが始まりました。この日のもぐさも、2年ぶりに蔵から出されたものだそうです。

Data

●亀屋佐京商店
滋賀県米原市柏原2229
☎0749-57-0022
営8:30～12:00、13:00～16:30
休土・日曜、祝日
交JR東海道本線柏原駅から徒歩5分
http://www.ibukimoxa.jp

Data

●伊吹薬草の里文化センター
滋賀県米原市春照37
☎0749-58-0105
営8:30～17:15、薬草風呂は12:30～19:15
休月曜、祝日の翌日
交JR東海道本線近江長岡駅からバス
料薬草風呂入浴620円
http://joyibuki.info

●伊吹山文化資料館
☎0749-58-0252
営9:00～17:00
休月曜、祝日の翌日

お灸がわかる
オススメ

2

お灸のイロハを学ぼう

せんねん灸・お灸教室（東京・銀座）

銀座の真ん中で90分のお灸体験

広い畳の部屋に、受講者が車座で座り、お灸教室が始まります。まずは、爽やかな香りのよもぎ茶を飲みながら自己紹介。銀座という場所柄か、受講者は若いOLのお灸初心者が目立ちます。講師は、お灸ルームで実際にお灸治療を行う鍼灸師たち。第一線でお灸を操る専門家が、お灸のイロハを教えてくれます。

教室の内容は、もぐさ作り、手足のツボ探し、お灸のやり方の3部構成。「ツボとは」「お灸のツボの探し方」「どんなツボにお灸をするか」といったお灸の基本事項を、実際に自分や友人の体を触ってツボを探し、台座灸や温灸器でお灸をしながら学んでいきます。正味90分間のお灸体験は、楽しくてあっという間です。

乾燥よもぎからもぐさ作りも体験できる。

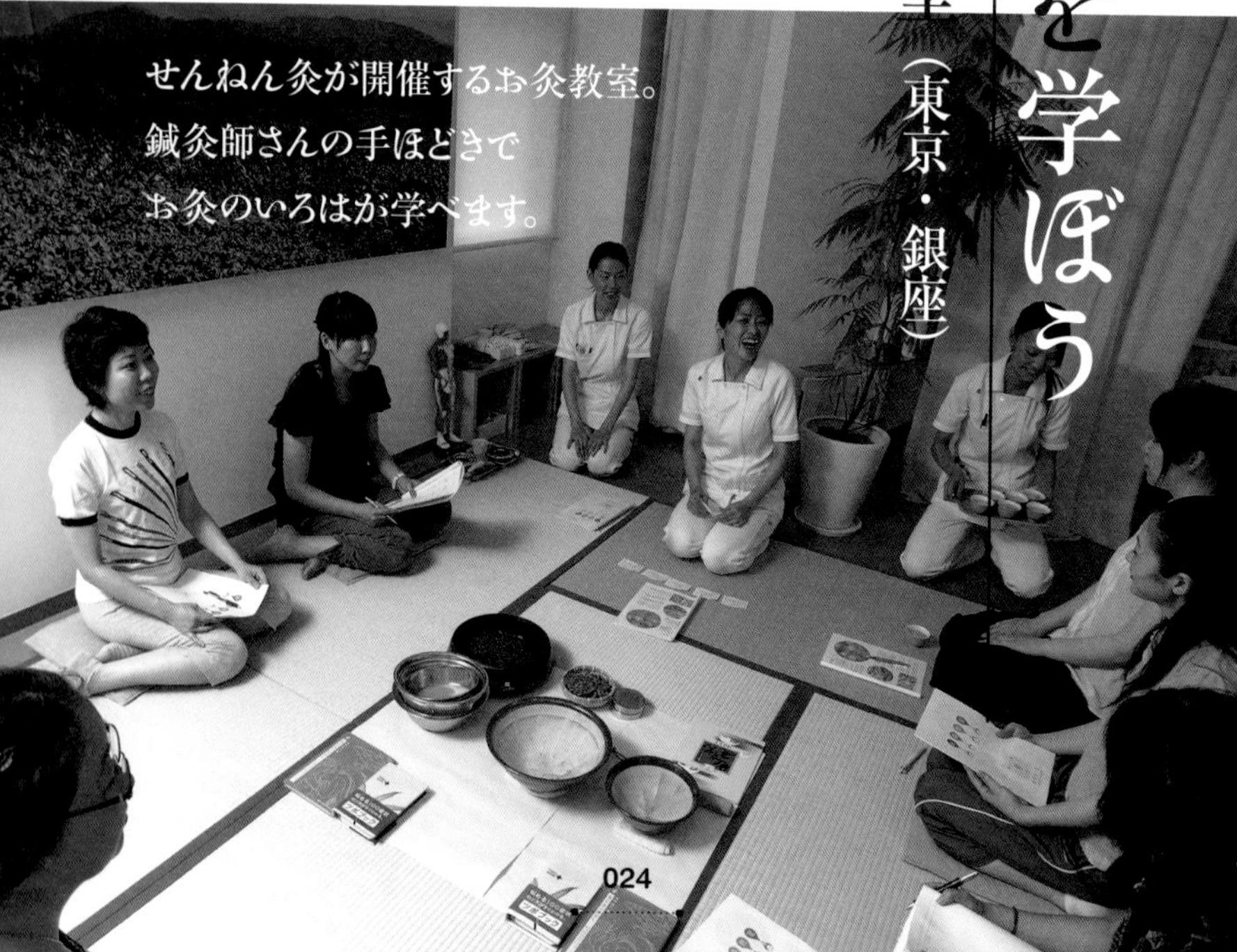

せんねん灸が開催するお灸教室。
鍼灸師さんの手ほどきで
お灸のいろはが学べます。

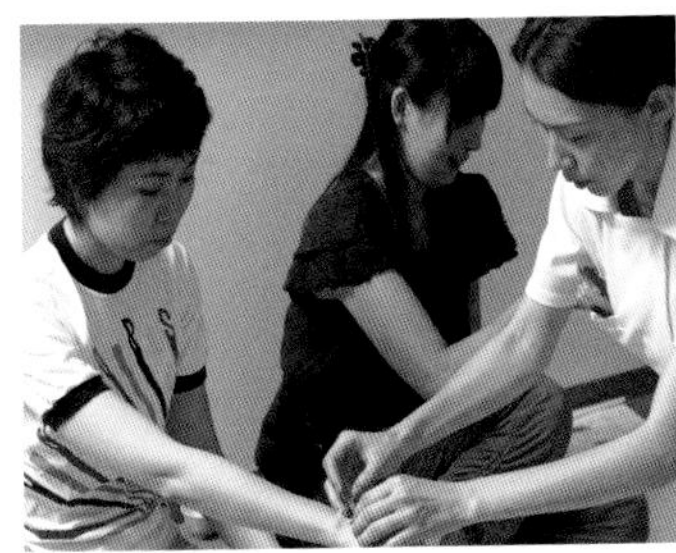

乾燥よもぎから自分たちで作ったもぐさを使って、しょうがの隔物灸に挑戦。

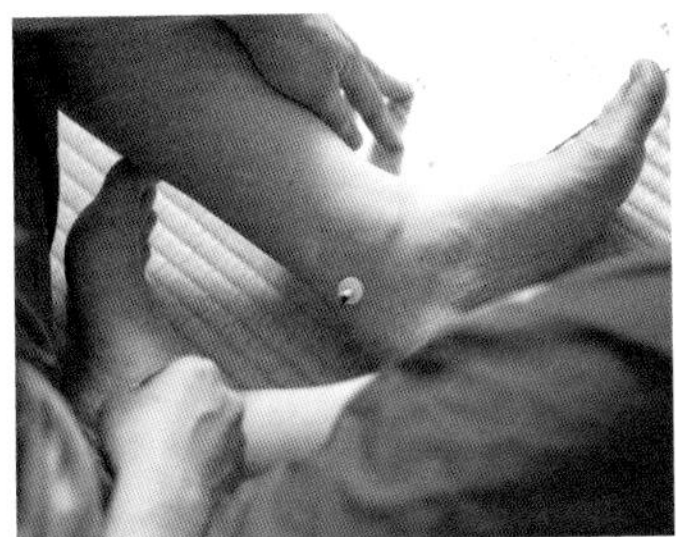

内くるぶしとアキレス腱の間の「太谿」は、冷えによいツボ。台座灸をすえてみる。

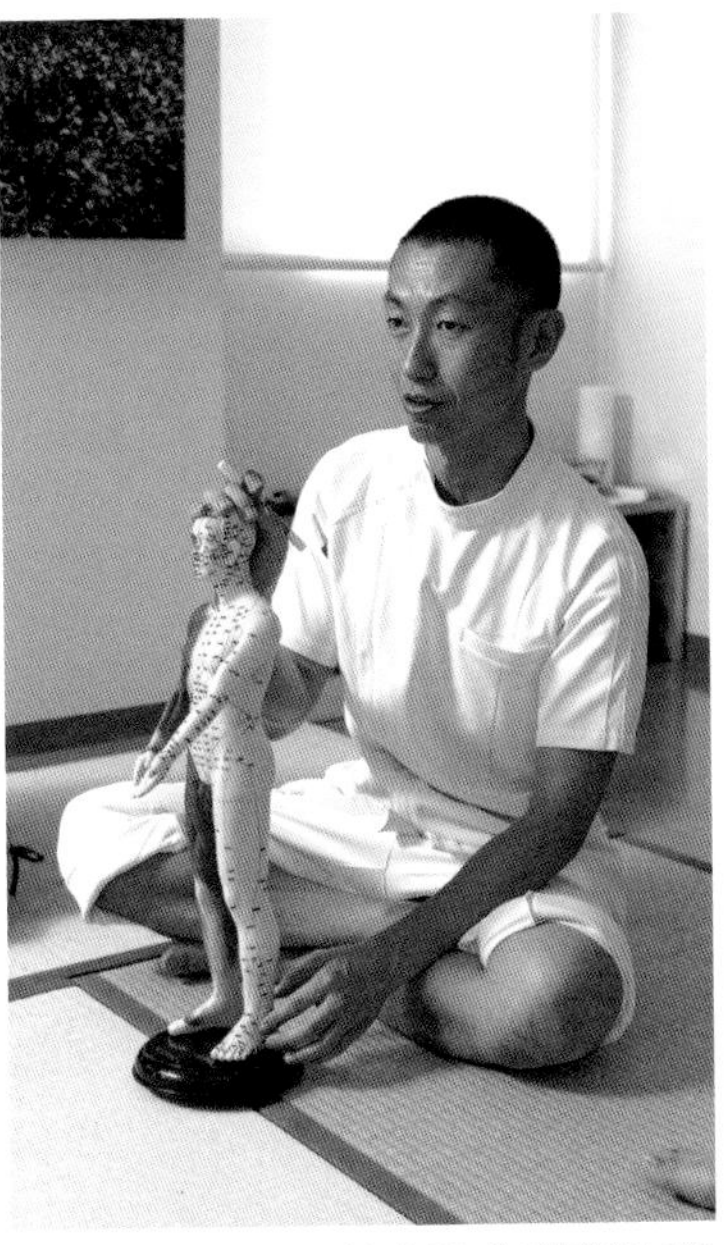

人体模型を使ってわかりやすくツボの解説をしてくれた鍼灸師の小泉洋一さん。

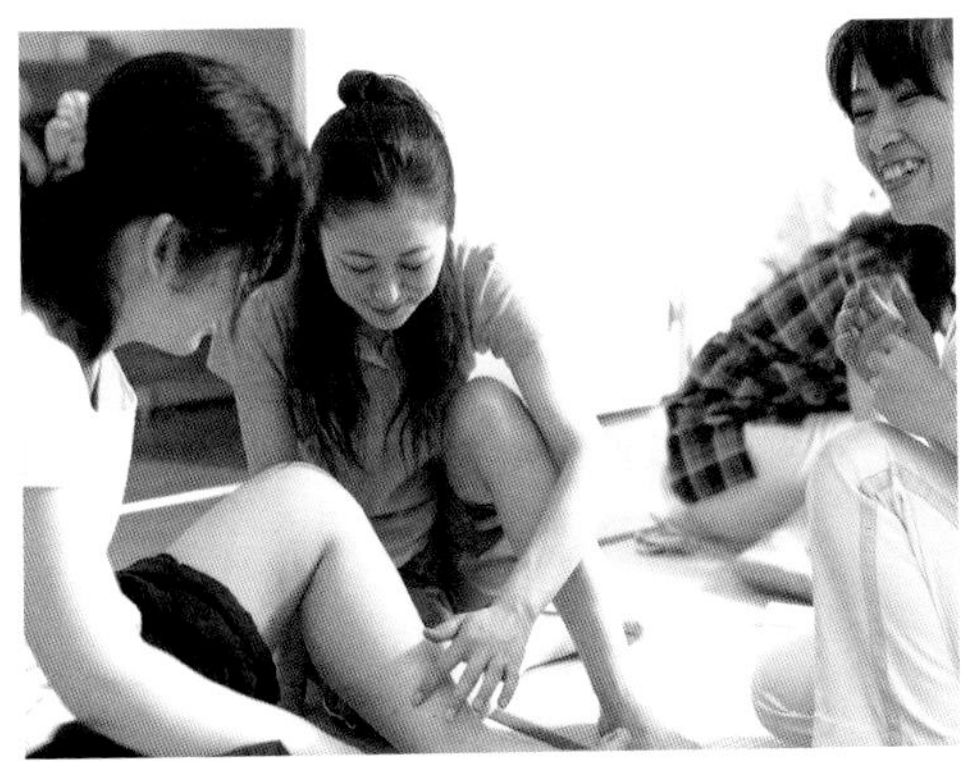

友達同士でツボ探し。補法のお灸のツボは「へこんでいるところ」が目安。お灸で気を補おう。

Data

●せんねん灸
お灸ルーム・お灸教室
東京都中央区銀座5-10-9
銀座 YK ビル3階
☎03-6280-6668
㊖お灸教室は火曜～土曜の13:30～15:00
㊡治療室は日曜・月曜・祝日休
㊕2,000円（教材費込）
㊇東京メトロ銀座駅A4出口から徒歩3分
http://okyu-room.jp/
★ツボを探せる動きやすい衣服を用意していく
★お灸教室は、全国のせんねん灸直営店（長浜・名古屋・京都・大阪・博多）でも開催。

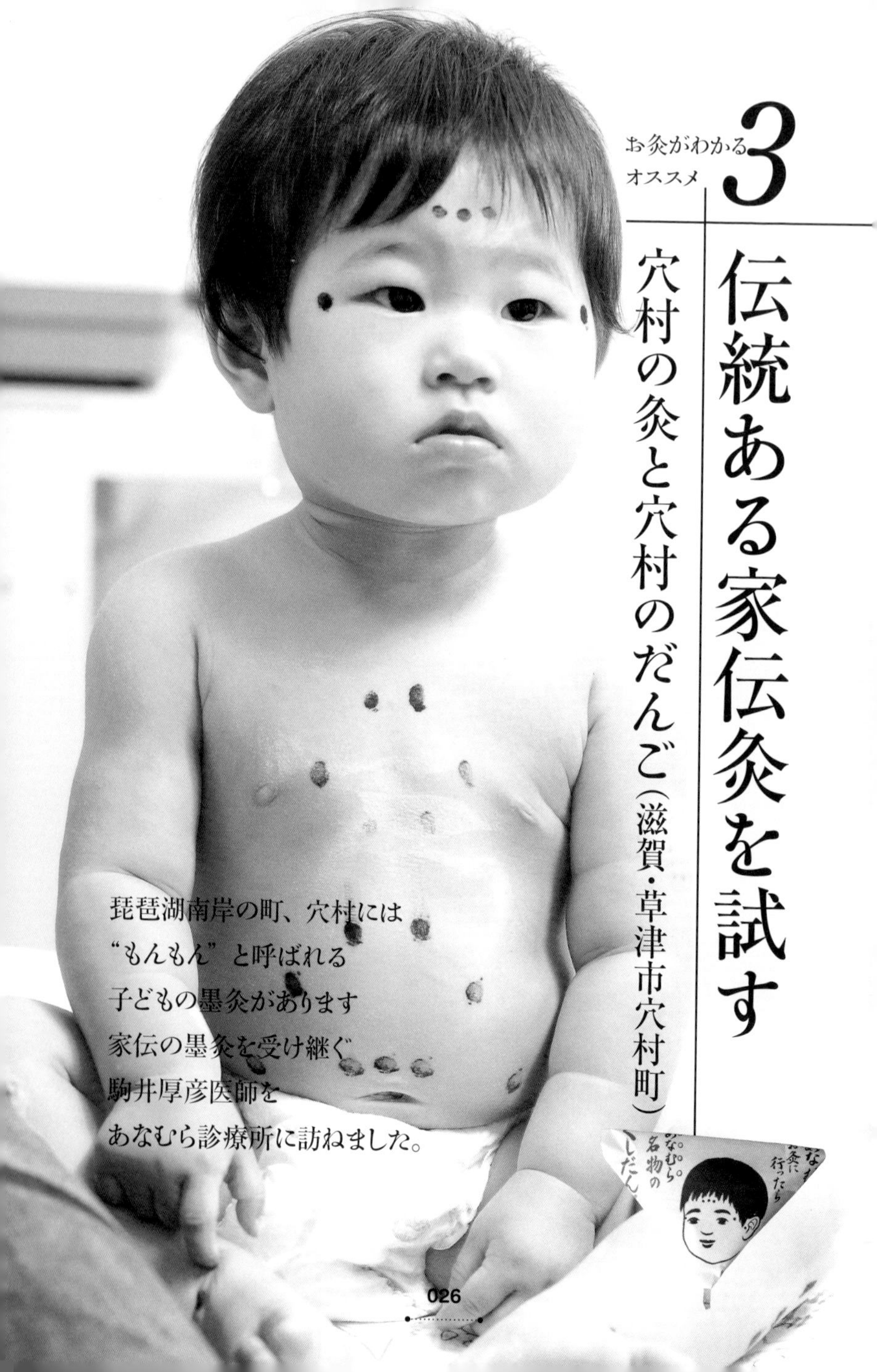

お灸がわかる
オススメ
3

伝統ある家伝灸を試す

穴村の灸と穴村のだんご（滋賀・草津市穴村町）

琵琶湖南岸の町、穴村には
“もんもん”と呼ばれる
子どもの墨灸があります
家伝の墨灸を受け継ぐ
駒井厚彦医師を
あなむら診療所に訪ねました。

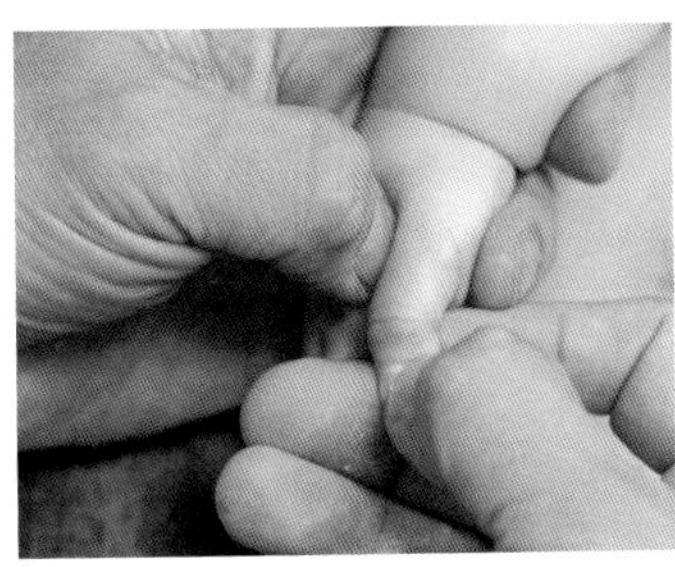
墨灸後、親指外側のつめ付け根「少商」を刺激。このツボ、大人には痛いが赤ちゃんは平気。

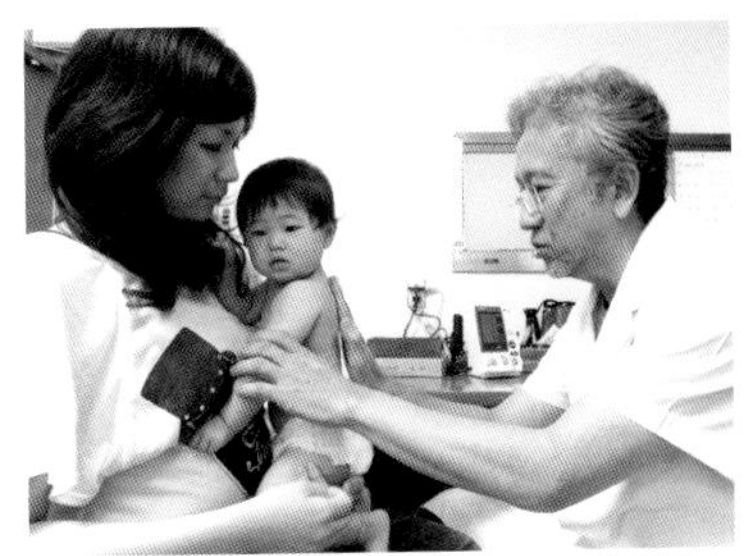
墨灸の前に、赤ちゃんの体を、トントンしたり、さすったり、ツボを手でやさしく刺激します。

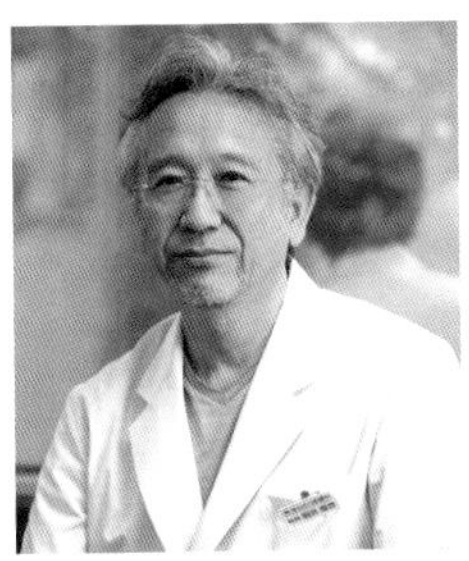
駒井厚彦医師は、穴村で医業を営む駒井家14代目。

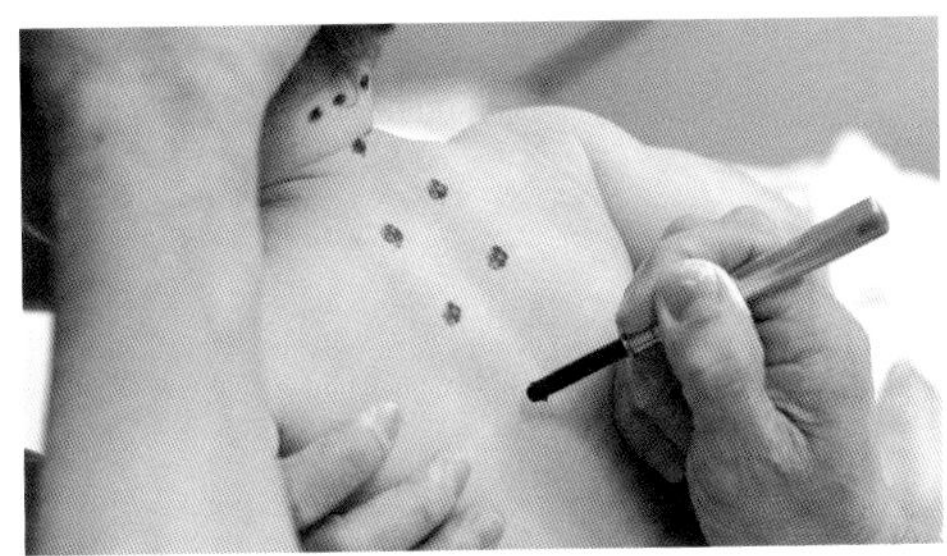
もぐさの成分と漢方の生薬が配合されている墨灸を、全身のツボに、みごとな手技で次々と塗っていく。

火を使わず、墨を塗っていく

あなむら診療所に、この日、墨灸を受けに来ていたのは生後10ヶ月の赤ちゃん。お母さんも1歳で〝もんもん〟をしたそう。

駒井医師の診察は、まずお母さんの問診から。最近の赤ちゃんの様子を聞きながら、頭頂部の「百会」と手の「合谷」を、赤ちゃんの呼吸に合わせながら、「トントン」とたたき刺激します。背中は経絡に沿って、指先でこするように刺激。そしていよいよ墨灸。駒井医師が、細い灸棒の先に、家伝の墨を付け、赤ちゃんの顔、胸、お腹、首、背中、足まで、次々と黒点を塗り、熱くないお灸をしていきます。終わると赤ちゃんは写真の通り。体中に「もんもん」が付きました。

もんもん帰りに食べた串だんご

穴村は、明治中期の頃から、滋賀県内はもちろん、京都や大阪からも、「もんもん」を受けにくる親子連れで、大変なにぎわいだったとか。墨灸を施す診療所の前には、子どもたちのために、おもちゃや飲食物を

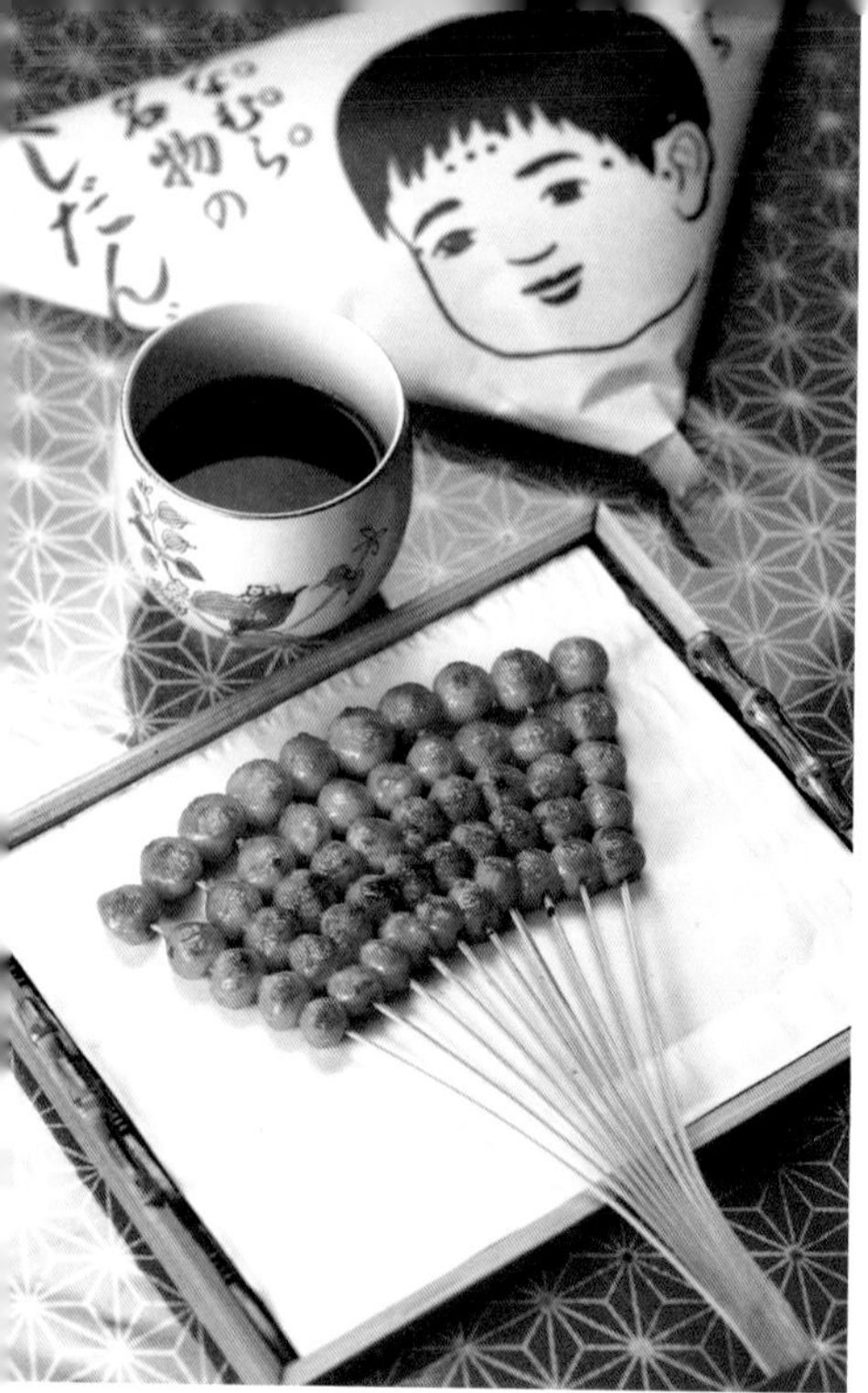

墨灸帰りの親子が食べた「穴村の串だんご」。昭和40年頃に復活し、今や穴村の名物に。

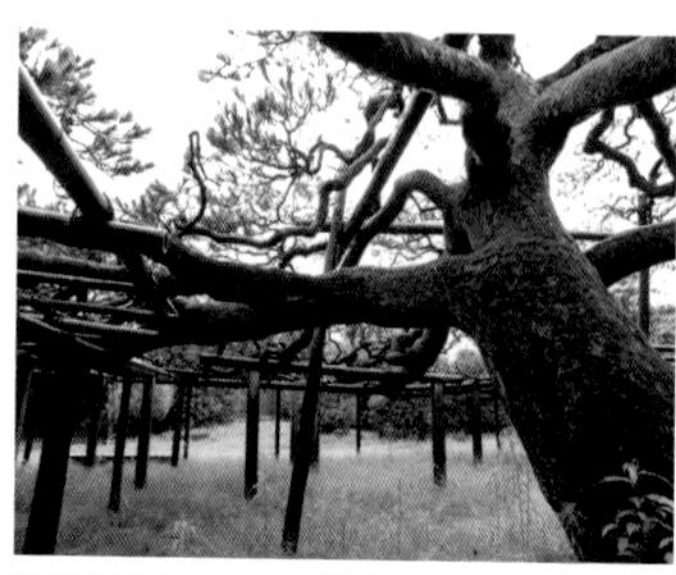

診療所の入口にある樹齢400年の巨大な松。代々の墨灸をずっと見守ってきた。

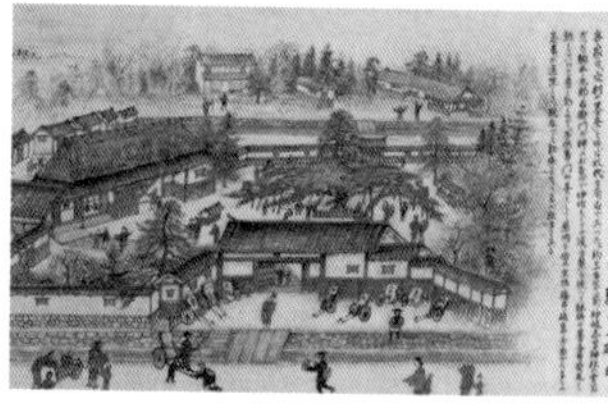

明治中期、墨灸にくる親子連れでにぎわっていた「もんやさん」（現「あなむら診療所」）の門前風景を描いた絵。訪問者が1日に1000人を超えることも珍しくなかったという。

売る出店が並び、串団子が名物になりました。戦後「穴村のだんご」は、しばらく途絶えていましたが、あなむら診療所の向かいにある和菓子店「吉田玉栄堂」が、昭和40年頃に復活させました。扇型の竹串に、赤ちゃんもしゃぶれる直径1㎝のだんごが50個。こんな形のだんごは他では見たことがありません。竹串もだんごもすべて手作りなので、1日の生産数は20本程度。午前中には売り切れてしまうそうです。

Data

●あなむら診療所
滋賀県草津市穴村町 311
☎077-568-0006
㊮8:30～12:00､16:30～18:00、木曜と土曜は午前中のみ診療
㊡日曜・祝日休
㊯JR東海道線草津駅または草津駅から車で10分
http://www.anamura.or.jp
★墨灸は保険診療で行っている。子どもに墨灸を希望する人は、事前に電話で連絡すること

Data

●吉田玉栄堂
滋賀県草津市穴村町327-2
☎077-568-0036
㊮8:30～17:00
だんご販売は月・火・水・金曜のみ
㊡木曜休
㊖1串300円
㊯JR東海道線草津駅または草津駅から車で10分
★賞味期限は当日限り。1日の生産本数が少ないので、来店日の数日前に、予約しておくといい。

瑞龍寺ひとつやいと
富山県高岡市関本町35
☎0766-22-0179
国宝である瑞龍寺で催される、無病息災を祈願するやいと（お灸）の行事。修行僧の疲れをいやすために「足三里」に灸を行っていたものが広まった。毎年6月1日、7月1日に開催。

中道院・すりばちやいと
福井県鯖江市長泉寺町2-7-7
☎0778-51-1870
平安時代中期に、天台宗の名僧・元三大師が流行り病から人々を護るため、すりばちに似た護摩炉を頭にかぶせ灸をすえたのが始まり。近年では、頭が良くなると受験生の参拝者も集う。

ほうろく灸
平らな素焼きのほうろくに、もぐさを載せ、頭上に置いて健康を祈願するお灸。今も各地の寺院で行われている。

●**妙昌寺・焙烙灸**
（夏の土用一の丑の日　5時～正午開催）
埼玉県川越市三光町29
☎049-222-2414

●**岩間寺・ぼけ封じほうろく灸**
（5月17日、10月17日開催）
滋賀県大津市石山内畑町82
☎077-534-2412

●**三寳寺・ほうろく灸祈祷**
（夏の土用一の丑の日　9時～正午開催）
京都府京都市右京区鳴滝松本町32
☎075-462-6540

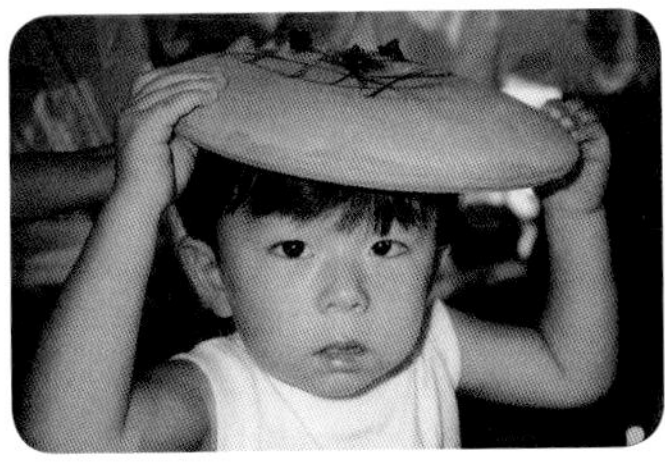

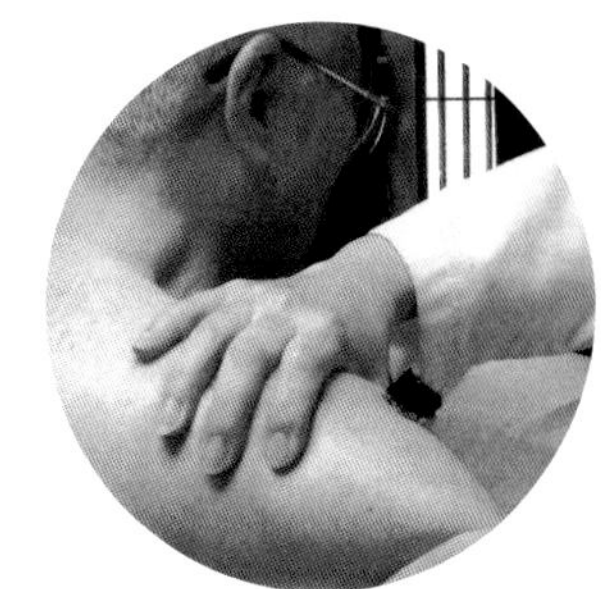

今も伝わる伝統灸にチャレンジ

四ツ木の灸
東京都葛飾区四つ木1-1-7
☎03-3691-3535
昔から続く家伝のツボを用いる鍼灸院。ツボをもぐさで焼き、膏薬を塗って化膿させることで、膿と共に毒素を排出して免疫力を高める打膿灸を行っている。要予約。現在の院長は三代目で、四代目も鍼・小灸・温灸治療を行っている。

おぐりす灸寺本
京都府京都市伏見区小栗栖小阪町89
☎075-571-0020
万延元（1860）年、智鏡尼という人物より受け継がれるお灸。かつては肩と腰の4ヶ所のみに施灸をしたが、現在では症状に合わせ灸をすえる。家伝により分院は行われていない。

元祖しょうがの灸 中村温灸院
東京都台東区根岸3-12-21
☎090-6243-0837
大正5年の創業以来、しょうがを用いた施灸をしている専門治療院。熱くなくて痕が残らないしょうがの灸は、しょうがの成分と大量の湿熱により身体機能を向上させ、体調を整える。

お灸がわかる
オススメ4

江戸時代のお灸にふれる

はりきゅうミュージアム（大阪・東成区）

森ノ宮医療学園が集めた
貴重なコレクションの数々からは
江戸時代のお灸が垣間見られます

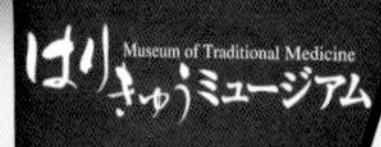

写真は「佐賀竹田家伝銅人形」

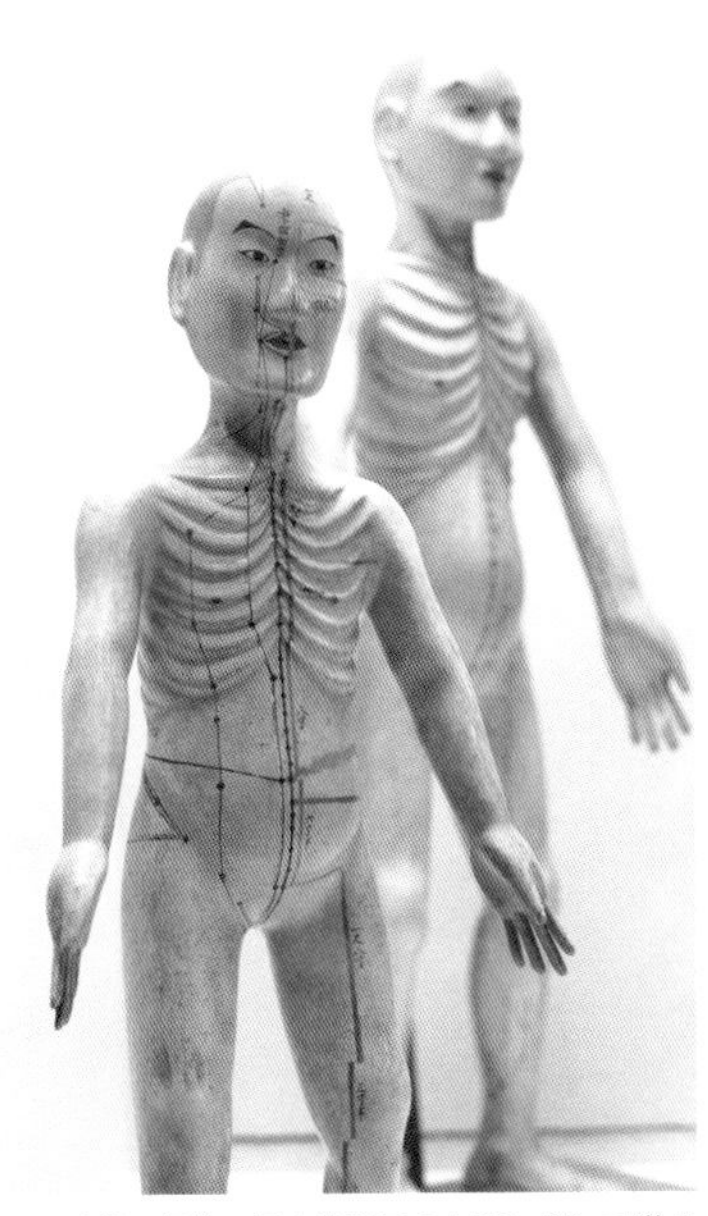
江戸時代、経絡・経穴は張子の人形に書いて覚えた。まだ書かれていない真っ白な人形。

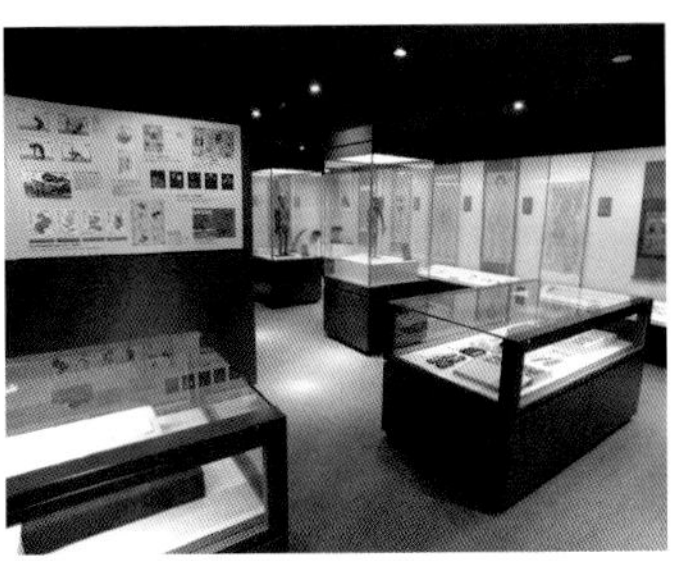
学校の中にある博物館。鍼灸関係の貴重なコレクションがぎっしりつまっている。

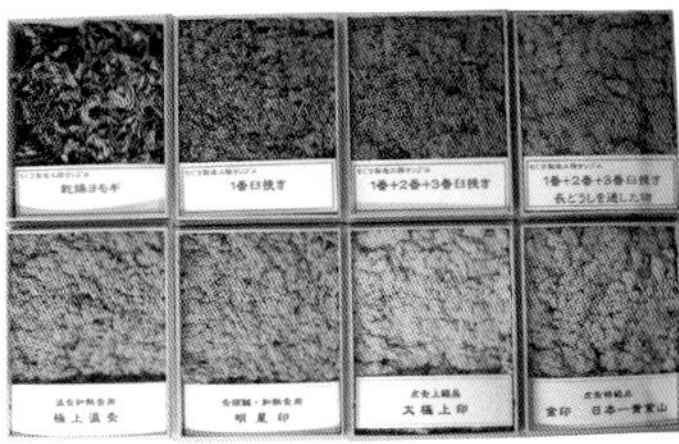
もぐさの標本。精製され高級になるほどにもぐさが白くなるのがわかる（「山正」寄贈）。

迫力の銅人形と向かい合う

「はりきゅうミュージアム」は、鍼灸師・柔道整復師を育成する森ノ宮医療学園が、校内に設けた蒐集品の公開展示スペースです。館内で一際目を引くのは、中央に展示された江戸中期の「銅人形」（P.30）。体の経絡をさらけ出し鋭い目を向ける姿が、迫力満点です。紙製なのに銅というのは変ですが、日本では、中国の経絡模型の呼び名「銅人形」が、そのまま、経絡・経穴を書き込んだ絵や人形全般に使われるようになったとか。お灸関係の見所も、もぐさをつかむ箸、お灸の浮世絵や刷り物、大名が使っていた灸箱など盛り沢山。江戸時代に花開いたお灸文化を、ひと時、楽しめます。

Data

●はりきゅうミュージアム
大阪府大阪市東成区中本4-1-8 森ノ宮医療学園専門学校3階（受付は2階）
☎06-6976-6889
営13:30〜18:30
休土・日曜・祝日および学校休校日
料無料
交JR環状線森ノ宮駅から徒歩12分
http://www.harikyumuseum.com
★説明を希望する人は、事前に予約が必要。

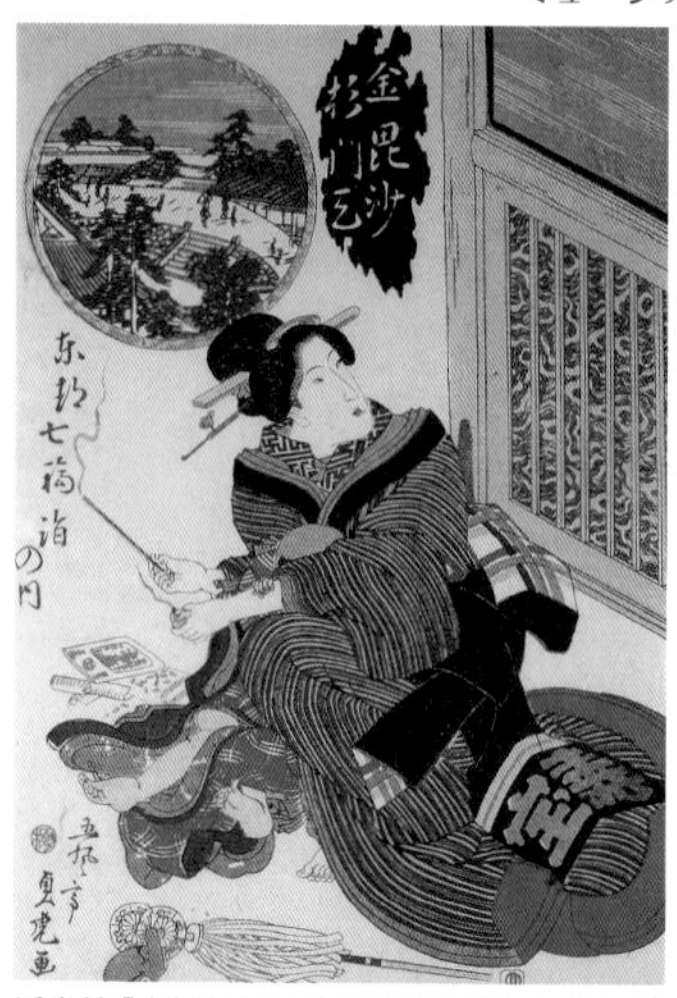

浮世絵「東都七福詣の金杉毘沙門乞」。江戸時代の小児灸の風景。母親の両腕の間に小児の青剃り頭が、小児の指には切りもぐさが見える。

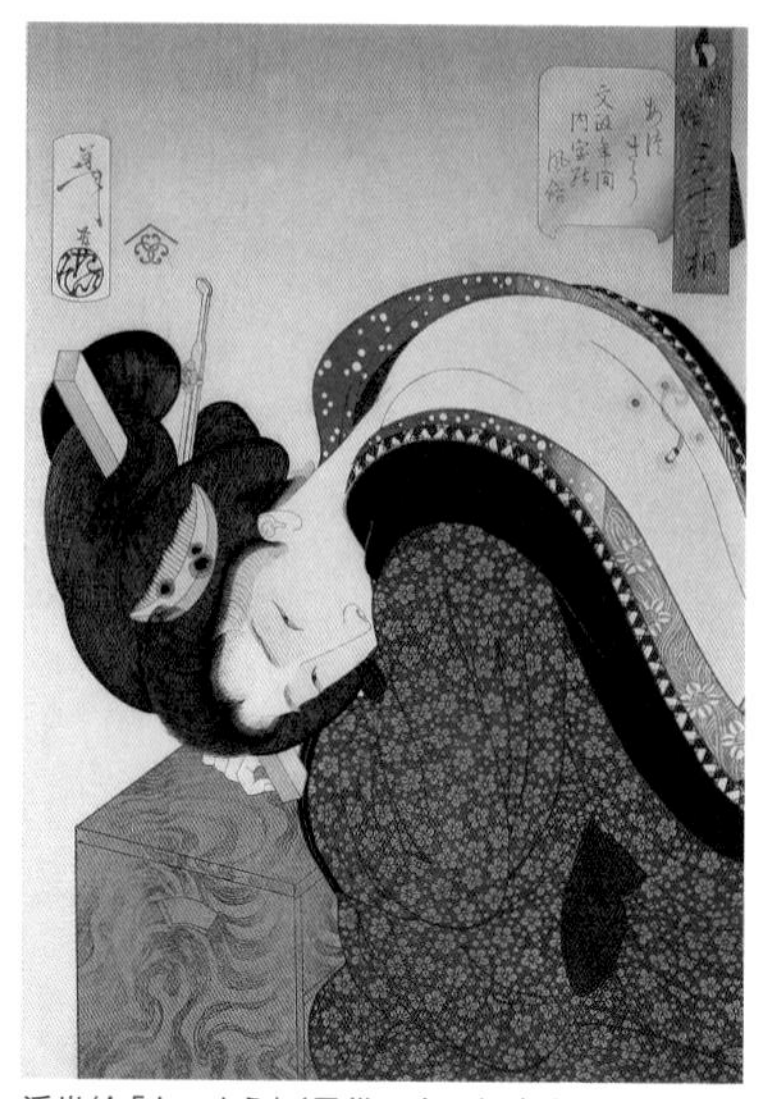

浮世絵「あつさう」（風俗三十二相之内・月岡芳年作）。切りもぐさを背中に置いた女性の表情は、本当に熱そう。

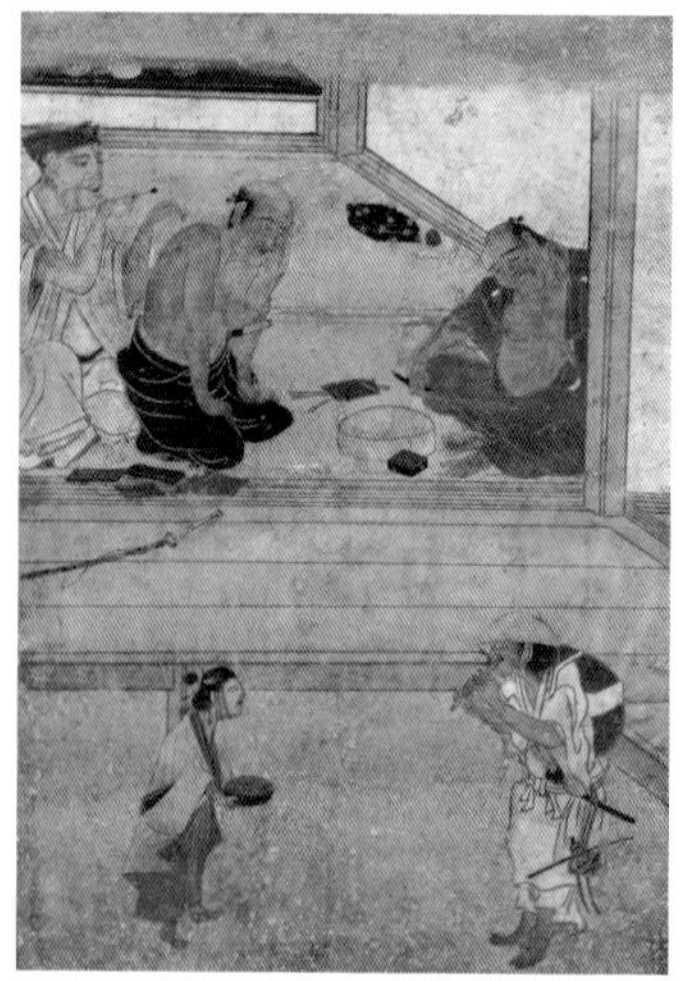

古画職人絵「鍼師」。江戸時代初期写。白装束の治療者が患者の肩背部に木槌でたたいて鍼を刺している様子が描かれている。

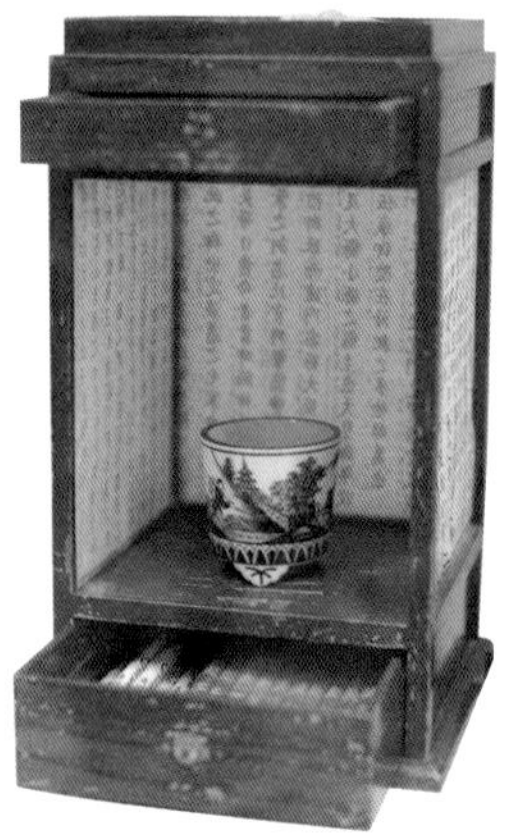

長野松本藩主愛用の灸箱。陶器には火種や燃えかすを入れ、引き出しには、もぐさや線香などを収納していた。

これだけは知っておきたい お灸の基礎知識

お灸を有効に活用するためにも、お灸を生んだ東洋医学の考え方や、お灸の歴史、お灸はなぜ効くのかなど、基本的なことを頭に入れておきましょう。

東洋医学ってなに？
お灸の歴史は？
なぜお灸は効くの？
お灸の正しいやり方は？
お灸

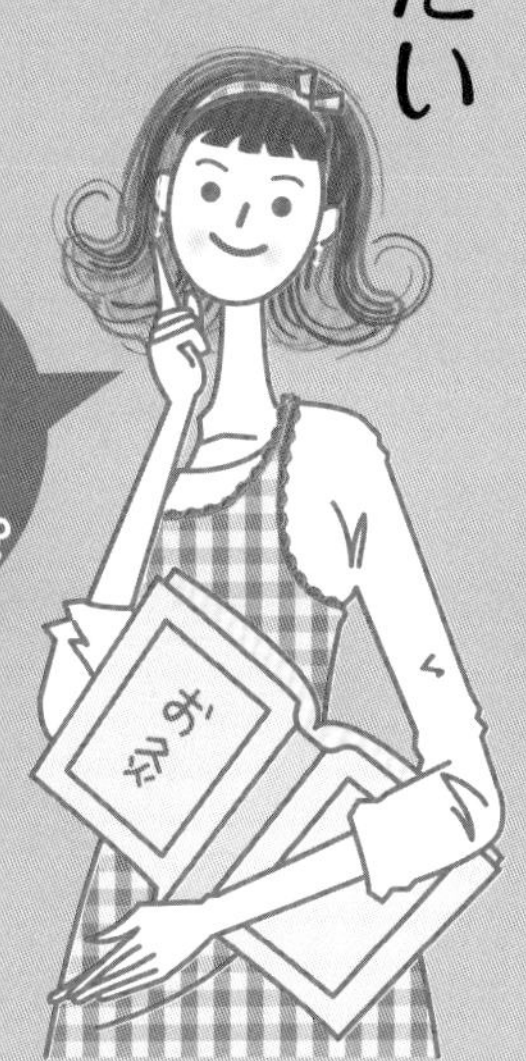

東洋医学の考え方

自然界のすべての事象を明快に分類する陰陽五行の思想

中国で生まれた東洋医学の考え方は、「陰陽五行」が基本となっています。「陰陽」は、この世のすべてが大きく「陰」と「陽」に分けられることを、「五行」は、自然界のすべては木・火・土・金・水という五つの要素から構成されているということを表します。

人間の体もすべて陰陽五行にあてはめて考えられます。体内で生命活動を司るとされる「臓」は、「肝」が木、「心」が火、「脾」が土、「肺」が金、「腎」が水と、それぞれ五行に対応し、合わせて「五臓」と呼ばれます。五行には、一方が片方を生かす「相生」と、逆に一方が片方を抑制する「相剋」という関係があります。左ページの「五行正剋図」にもあるように、肝の働きをよくすれば心の働きもよくなり（相生）、肝が悪くなれば脾も悪くなる（相剋）というわけです。

また体内には、五臓を助ける「腑」というものの存在も考えられます。胆（肝を助ける腑）・小腸（心を）・胃（脾を）・大腸（肺を）・膀胱（腎を）を、合わせて「五腑」と呼びます。これが「五臓五腑」です。東洋医学では、これに「心包」という臓と、「三焦」という腑の組み合わせを加えて考えます。心包は心を包んで保護し、三焦は臓腑の機能を調整・補佐します。五臓五腑に、五行にあてはまらない心包⇔三焦の臓腑を足した「六臓六腑」が、人間の生命活動を維持しているとされています。

●五臓の働き

東洋医学の臓や腑は、相生や相剋の関係で結ばれた、人間の生命を維持する体のネットワークとしてとらえられる。西洋医学の解剖学上の臓器だけをさすものではない。

五臓名← 対応する腑	働き
肝(かん)←胆	血を蔵し、体内の血量を調整し、栄養分を貯蔵、供給。自律神経機能を司る。肝が弱ると、精神不安定、偏頭痛、生理痛などが現れやすくなる。
心(しん)←小腸	血液を全身に循環させ、栄養を運搬・循環。心や感情、意識、思考を司る臓。心が弱ると、血行障害や精神不安定、不眠になりやすくなる。
脾(ひ)←胃	脾は、脾臓に限らず、胃腸を含めた消化器全体の働きを意味する。食物を消化吸収し、栄養分を全身に運ぶ働きをになう。脾が弱ると、胃腸の機能が低下し、食欲減退、冷え、倦怠感が起こりやすい。
肺(はい)←大腸	体の内外の空気の交換を行う呼吸機能と、全身の気血水（P.38）を調整し、水を尿に変え排泄させる。肺が弱ると、風邪などの呼吸器系症状や、皮膚の乾燥を起こしやすくなる。
腎(じん)←膀胱	水分の排泄・貯蓄・分布などの水分代謝を司る。ホルモンバランスを調節し体の発育・生殖・老化にも関わる。腎が弱ると、精力減退や不妊、白髪・脱毛、むくみ・腰痛が起こりやすくなる。

●陰陽太極図

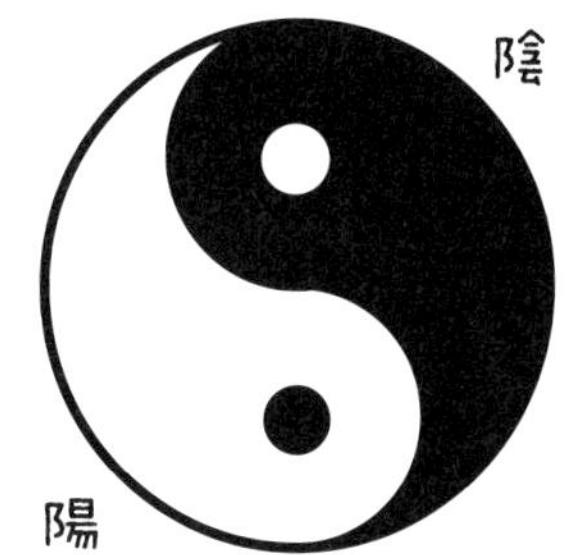

夜が陰で昼は陽、女性が陰で男性が陽など、この世のすべてのものは「陰」と「陽」からなり、相対する二極が調和されていることによって秩序が保たれているとされる。陰の中にも陽があり、陽の中にも陰がある。

●五行正剋図

生む関係（相生）と抑制する関係（相剋）

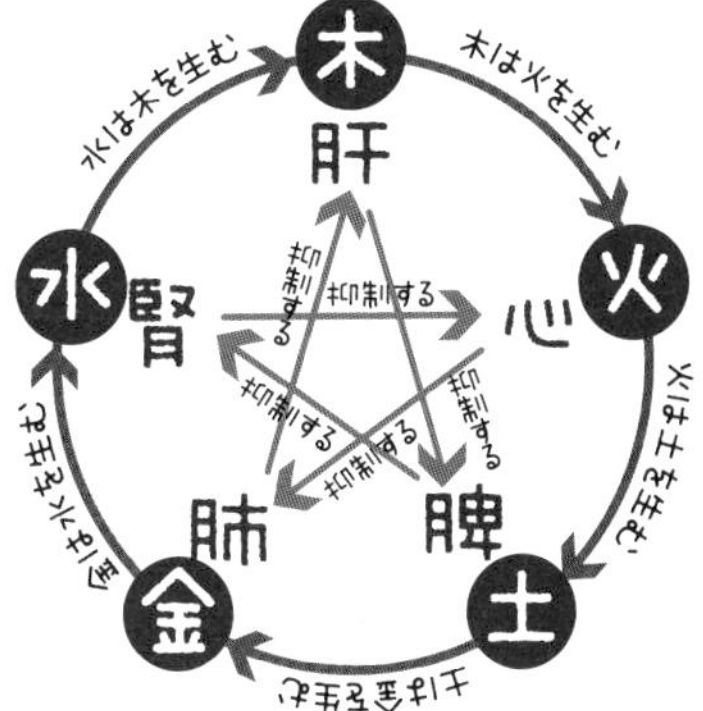

体中にはりめぐらされた14の経絡がつながって体を巡る

六臓六腑が、相生、相剋の関係で結ばれて生命活動を維持するためには、これらを結んでエネルギーを循環させる道筋（ルート）がなくてはなりません。これが「経絡（けいらく）」と呼ばれるものです。

経絡は、縦の主要な流れである「経脈（けいみゃく）」と、経脈をつなぎ網の目のように流れる横の道「絡脈（らくみゃく）」からなり、全身にくまなくはり巡らされています。

さらに経絡は「正経（せいけい）」と「奇経（きけい）」に分けられます。正経は12系統に分類され、それぞれが六臓六腑の働きに深く関係し各臓腑の名前が付けられています。これが「肺経」「大腸経」「胃経」「脾経」「心経」「小腸経」「膀胱経」「腎経」「心包経」「三焦経」「胆経」「肝経」の12本で「正経十二経」と呼ばれています。

左ページのように十二経は、肺経は「手の太陰肺経」、大腸経は「足の陽明大腸経」というようにも呼ばれます。この別称は、「手」が上肢を、「足」が下肢を巡る経絡であることを、「陰経」が体の内部を、「陽経」が体表や背中を巡る経絡であることを表し、各経絡の流れを的確に表すものです。陰経には六臓に対応する経絡が属し、陽経には六腑に対応する経絡が属します。

また十二経は、左ページの順番で体を巡ります。最初は体の中心（中焦（ちゅうしょう））から始まった肺経が、人差し指で大腸経と交わり、次に大腸経は鼻横で胃経と交わりというように12の臓腑と経絡を順番に巡り、最後に12番目の肝経が体の中心（中焦）で再び肺経につながり、一つの流れとなって体中を巡るのです。

一方の奇経は、十二経の流れを管理し調節する経絡。全部で8本あり「奇経八脈」といいます。中でも「督脈（とくみゃく）」と「任脈（にんみゃく）」が重要視され、これらを正経十二経に加え「十四経」と呼ばれています。

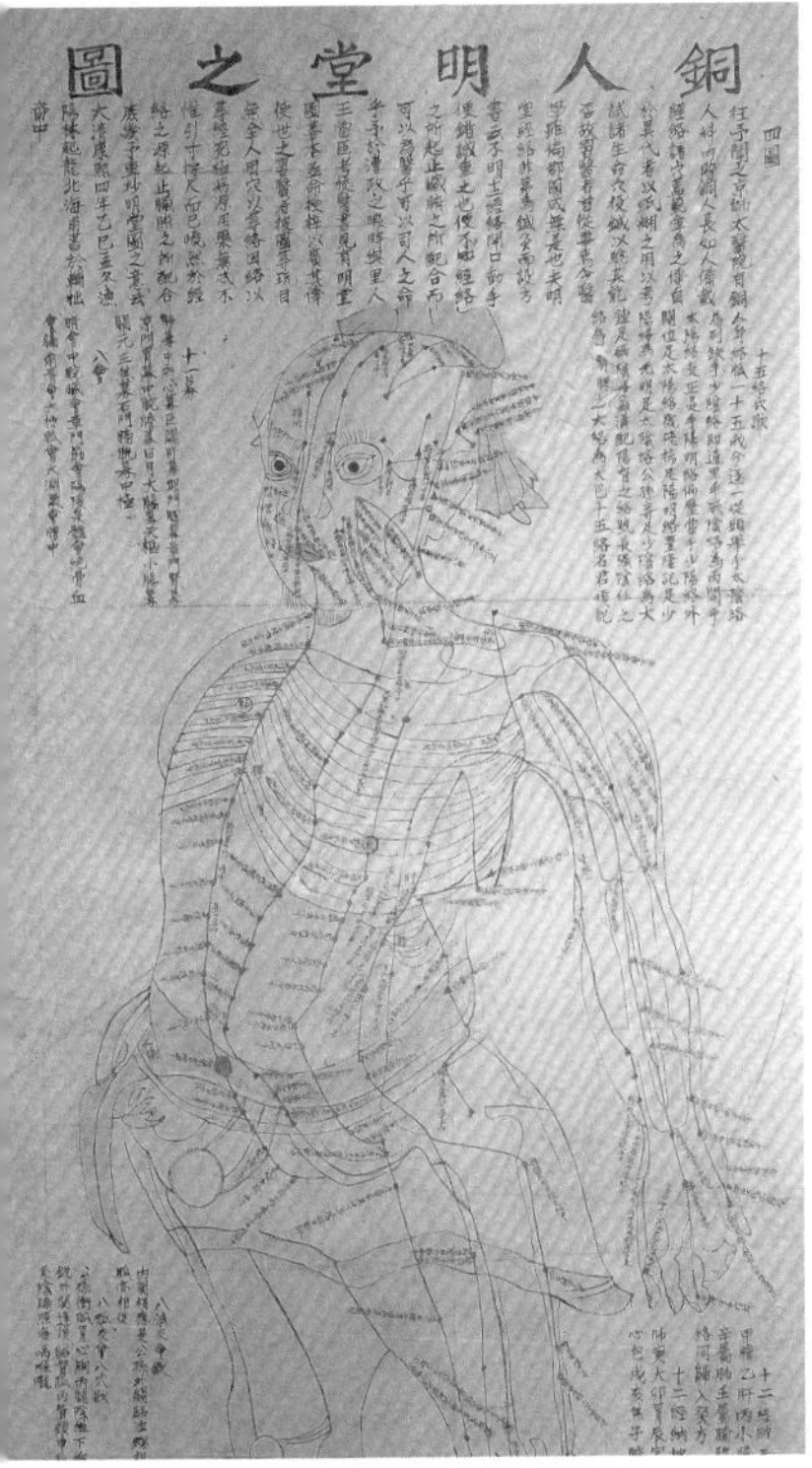

銅人明堂図（はりきゅうミュージアム所蔵）古い中国の経絡図をもとに、江戸時代に描かれたもの。経絡図は古くは銅人図と呼ばれていた。

●奇経二経

任脈（にんみゃく）
生殖器内部から発し、体の前正中線を流れる経絡（奇経）。月経不順、不妊、残尿感など。

督脈（とくみゃく）
生殖器内部から発し、体の後正中線を流れる経絡（奇経）。背痛、赴任、精神異常など。

●正経十二経

❶ 手の太陰肺経（てのたいいんはいけい）
体の中心（中焦）から発して大腸をまとい、肺から腕に流れる。人差し指で大腸系と交わる。

❷ 手の陽明大腸経（てのようめいだいちょうけい）
人差し指から発して手、腕、肩へ流れ、一つは大腸に流れる。顔に流れた分枝が鼻横で胃経と交わる。

❸ 足の陽明胃経（あしのようめいいけい）
鼻横から発し一つは顔を巡り、もう一つは下行し、足へ。足の親指で脾経と交わる。

❹ 足の太陰脾経（あしのたいいんひけい）
足の親指から発し、足の内側を上行し腹部から胸、喉、舌へ。分枝は胸中央で心経と交わる。

❺ 手の少陰心経（てのしょういんしんけい）
胸中央から発し、下行して小腸に。分枝は腕内側を下り小指で小腸経と交わる。

❻ 手の太陽小腸経（てのたいようしょうちょうけい）
小指から発し、上腕を上行し、心臓、胃を通り小腸に。分枝は耳に流れ、もう一方は目内側で膀胱経と交わる。

❼ 足の太陽膀胱経（あしのたいようぼうこうけい）
目の内側に発し、頭から首、背骨の脇を2つに分かれて下り、足の小指で腎経と交わる。

❽ 足の少陰腎経（あしのしょういんじんけい）
足小指に発し足の裏側を上行し、恥骨、腎、へそを通り、舌に流れる。分枝は胸中央で心包経に交わる。

❾ 手の厥陰心包経（てのけついんしんぽうけい）
胸中央に発し一つはへそへ、分枝は脇の下から腕内側を下り中指へ。もう一つは薬指へ流れ三焦経に交わる。

❿ 手の少陽三焦経（てのしょうようさんしょうけい）
薬指に発し、腕の外側を上り、鎖骨から胸へ。分枝は首から耳の後ろ、目尻で胆経に交わる。

⓫ 足の少陽胆経（あしのしょうようたんけい）
目尻から発し頭部を巡り、鎖骨から、脇腹、股関節を通り。足外側から足薬指へ、もう一つは足の親指で肝経に交わる。

⓬ 足の厥陰肝経（あしのけついんかんけい）
足親指から発し、内くるぶしから陰のう部を通り胃・肝・胆を巡り頭へ。脇腹からの分枝は肺に入り体の中心（中焦）で肺経に交わる。

気血水の流れの状態は、経絡上のツボに反映される

体中を網の目のように走る経絡には、「気」と呼ばれるエネルギーが流れています。

気は、心身の活動源となる目に見えないエネルギーで、「血」や「水」をコントロールする働きを表します。生まれもって両親から受け継いだ「先天の気」と、食物や大気などを摂取して生まれる「後天の気」からなります。「血」は血液とほぼ同様のもので、体全体に酸素、栄養、ホルモンなどを運ぶ働きをいいます。また「水」は血液以外の体液のことをいい、津液とも呼ばれています。

気血水は、人体を構成するすべての要素を含み、体が生理的な活動を行うための基礎になります。東洋医学ではこの気血水がバランスよくスムーズに流れている状態を健康、不足したり滞ったりしている体は、未病（P.41）や病気だと考えます。

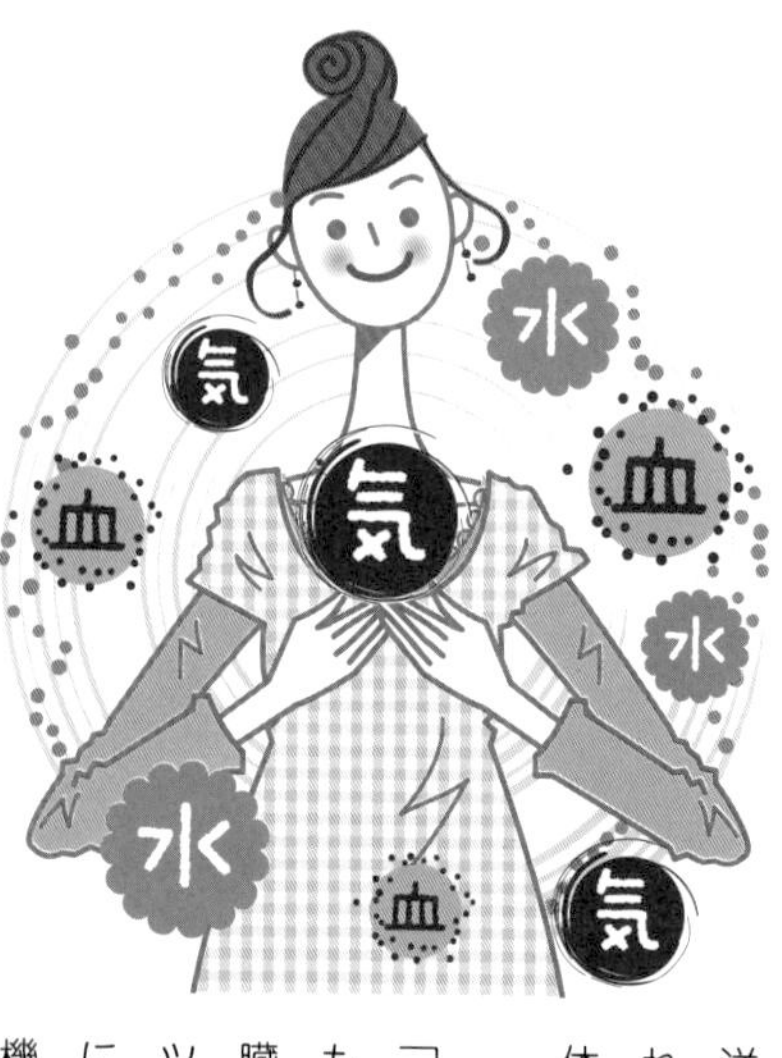

この気が流れる経絡上の要所要所に点在するのが「経穴」いわゆる「ツボ」で、その数は360余りもあるといわれています。体に異常があると弱った臓腑を反映するツボに反応が現れます。東洋医学のツボ療法は、反応が現れているツボを刺激することによって、気の流れを改善し、低下している臓腑の機能を回復させるものです。

体に入った「邪」と「正気」が戦って病気が起こる

東洋医学では、病気の発生を、「正邪の戦い」と「陰陽バランスの失調」という2つのメカニズムでとらえ説明しています。

正邪の戦いは、「邪」が原因となって病気が起こるメカニズムです。風、寒さ、暑さ、乾燥、湿気などの自然現象や、ストレス、過労、食事の不摂生などに体が適応できないと、経絡上に気血水の流れを乱す「邪」が入り込みます。邪が発生すると、体を正常に保とうとする気の力、すなわち「正気」が働き、体内では正気と邪の戦いが始まり、それが病気となって現れるという考え方です。

陰陽バランスの失調は、体内の陰陽のバランスがくずれることによって病気が起こるメカニズムです。先に述べたように、東洋医学では、この世のすべてが陰と陽に分けられ、人間の体も陰と陽から成り立っていると考えます。たとえば体内が陰で体表が陽、精神が陰で肉体が陽、脾（臓）が陰で胃（腑）が陽、手足の陰経6本に対して手足の体表を通る経絡が陽経、などです。これらの陰陽バランスが失調すると、体に変化が生じ病気につながるというのです。

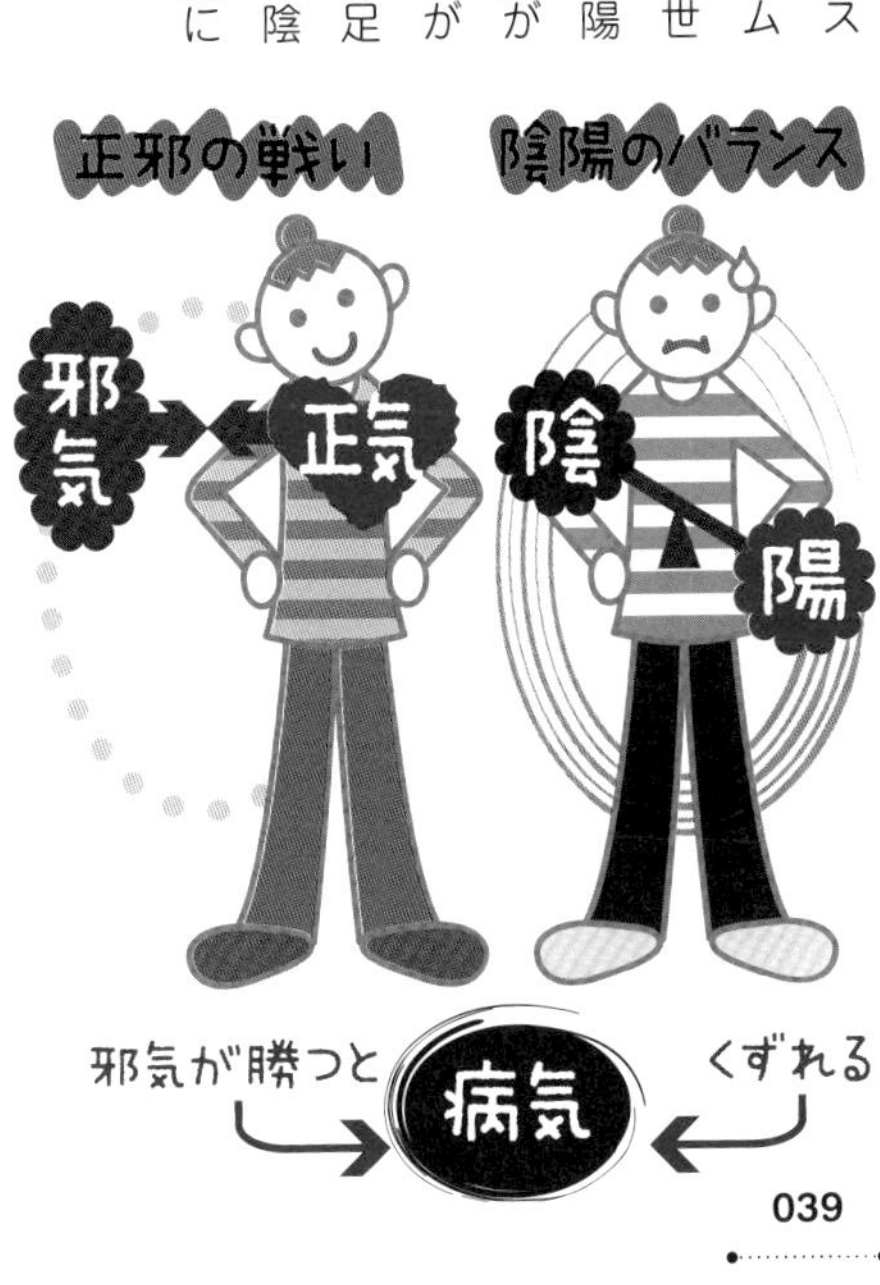

正気を補い、邪を取り除く、補と瀉の治療法

よくいわれる「病は気から」という言葉は、今から2000年前の中国最古の医学書『黄帝内経・素問』に記された内容から発しているもので、「病気は、気の状態によって起こる」という意味。これはまさに、先に病気の原因として述べた「正邪の戦い」を言い表しているともいえます。

正邪の戦いは、正気の状態によって、「実証」と「虚証」という2つのパターンに大きく分けられます。実証は、正気が普通にあるところへ、邪が勢いよく入ってくる状態。この場合、体内で正気と邪が戦い、体には炎症に近い反応が起こります。体の丈夫な人でも、気候の変化などに体が対応できず風邪を引くことがよくありますが、これなどは典型的な実証のケースです。

虚証は、正気が不足して抵抗力が衰えている状態。気が不足して元気が出ないような状態は気虚、血が不足して栄養が回っていない状態は血虚と呼ばれます。虚証では、実証のような急激な体調の悪化ではなく、反応は弱いけれど持続する症状が見られるのが特徴です。疲労、肩こり、冷え性、食欲減退といった不定愁訴になって表れやすく、男性よりも女性に多く見られます。

東洋医学では、実証と虚証に正反対の治療法がとられます。実証には、邪を追い出す「瀉法」と呼ばれる治療が、虚証には、病気と戦うための正気を補う「補法」と呼ばれる治療が主に行われます。西洋医学では、薬や手術などで病気の原因を取り除く治療、つまり東洋医学の瀉法に相当する治療がほとんどで、気血を補って体の抵抗力を高める補法に相当するような治療はほとんど行われません。しかし東洋医学では、取り除くだけでなく補うことによって、気血水のバランスを回復させ、元気を取り戻させ

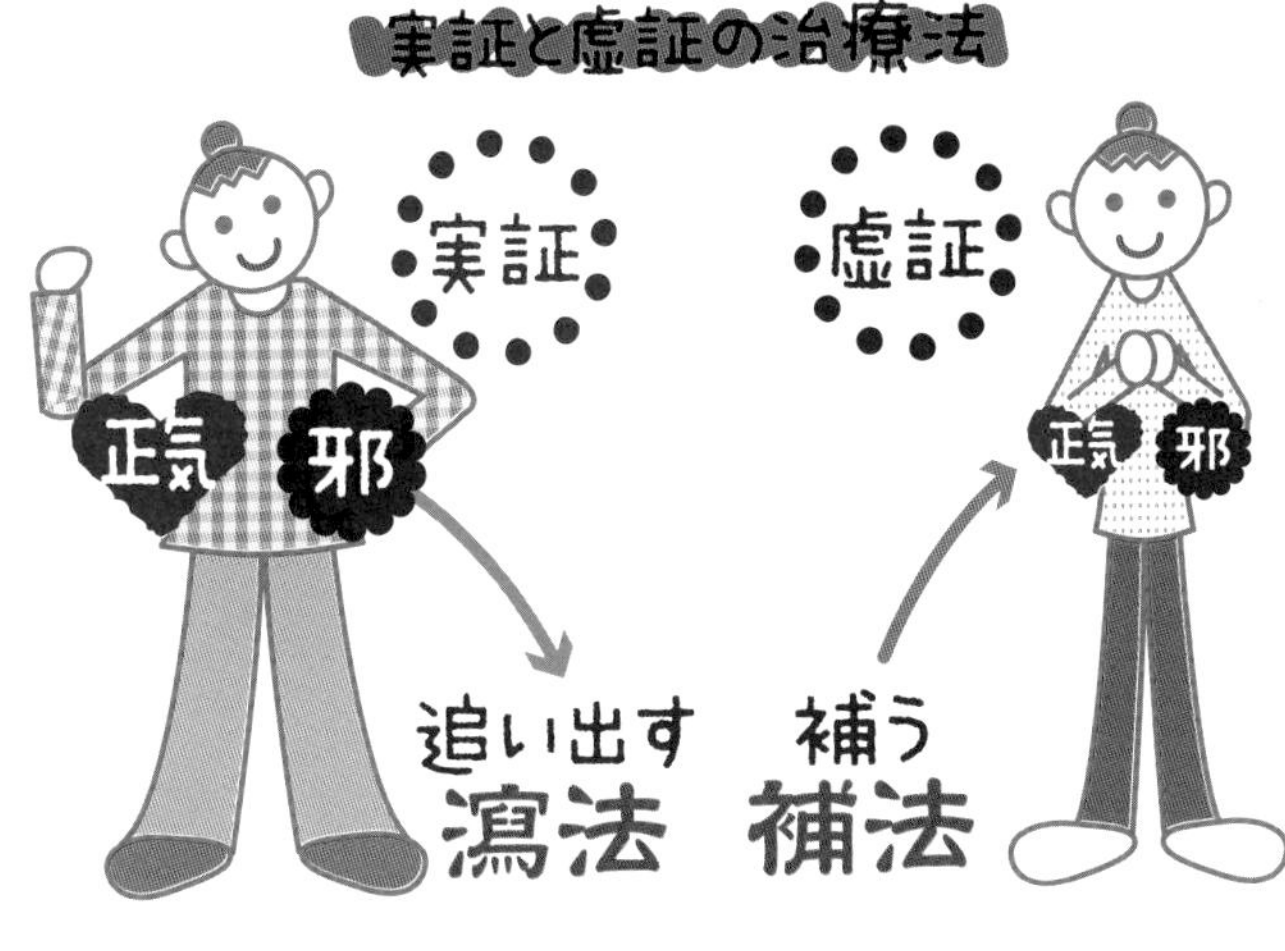

る方法がとられます。そのため、東洋医学は、「バランス回復の医学」ともいわれています。鍼灸治療で用いられるツボ刺激も、体の状態に応じて補法と瀉法が使い分けられます。

西洋医学と東洋医学では、健康の概念も違います、西洋医学では、健康と病気がはっきり分かれ、治療を要するのは病気の状態だけです。しかし東洋医学では、健康と病気の間に、健康から病気への移行段階である「未病(みびょう)」があり、この未病のときにこそ、生命を養い正気を補い強めるための様々な養生が必要だと考えます。本書で紹介する家で行うお灸によるツボ刺激も、未病の段階で健康を取り戻し病気を予防するための大変有効な養生法です。中国最古の医学書『黄帝内経・難経』には、「優れた医者は未病を治し、並の医者は病気を治す」という意味の記述が見られます。つまり東洋医学は、「未病を治す」医学なのです。昨今、ようやく「予防医学」が重要視されるようになりましたが、東洋医学は古来からまさに予防医学そのものだったのです。

お灸の歴史

お灸は、20万年も前の石器時代に、焼いた石などで局部を温めたことが源流となったといわれています。よもぎから作ったもぐさを使う本来のお灸は古代中国で発祥し、中国最古の医学書『黄帝内経・素問』には、3000年前に北方地方（内蒙古方面）で生まれた治療法として紹介されています。前漢時代に編纂された中国の歴史書『史記』には、2200年前の前漢初期頃には、すでにお灸が東洋医学の治療法として中国全土に広まっていたことが記されています。

お灸の日本伝来は、6世紀後半から7世紀にかけての飛鳥時代。遣隋使らによって仏教とともに中国医学の一つとして伝えられたといわれています。弘法大師（空海）が、平安時代初期に遣唐使として唐に渡ったときに、より効果の高い技術を日本に持ち帰ったという伝聞も有名で、今も各地のお寺などに「弘法の灸」が伝統灸として伝えられています。

平安時代の982年に医師の丹波康頼（たんばのやすより）が著した『医心方（いしんぼう）』は、現存する日本最古の医学書ですが、ここにも鍼灸治療について体系化された詳細な記述が見られます。しかし平安時代までは、お灸は貴族の一部に行われていたにすぎず、庶民の間で行われるようになったのは鎌倉時代以降です。

江戸時代になるとお灸は、身分を問わず誰もが自分で行えるセルフケア法として広く行われるようになります。専門家による灸法も発達し、各地の家伝灸を集めた『名家灸選』も編纂されました。江戸時代に書かれた書物や文献には、お灸に関する様々な記述を見ることができます。

たとえば、三代将軍家光が全国の農民に対して発した「慶安の御触書」は有名ですが、その中には「春と秋には灸をすえて、病気にならぬように心がけなさい」という内容の条文が見られます。また、松尾芭蕉が著した『奥の細道』には、旅立ちの有名な一節に、「もゝ引の破をつゞり、笠の緒付かえて、三里に灸すゆるより、松島の月先心にかかりて」というくだりがあります。

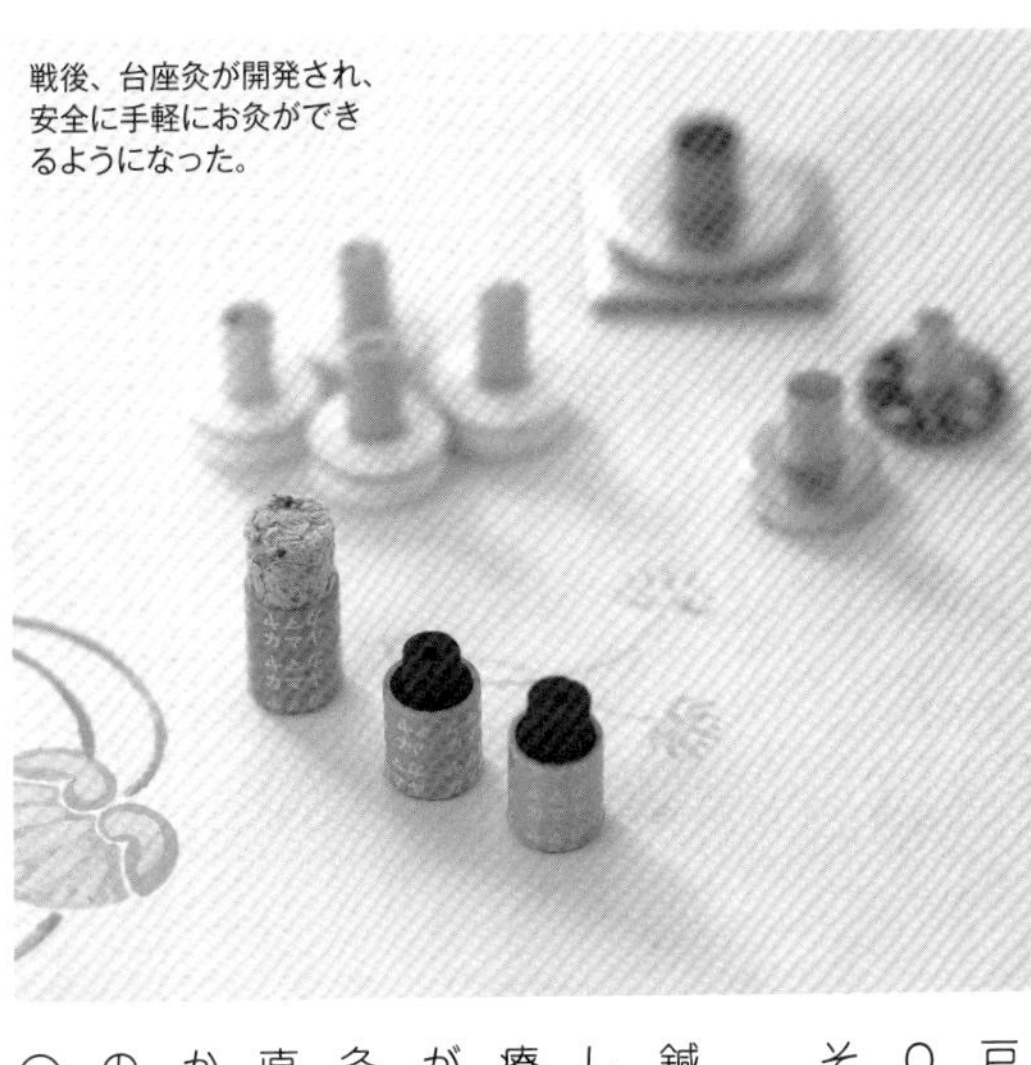
戦後、台座灸が開発され、安全に手軽にお灸ができるようになった。

お灸が日本からヨーロッパにも伝えられたのも江戸時代です。今もヨーロッパでは、お灸のことを「MOXA」と呼びますが、これはお灸に使うもぐさがそのまま呼び名となって定着したからです。

明治に入ると、日本の医療は西洋医学に変わり、鍼灸は民間療法に位置付けられるようになりました。しかし、第二次世界大戦後、法律が改正され鍼灸治療は免許制になり、今は国家試験に合格した鍼灸師が治療を行うようになっています。セルフケアのお灸は、長い間、もぐさを肌に直接置いて火を付ける直接灸（P.45）がでしたが、昭和51年に「せんねん灸」から紙の台座付きの円筒灸が発売されると、やけどの心配をせずに心地よい熱さですえられる間接灸（P.45）が急速に普及し、今日に至っています。

お灸の種類

次にお灸の種類についてご説明しましょう。お灸は「直接灸」と「間接灸」に大きく分けられます。

直接灸は、皮膚の上に直接もぐさを置いて火をつけるお灸で、灸痕が残るため「有痕灸」ともいいます。日本の家庭でも、数十年前までは、お灸といえばほとんどがこの直接灸でした。お灸といえば熱いというイメージをもつ人もいるように、実際に直接灸では皮膚の上にひねったもぐさを立ててそれを焼き切るので、やけどをします。「お灸をすえる」という言葉は「痛い目にあわせる」という意味ですが、これはその昔、家庭で子どもを叱るときに直接灸をすえたことから発しています。

皮膚の上に立てるもぐさの大きさは、いろいろですが、米粒大の小さなもぐさを立てる「点灸（てんきゅう）」や「透熱灸」と呼ばれる方法が一般的です。大豆大から指先大のもぐさを立てて焼き切る直接灸は「打膿灸」といいます。これは皮膚にやけどをさせ、化膿させて膿を出させる灸法で、免疫力を高めるともいわれています。痕が残ることと熱いことが敬遠され、今では一般家庭ではほとんど行われませんが、少数のお寺や鍼灸院などで伝統灸として行われています（P.29）。

間接灸は、痕が残らないので「無痕灸」ともいわれ、現在、広く行われているお灸です。本書の「おうちお灸大集合」（P.5）で詳しく紹介したように、台座灸、棒灸、温灸器があり、台座灸には火をつけても煙が出ないタイプも開発されています。もぐさが70％ほど燃えたところで取り除く点灸の「八分灸（はちぶきゅう）」（P.14）も痕が残らないので、セルフケア向きです。

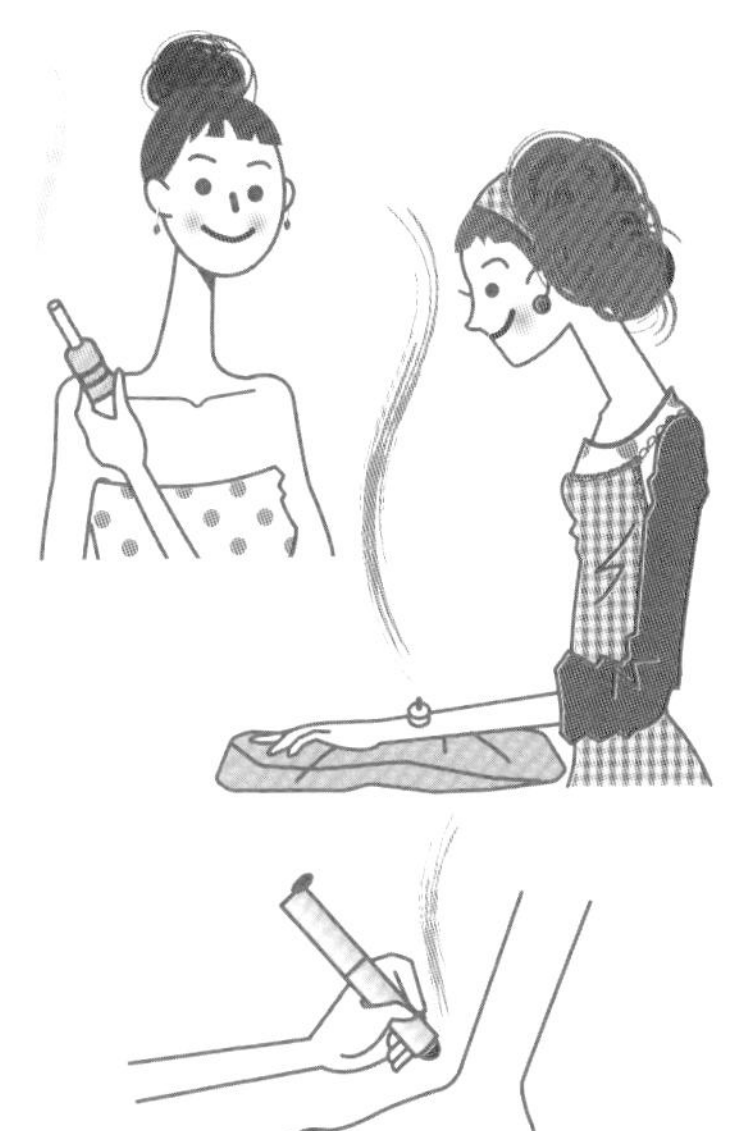

●間接灸（無痕灸）

皮膚に直接すえずに灸痕を残さない。
または直接すえても灸痕を残さない
八分灸など。

台座灸（P.6）
現在、最もよく使われているお灸。皮膚ともぐさの間に、紙の台座や筒があるため、やけどをしない。

隔物灸（P.6）
皮膚ともぐさの間にしょうがなどを置く。

棒灸（P.10）
棒状の灸を手で持って皮膚に近付ける。

温灸器（P.12）
棒灸を専用の器具に入れて使用。皮膚に器具を直接置いて灸ができる。
箱灸、桅灸などのタイプもある。

灸頭鍼
ツボに刺した鍼の頭にもぐさを付け、火を付ける。

点灸（八分灸）（P.14）
皮膚に直接すえるが、熱く感じたらすぐ取り除くので痕は残らない。

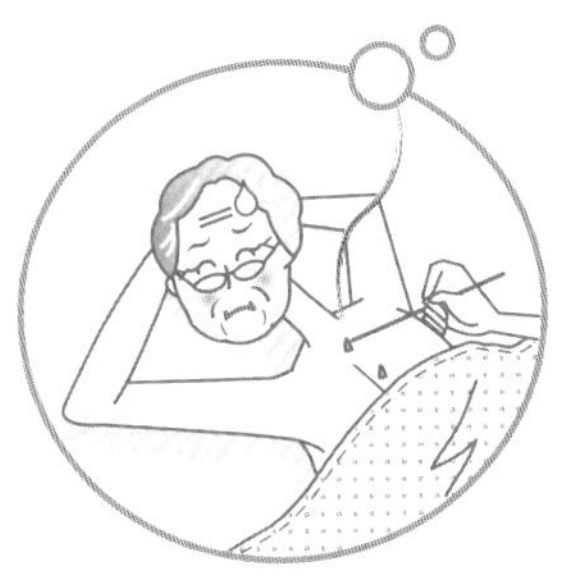

●直接灸（有痕灸）

皮膚の上に直接すえて灸痕を残す。

点灸（直灸）
米粒大のもぐさを置き、線香で火を付けて焼き切る。

透熱灸
様々な大きさのもぐさで行う。

糸状灸
細い糸状にこよったもぐさで行う。

打膿灸
もぐさを焼き切って化膿させる伝統灸。

お灸はなぜ効くのか

お灸に使われるもぐさ（艾）は、よもぎの葉を乾燥させ、臼でひいて取り出した葉の裏側の綿毛です。よもぎはキク科の多年草で、日本全国に自生し昔から様々な形で用いられてきました。モチグサという別称もあるように、春につんだ新芽はよく草もちにして食べられます。邪気を払う草とされ、端午の節句にはショウブと一緒に浴槽に入れたりもされます。薬効成分が豊富なため、ヨーロッパでは「ハーブの母」とも呼ばれてきました。艾葉（がいよう）と呼ばれる漢方の生薬でもあり、止血、健胃、腹痛、下痢、貧血などに効果があるとされています。

もぐさを使って行うお灸も、そうしたよもぎの豊かな薬効成分を利用した健康維持法です。お灸によって、よもぎの精油成分「チネオール」が皮膚下に浸透し、加温されると、血液中の白血球が増え、体の抵抗力が高まるといわれています。また、お灸の温熱刺激によって体が温まり血行がよくなるため、気血水の流れもよくなります。お灸によって体内循環がよくなるために冷え、むくみ、関節痛などが効果的に改善されるのです。

体への直接的な効果だけでなく、お灸には精神的な癒し効果もあるといわれています。お灸をすえて火が消えるまでの間のじっとしている時間に、私たちは自分の体に向き合いその変化を感じることで心がゆったりと落ち着いてきます。またお灸は一人ではすえられない部位も多く、親しい人とすえあったり、母が子どもにすえてあげることがよくあり、スキンシップ効果も手伝って、心身が癒されるようです。

●お灸が効くメカニズム

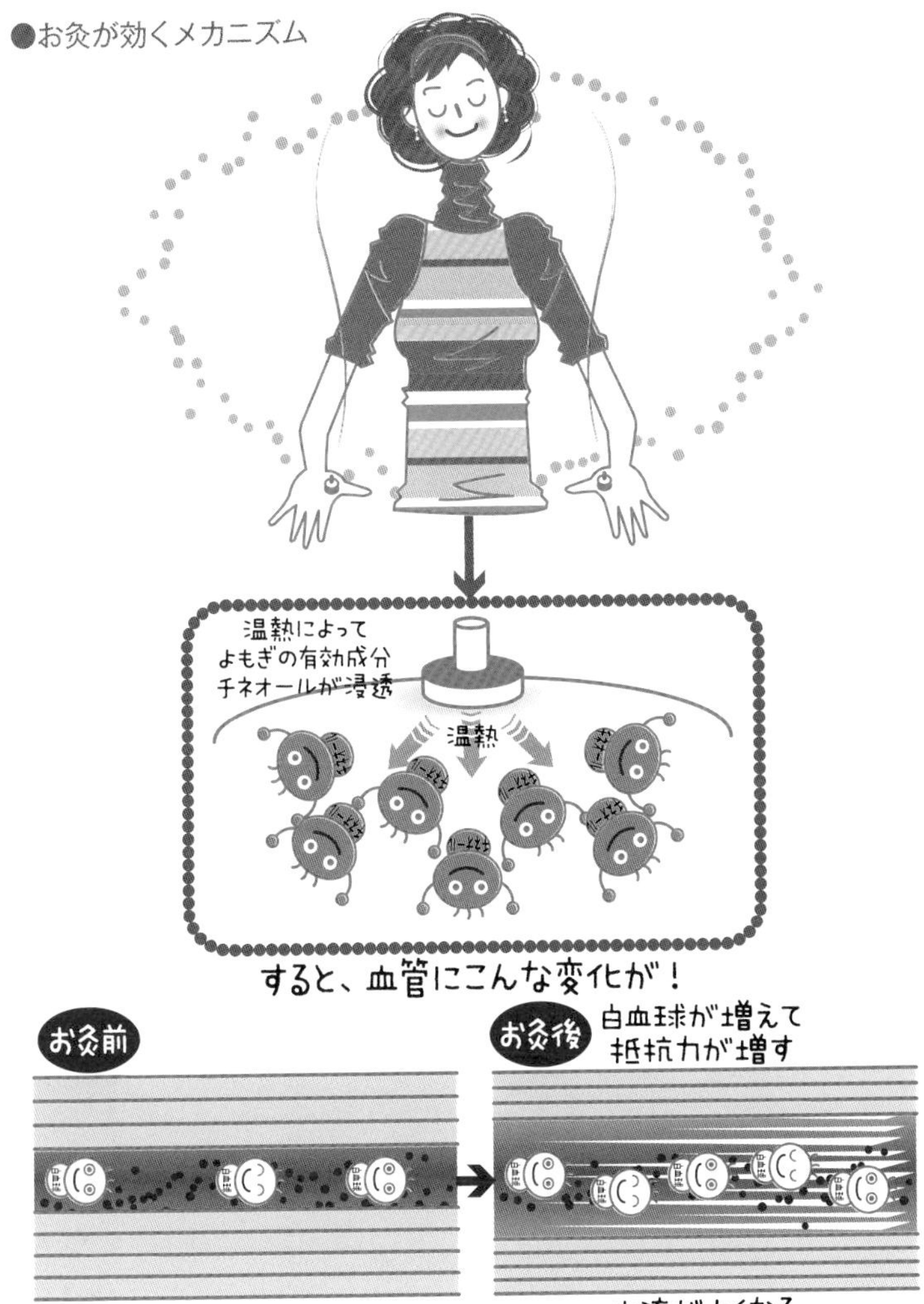
温熱によって
よもぎの有効成分
チネオールが浸透
温熱
すると、血管にこんな変化が！
お灸前
お灸後
白血球が増えて
抵抗力が増す
血流がよくなる

おうちお灸のやり方

ツボの取り方

本書では、お灸をすえるツボを体のイラストに図示し、それぞれのツボに対して取り方（探し方）を解説しています（P.65「ツボ表記の見方」参照）。ツボを取るいちばんの目安は指幅です。左図のように、指幅1本が親指1本の幅、指幅2本が人差し指と中指をあわせた幅、指幅3本が人差し指と中指と薬指をあわせた幅、指幅4本が親指以外の4本の指をあわせた幅です。「肘関節から指幅2本」とあれば、肘の横じわに人差し指と中指を置き、中指の外側の辺りが、目指すツボになります。指幅以外では、「くるぶしから膝下へ4分の1」というように表記している場合もあります。胸椎（きょうつい）（背中の骨）を目印にツボを取る場合もあるので、左ページの図に「胸椎の探し方」を解説しました。参考にしてください。

イラストの位置図と指幅と長さで、およそのツボ位置に見当をつけたら、次はその辺を人差し指の腹で、神経を集中してさすってみましょう。このとき次のような反応があるポイントを探します。

❶さわるとへこむ、または指が落ちるような感じのポイント。❷押してみて気持ちよいと感じるポイント。❸押すと硬くてしこっていたり、または押すと痛い（圧痛点）と感じるポイント。

この3つの反応のいずれかに当てはまるポイントであれば、本書で紹介しているツボの位置と多少ずれていても、そこがお灸を必要としているあなたのツボだと考えられます。

おうちお灸の注意

家でお灸をするときは、火と換気には十分気をつけましょう。台座灸なら、終わったお灸を入れる不燃性の容器を、棒灸や温灸器なら、途中に棒灸の灰を落とせる容器を用意しておきましょう。また服装は、多少灰がこぼれても気にならないもので、お灸をしやすいゆったりした衣服がよいでしょう。

お灸をする時間は、空腹でも満腹でもない食間が理想です。また、入浴の直前直後のお灸は、入浴で体が温まることによってお灸の温熱効果が半減してしまうので避けましょう。高熱や感染症など急な炎症があるときも、お灸は避けたいもの。お灸の刺激がさらに炎症を悪化させる心配もあるからです。

●ツボのとり方

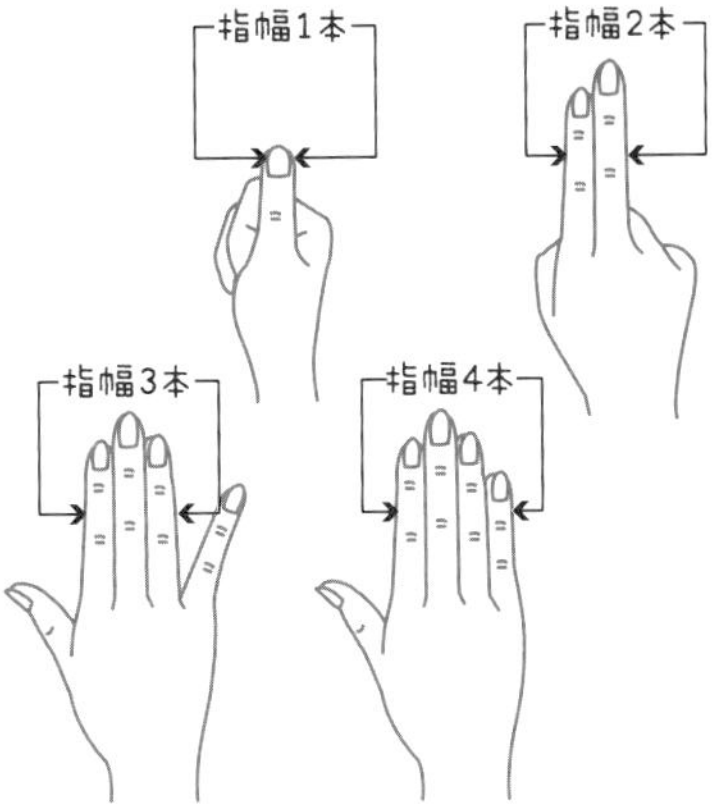

●胸椎の探し方

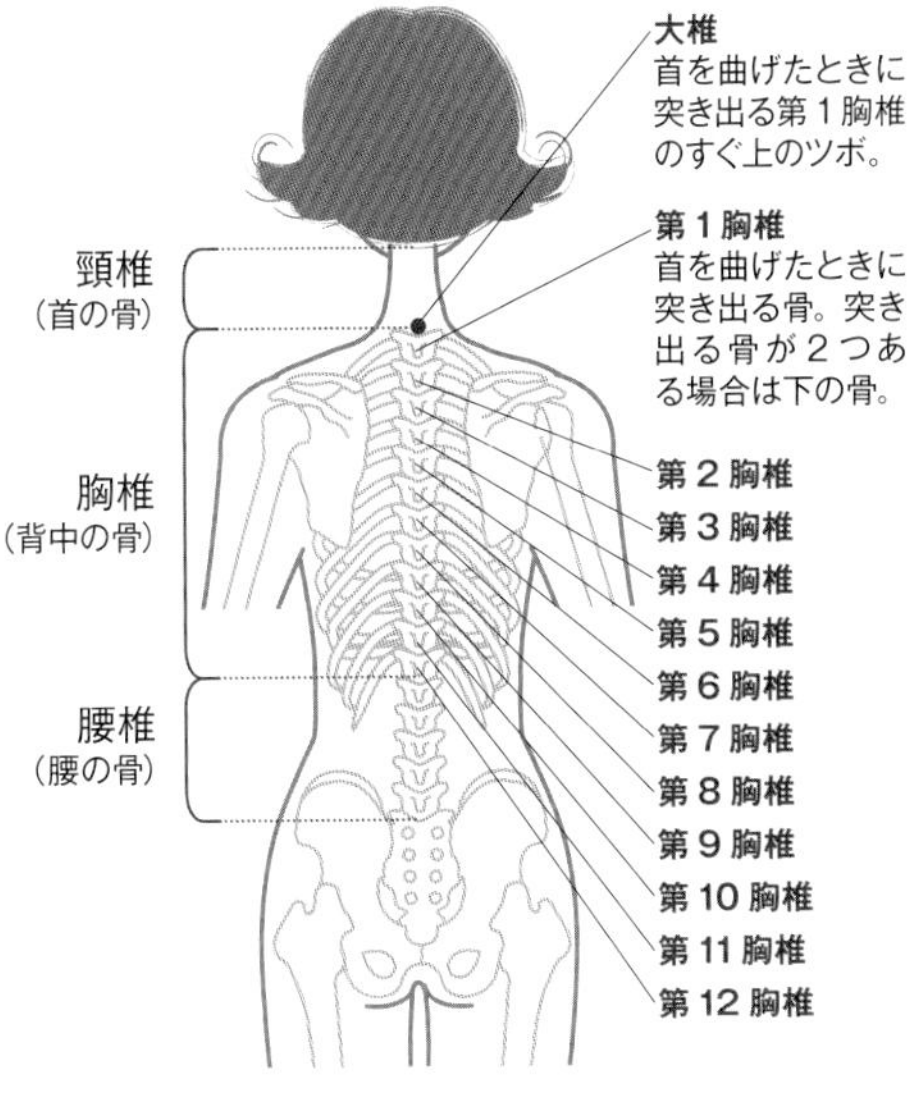

一つのツボに1回お灸をすえることを「一壮（いっそう）」といいます。一つのツボへのお灸の回数は、「灸三壮」ともいわれ、3回続けて行うのが効果的だといわれています。ただ、熱いのをがまんしてたくさんすえたり、1日に何度もすえたりすると、「灸あたり」といって、気分が悪くなったり、体がだるくなったりすることがあります。過剰なお灸の刺激はやめましょう。おうちお灸は気持ちいいぐらいが調度よいのです。

お母さんが小さな子どもにお灸をするときは、棒灸がおすすめです。子どもは、台座灸でも熱さに耐えられずに動き回ってしまう場合があります。棒灸なら皮膚との距離を調節しながら温められます。

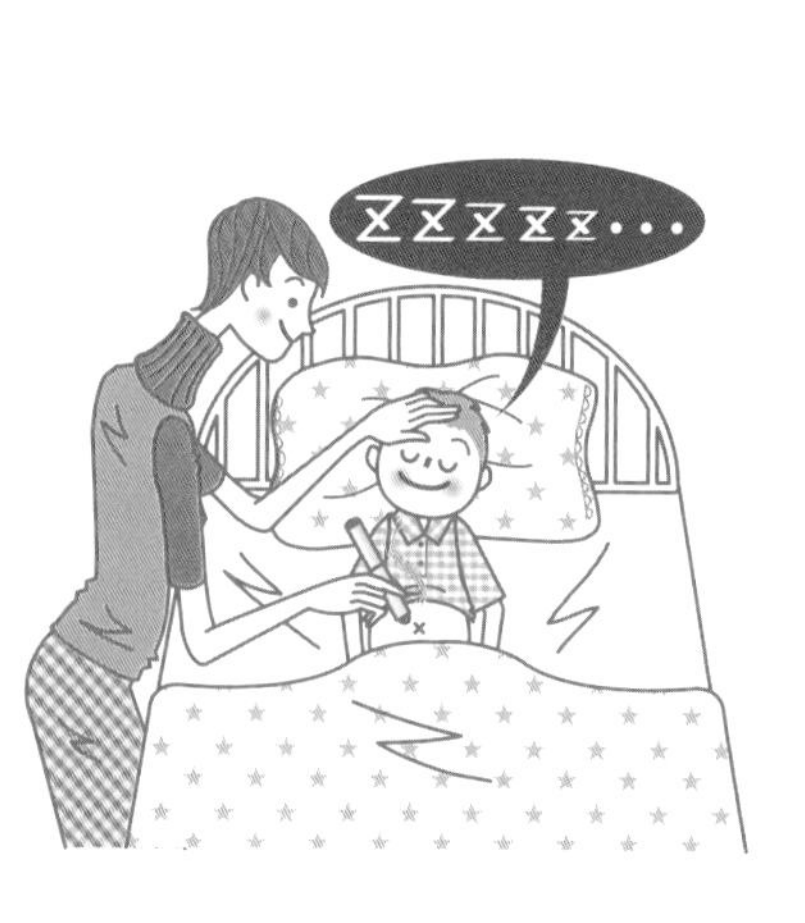

毎日5分、体質改善のお灸を始めましょう

東洋医学では、まだ病気とはいえない「未病」の段階で治すことを重視します。自分の体質を知っておけば、毎日5分のお灸で、病気を遠ざけ、健康的な生活を維持することができます。

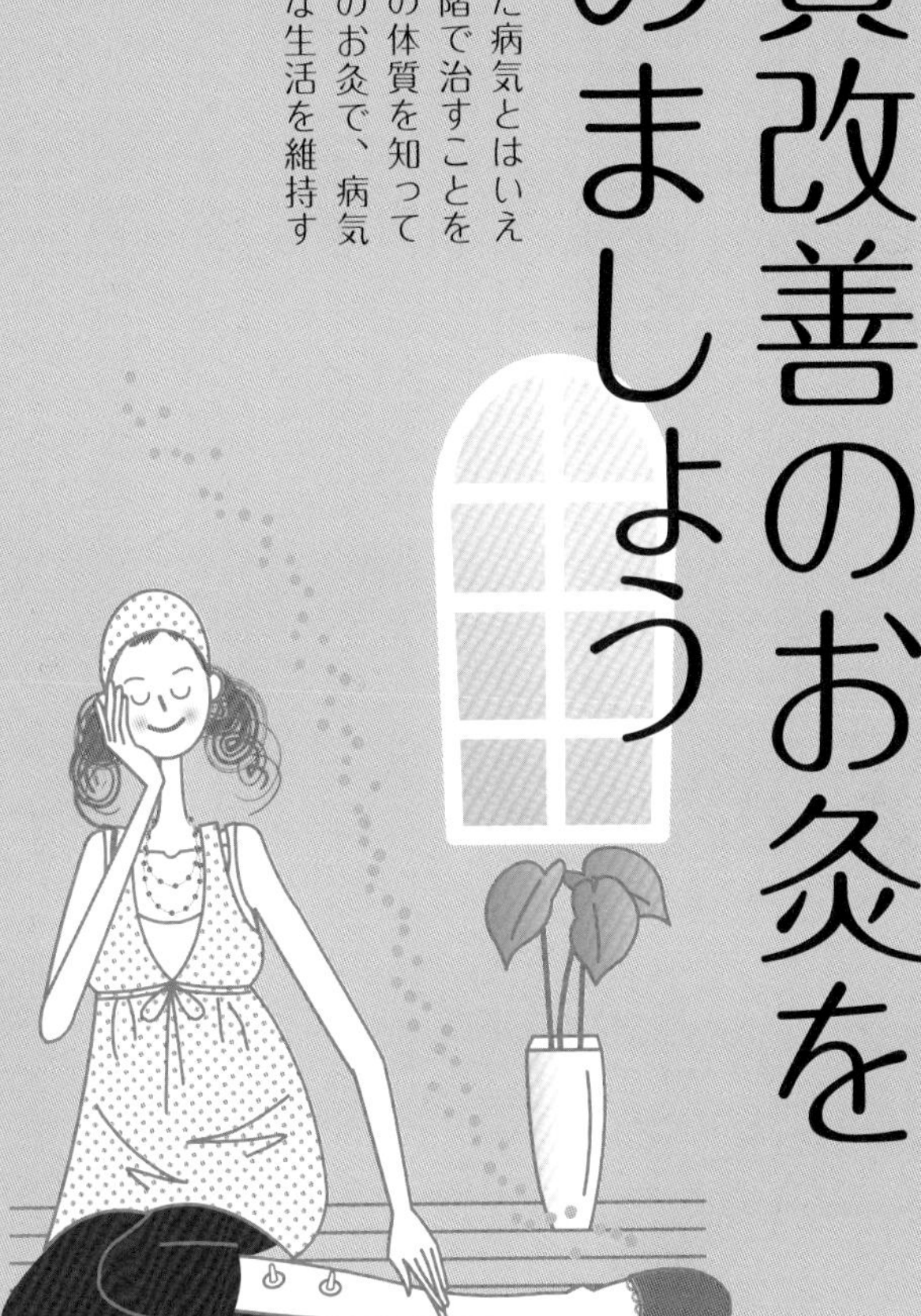

東洋医学の体質チェック

経絡上を巡っているとされる「気」（P.38）。は心身の活動源となるエネルギー、「血」は血液とその働き、「水」は血液以外の体液のことをいいます。東洋医学では、この気血水がスムーズに流れ、バランスよく働いている状態を健康と考えます。反対に、気血水のバランスが悪くなると体の不調を招く原因となってしまうのです。したがって、体の中の気血水がどんなバランスになっているかを知れば、自分の不調の原因や現在の体の状態（体質）がわかります。

体質は、気・血・水の過不足や停滞によって、「気虚」「気滞」「血虚」「瘀血」「水毒」の5タイプに分けることができます。気虚は先天の元気不足や飲食物の摂取不足などで後天の元気が補充されない状態、気滞は気の巡りが悪い状態、血虚は血の生成不足や消耗過多による状態、瘀血は血の巡りが悪い状態、水毒は水の不足や停滞といった水分代謝のトラブルがある状態をいいます。

どの体質傾向にあるかによって、起こりやすい症状や体の弱点が異なります。たとえば気が不足している気虚体質の人は、声や表情に元気がなく、いったん風邪を引くとなかなか治らないといった特徴があります。こうした体質は、たとえば気虚なら気の量を増やしたり、体内で気を作り出す力を高めたりするといったことで改善が可能です。

あなたの体質はどのタイプでしょうか。各タイプのチェックシート10項目のうち、当てはまると思う項目にチェックをしてください。チェック数が最も多い体質が、あなたの体質傾向です。

気虚体質度チェック

気が不足ぎみ

- □ 手足の無力感、だるさがある
- □ 声が細く、大きい声が出ない
- □ 風邪を引きやすい
- □ 冷え性
- □ たびたびトイレに行く（頻尿、夜間尿）
- □ 軟便、下痢をしやすい
- □ 胃がもたれやすく、食が細い
- □ 息切れすることが多い
- □ むくみやすい
- □ 舌は色が淡く、むくんでいて縁に歯形がつく

↓

check 合計 □ 点

気滞体質度チェック

気が停滞ぎみ

- □ 気分が憂うつ
- □ 眠れない、よく夢を見る
- □ 胸が塞がった感じがする
- □ イライラしやすい、怒りっぽい
- □ 喉がつまったような感じがする
- □ 胃が張り、ゲップが出る
- □ 生理周期が不順、月経前症候群（PMS）がある
- □ 下痢と便秘を繰り返す
- □ 頭がひどく重い
- □ 舌は両端が赤く、舌苔が厚い

↓

check 合計 □ 点

血が不足ぎみ 血虚体質度チェック

- □ 顔の色つやが悪い
- □ 皮膚が乾燥しやすい
- □ 目がかすみ、疲れを感じる
- □ めまいや立ちくらみがする
- □ 爪が白っぽく薄く、割れやすい
- □ 抜け毛、白髪が多い
- □ 手足のしびれや痙攣がある
- □ よく物忘れをする
- □ 動悸がする
- □ 舌は色が淡く、小さい

↓ check 合計 □ 点

血が停滞ぎみ 瘀血体質度チェック

- □ よく肩こりや頭痛がする
- □ 顔や唇の色が暗い
- □ 月経異常がある
- □ 便が黒っぽく、便秘しやすい
- □ 目の下にくまができやすい
- □ 動悸や不整脈がある
- □ 下肢の静脈瘤が目立つ
- □ 手の平や足の裏がほてる
- □ おへその周りを押すと痛む（主に左側臍下）
- □ 舌は暗紫色に近く、黒いシミのような斑点がある

↓ check 合計 □ 点

水のトラブル
水毒体質度チェック

- □ 目が乾きやすい
- □ 口や喉が渇き、冷たい物をほしがる
- □ のぼせ、ほてりがある
- □ 吹き出物が出やすい
- □ むくみやすく、体が重だるい
- □ 太っている。水太り
- □ 痰が多い
- □ 頭が重く、めまいや吐き気がある
- □ 軟便、下痢をしやすい
- □ 舌はむくみ、表面に厚くベタベタした苔が多い

↓
check 合計 □ 点

※ 最初の３項目は水の不足、
４番目以降は水の停滞による症状

●体質別セルフケア

体質	特徴とセルフケア
気虚	気が不足した状態。 ⇒ P.57、62
気滞	気の巡りが悪い状態。 ⇒ P.58、62
血虚	血が不足している状態。 ⇒ P.59、62
瘀血	血の巡りが悪い状態。 ⇒ P.60、62
水毒	水が不足している、 または、水の巡りが悪い状態。 ⇒ P.61、62

●体質判定！

各体質でチェックした項目を１点として合計点を出し、合計点が一番高かったものが、あなたの体質に該当します。合計点が同じ体質が複数ある場合は、いずれも該当体質となります。

体質改善のお灸をするときは、自分が最も気になっている症状や不調がある体質を中心に行います。たとえば気滞体質と瘀血体質の合計点が同じ場合、改善したい症状がイライラなどの精神症状ならば、気滞体質のお灸を優先して行うとよいでしょう。

水毒体質は、水の不足（３項目）と水の停滞（７項目）に分かれます。チェック項目の数は少なくても、多くの項目に当てはまる場合は水毒体質と見なします。

体質改善のお灸

自分の体質がわかったら、不足しがちな気血水を補うツボや、その体質で起こりやすい症状を改善するツボを覚えましょう。体質改善のためのお灸は、今ある症状を改善するとともに、今後起こりそうな不調や病気を防ぐことが最大の目的。適度な刺激で、毎日続けることが大切です。時間のあるときや寝る前などに、5分のお灸で体質改善を目指しましょう。

体質改善のお灸は、「足りないものを補う」補気を目標に、「要穴（ようけつ）」を中心に選んでいます。要穴とは手の肘から先、足の膝から下にあるツボのことをいい、効果が高いツボとして知られています。自分でお灸をしやすい場所でもあります。

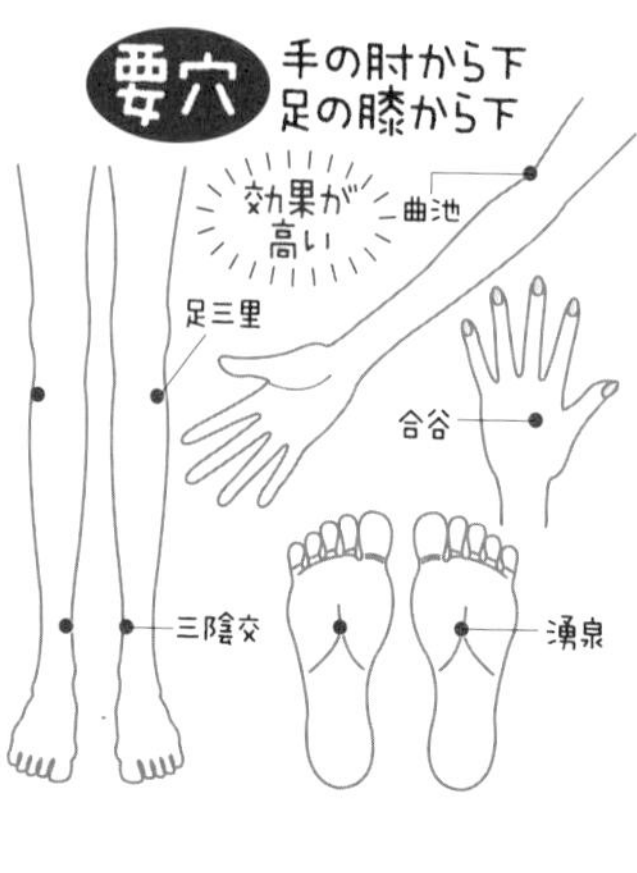

以下は、体質改善のお灸の注意点です。

▼お灸の刺激の程度＝症状改善のお灸よりも刺激は弱めに。一つのツボに1〜2壮すえる。

▼お灸の回数＝1日5分のお灸を、6日続けて1日休むのが基本。

▼ツボの選び方＝ちょっと押してみて、自分が一番心地いいと思われるツボを選ぶ。1回に複数のツボにお灸するのが理想だが、一つのツボでもよい。

気虚体質の5分お灸

合谷（ごうこく）、足三里（あしさんり）、内関（ないかん）

気を補うツボでエネルギーを補充

気虚体質は生命力や元気の素になるエネルギーが足りないために、疲れやすかったり、風邪を引きやすかったりします。胃腸も弱いため食が細く、胃もたれ、軟便や下痢になります。体が芯から冷えていることも多いものです。この体質には、「合谷」や「足三里」へのお灸が有効です。この2つは補気のツボといわれ、気を補うとされます。合谷は冷え性、足三里は胃腸障害にも効果を発揮するので、そうした症状の改善も期待できます。せっかく気を補っても、巡りが悪いと全身に行き渡らないので、気の巡りをよくする「内関」にもお灸をするとさらに効果的です。

足三里（あしさんり）

<胃経>すねのツボ。膝蓋骨の外側にあるくぼみから、下へ指幅4本のところにある。補気の効果。

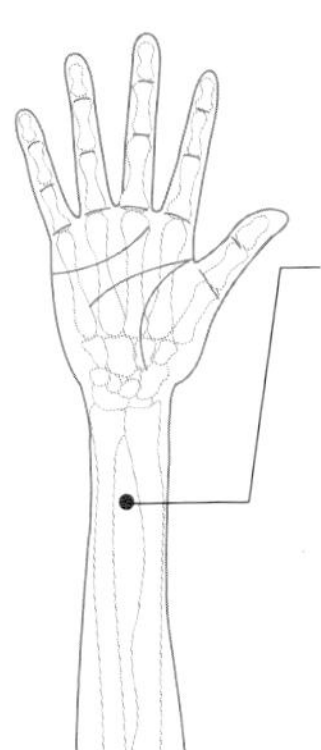

内関（ないかん）

<心包経>腕の内側のツボ。手首の横じわから肘の方向へ指幅2本のところにある。気が巡る。

合谷（ごうこく）

<大腸経>手の甲のツボ。親指と人差し指の付け根にあり、圧痛点（押すと痛い部分）が目印。補気の効果がある。

※「ツボ表記の見方」はP.65をご覧ください

気滞体質の5分お灸

百会（ひゃくえ）、手三里（てさんり）、足臨泣（あしのりんきゅう）

気の巡りをよくするツボで体質改善

気滞体質は気の流れが滞るために精神的に不安定になり、イライラ、怒りっぽい、不安、憂うつ、不眠などの症状が現れやすくなります。胃腸の張り、ガスやゲップもよく見られます。女性では生理不順やPMS（月経前症候群）も起こりやすくなります。この体質には、気の巡りをよくし、ストレス解消に役立つツボが有効です。なかでも気の流れを司る大元的な存在の「百会」、不安をやわらげ、精神安定に効果を発揮する「手三里」、気を巡らせる「足臨泣」を覚えておきましょう。特に百会と手三里は様々な症状に効く万能ツボなので、時間がないときは指圧でも効果的です。

百会（ひゃくえ）

<督脈>頭のツボ。両耳から上がる線と、眉間の中心から上がる線が交差する、頭の頂点にある。

手三里（てさんり）

<大腸経>腕のツボ。肘を曲げたときにできる横じわの外端（親指側）のくぼみから、手先に向かって指幅３本のところにある。

足臨泣（あしのりんきゅう）

<胆経>足の甲のツボ。薬指と小指の骨の付け根の間にあり、気を巡らせる効果がある。

血虚体質の5分お灸

太衝（たいしょう）、血海（けっかい）、労宮（ろうきゅう）

血を増やし巡らすツボで体質改善

血虚体質は血が不足するために、顔色が悪く、めまいや立ちくらみ、貧血などが起こりやすくなります。肌もかさかさしがちで、白髪や抜け毛などの髪のトラブルも多く、女性では生理不順や生理痛もよく見られます。この体質には、血を増やしたり、血の巡りをよくしたりするツボが効果的です。血を蔵す臓が肝で、肝を巡る経絡、肝経を代表するツボが「太衝」です。また、「血海」は血の流れをよくするツボで、生理不順や生理痛、更年期障害などの婦人科疾患によく効きます。血を巡らせ気持ちを落ちつかせる労宮も、血虚体質の改善に役立ちます。

太衝（たいしょう）

<肝経>足の甲のツボ。親指と人差し指の骨が交わるところにあり、くぼみが目印。補気の効果。

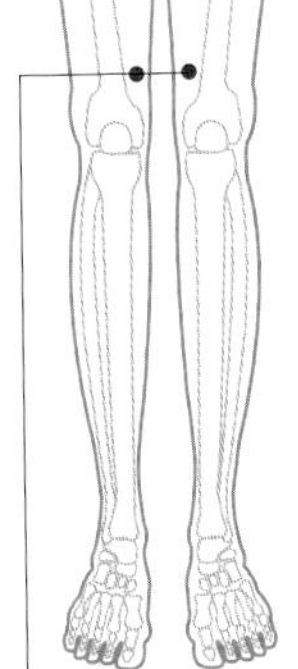

血海（けっかい）

<脾経>膝のツボ。膝蓋骨の内側のへりから上へ指幅３本のところにある。補気の効果がある。

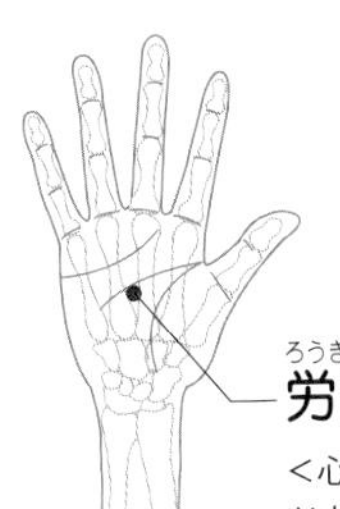

労宮（ろうきゅう）

<心包経>手の平のツボ。こぶしを握ったときに薬指先端があたったところにある。血を巡らせる。

瘀血体質の5分お灸

肩井（けんせい）、中封（ちゅうほう）、陰陵泉（いんりょうせん）

血の巡りをよくするツボで体質改善

瘀血体質は血の巡りが悪いために、新陳代謝が低下して体に老廃物がたまりやすい状態。肩こり、頭痛など慢性的な疼痛が起こりやすく、顔や唇の色が浅黒い、シミやそばかすが多い、便が黒っぽいなどの特徴が見られます。女性では子宮内膜症や子宮筋腫になりやすく、生理痛も重くなりがちです。この体質には、血の巡りをよくするツボが有効です。「肩井」は肩こりによく効くツボで、血液の循環をよくし、生理不順や生理痛に効果があります。血を増やす肝経のツボである「中封」も、血の巡りをよくします。「陰陵泉」も生理痛などの婦人科疾患に効きます。

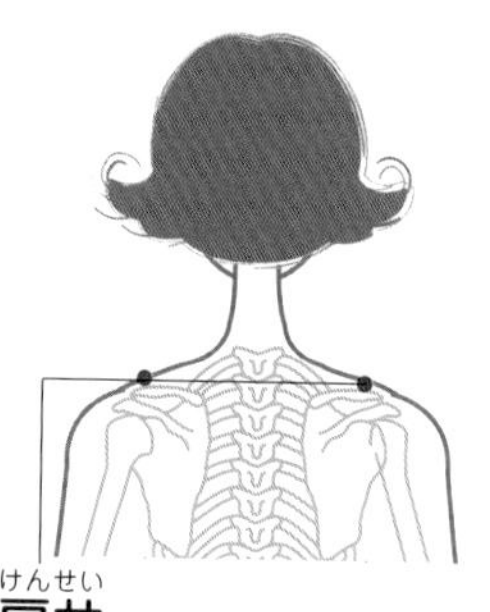

肩井（けんせい）

<胆経>肩のツボ。後ろの首付け根と肩先の中間にある。補気の効果がある。

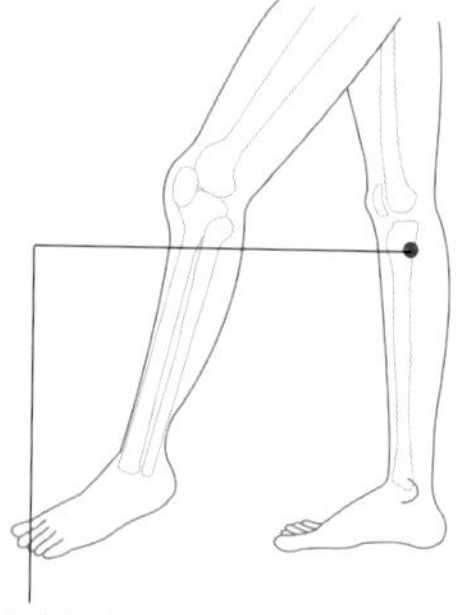

陰陵泉（いんりょうせん）

<脾経>足のツボ。膝下の内側にある大きな骨の下にあり、くぼみが目印。

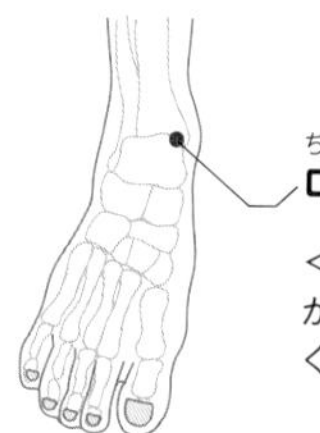

中封（ちゅうほう）

<肝経>足のツボ。内くるぶしの下から前へ指幅１本のところにあり、くぼみが目印。

水毒体質の5分お灸

水泉、豊隆、尺沢

水の不足や偏在を正して体質改善

水毒体質は、水が不足して乾燥しがちなタイプと水の巡りが悪く体に水分がたまりやすいタイプに分かれます。不足するタイプでは乾燥肌、ドライアイ、口の渇き、頭痛が見られます。このタイプはまず水分補給を心がけ、水分調整のツボの水泉にお灸をすると効果的。一方、水の巡りが悪いタイプは、新陳代謝が悪くて余分な水分や脂肪分がたまりやすいので、水を外に出す「豊隆」と、水を動かす「尺沢」へのお灸がおすすめ。最近は、水分摂取過多の人が増えているのが問題。人間は1日約2ℓの尿を排泄しているので、食事も含め水の摂取も2ℓ以上にならないよう注意を。

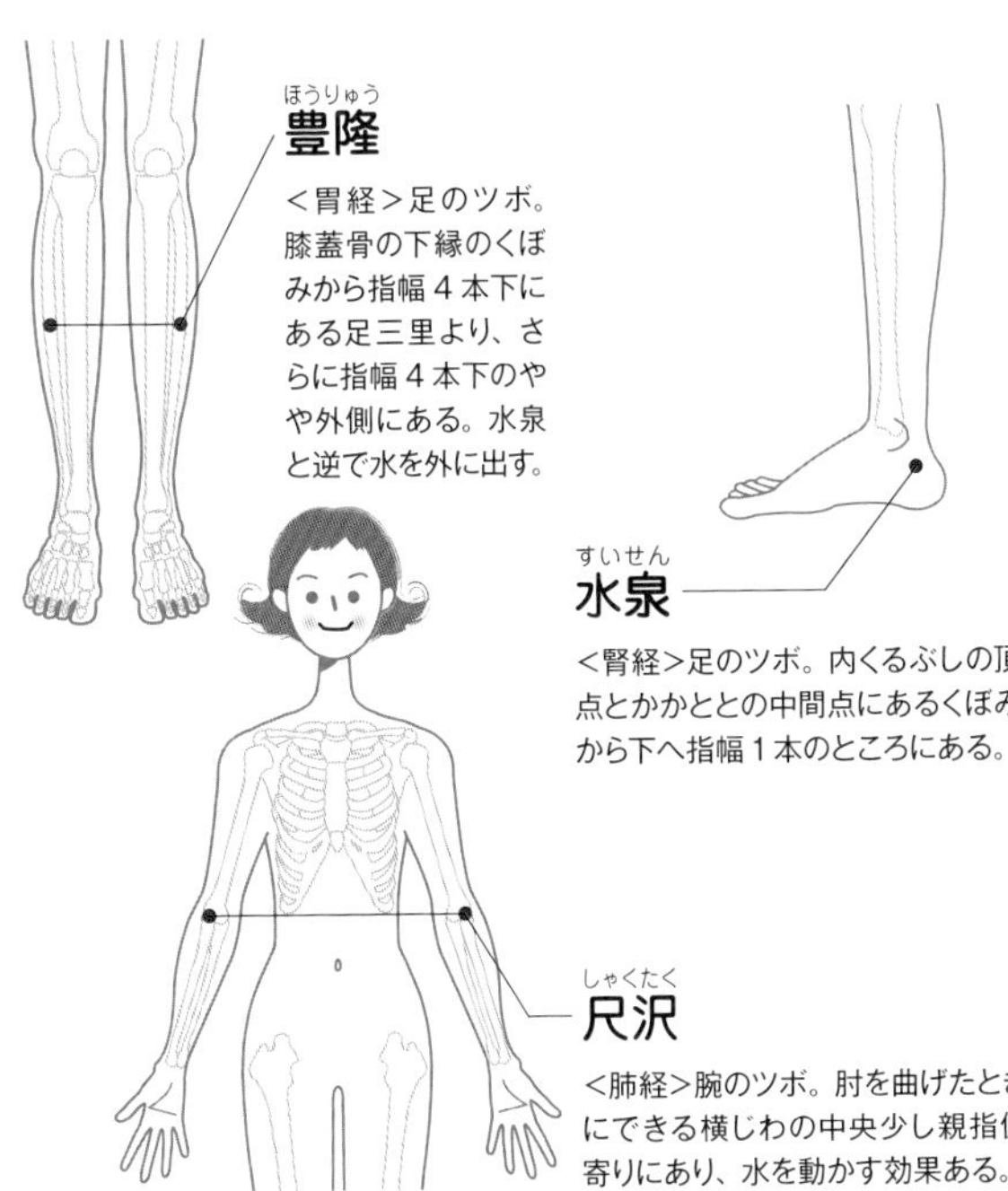

5分お灸にプラスする4分エクササイズ

「毎日5分、体質改善のお灸」の後に、ぜひ行いたいのが、ストレッチと呼吸を組み合わせた4分エクササイズ。各1分ずつで4つのストレッチを深い呼吸とともに行えば、気血水の巡りがよくなり、お灸の効果がさらに高まります。

1分目
背筋を伸ばして脱力

1

①両手を組んで、息を吸いながらつま先から手先まで伸ばすように3秒伸びをする。

2

②息を吐いて、一気にだらんと脱力する。①と②を3回繰り返す。

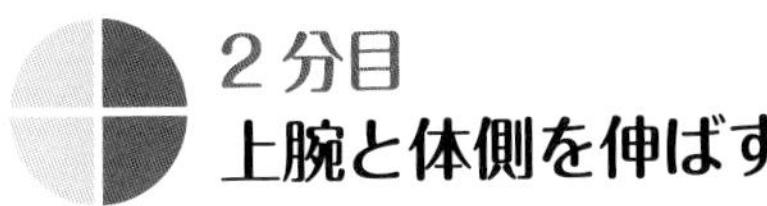

2分目
上腕と体側を伸ばす

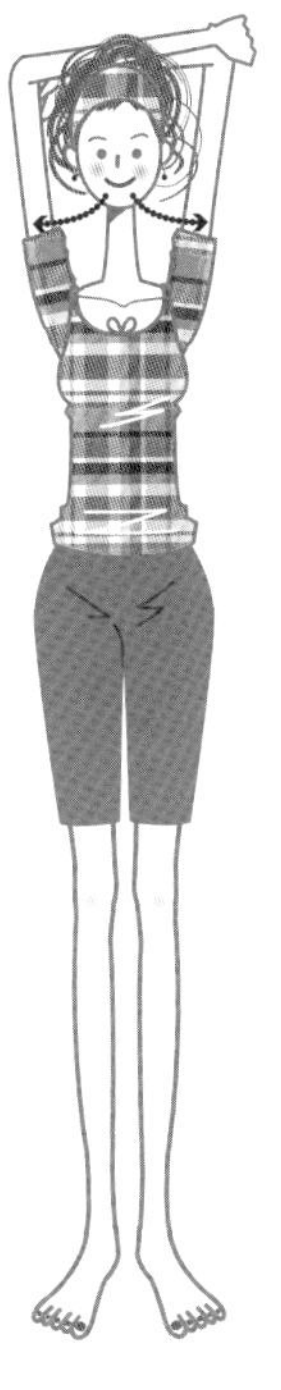

1

①片方の腕を頭の後ろで曲げて、もう片方の手で肘を持つ。息を吐きながら、持った肘を斜め後ろに引っ張る。

2

②全身の力を抜いて、息を吐きながら、肘を持った手の側に、痛くない程度に上体をゆっくり倒す。上半身の体側を十分に伸ばす。反対側も同様に行う。

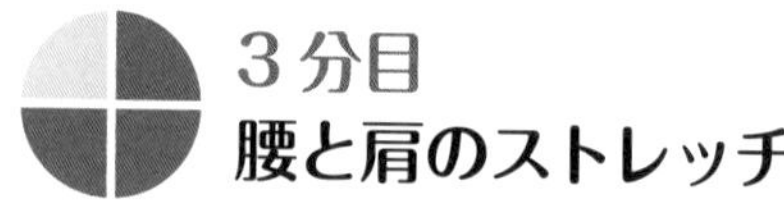

3分目
腰と肩のストレッチ

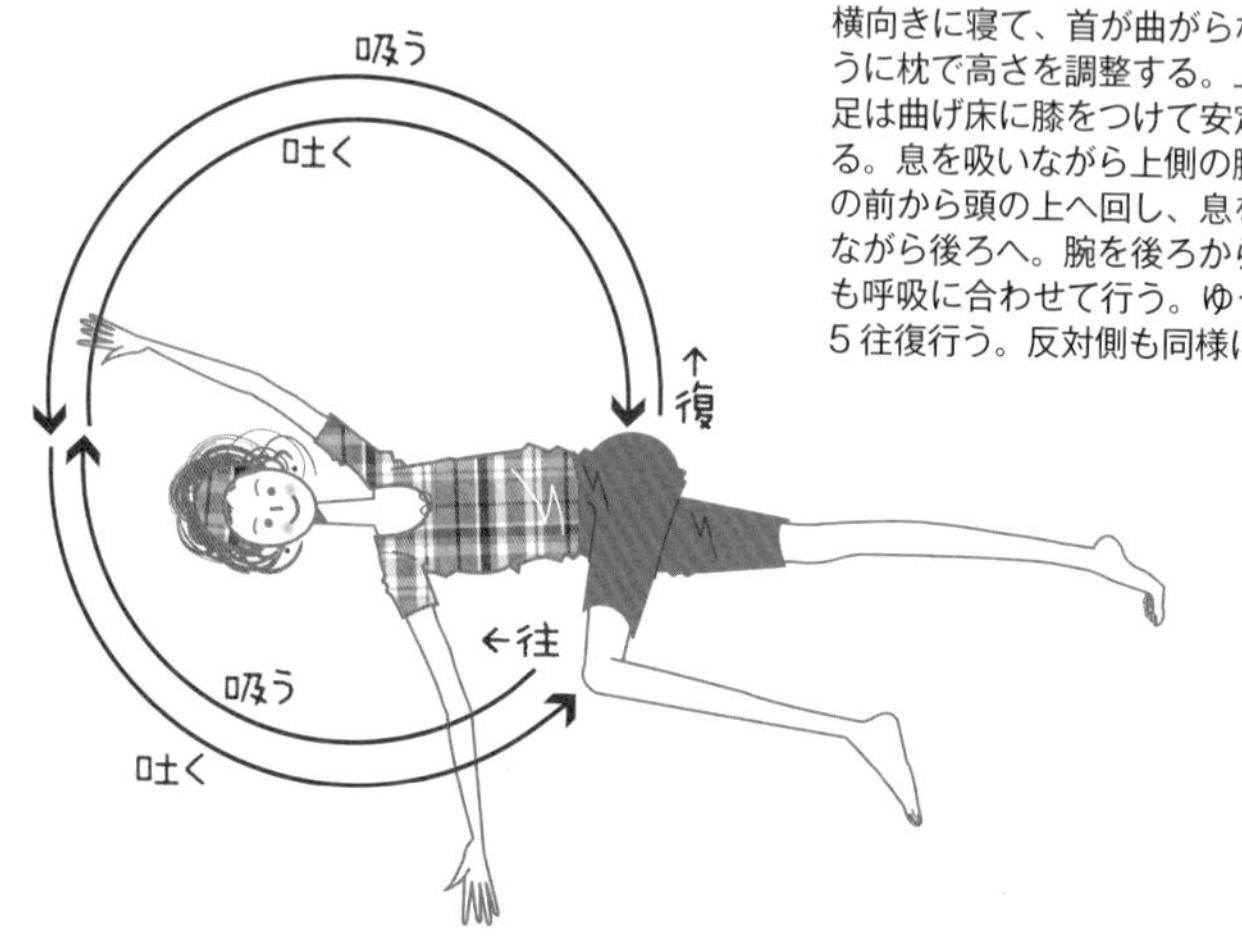

横向きに寝て、首が曲がらないように枕で高さを調整する。上側の足は曲げ床に膝をつけて安定させる。息を吸いながら上側の腕を体の前から頭の上へ回し、息を吐きながら後ろへ。腕を後ろから前へも呼吸に合わせて行う。ゆっくり5往復行う。反対側も同様に。

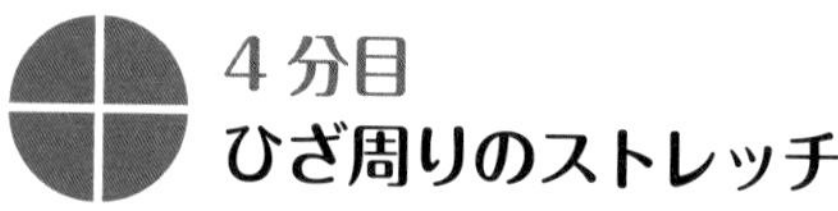

4分目
ひざ周りのストレッチ

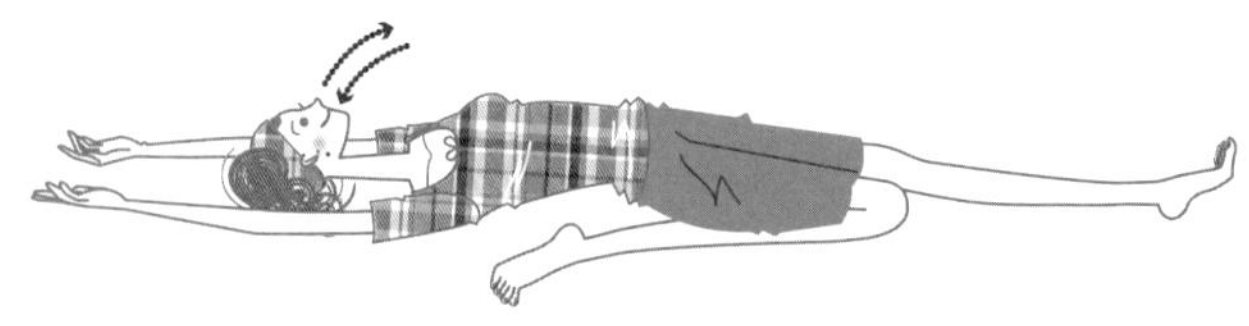

仰向けに寝て、足をお尻の脇または下にたたむような姿勢をとる。膝が浮く人は床に近づけるようにストレッチする。両手を頭の上に伸ばし、深呼吸を7～8回行う。反対の脚も同様に行う。

よくある症状別 お灸のツボガイド

肩こり、頭痛、疲れ目、便秘など、よくある症状に効果的なお灸のツボを紹介しましょう。とくに有効な特効ツボは、覚えておくとセルフケアに役立ちます。

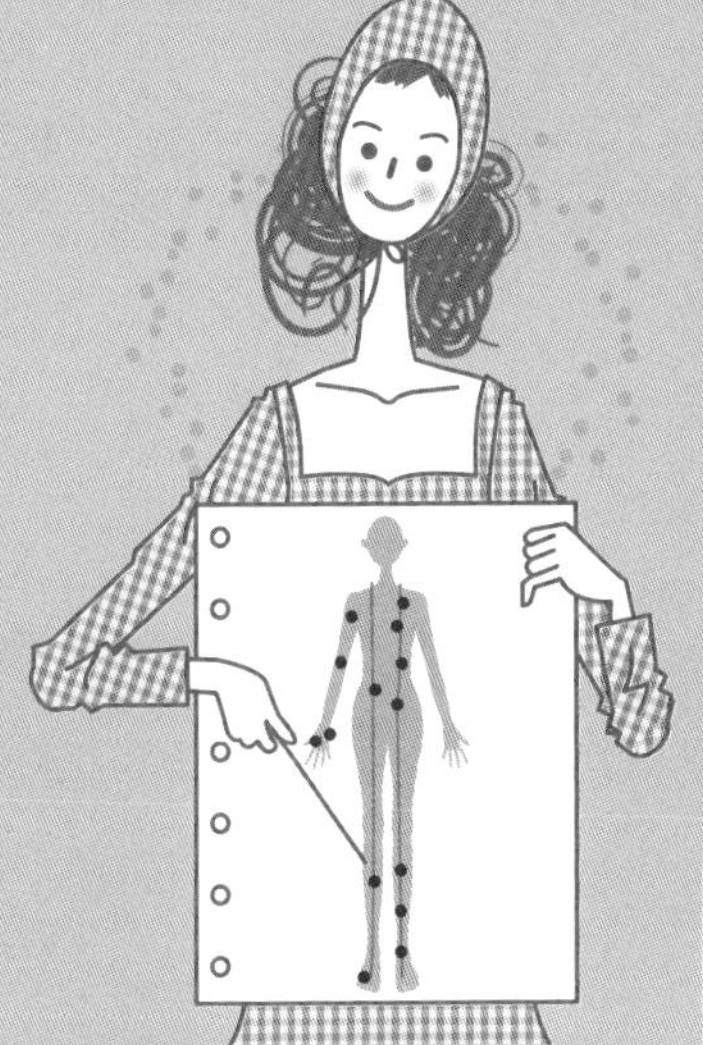

ツボ表記の見方

特効ツボ ― その症状に特に効果的なツボ

足三里（あしさんり） ― ツボ名と読み方

<胃経> ― ツボが位置する経路名。<奇穴>は十四経（P.36）上に位置しないツボを表す。

<胃経>すねのツボ。膝蓋骨下縁にあるくぼみから、下へ指幅4本のところにある。補気の効果。 ― ツボが位置する部位、ツボの取り方、ツボの働きなど。

お灸のツボMAP

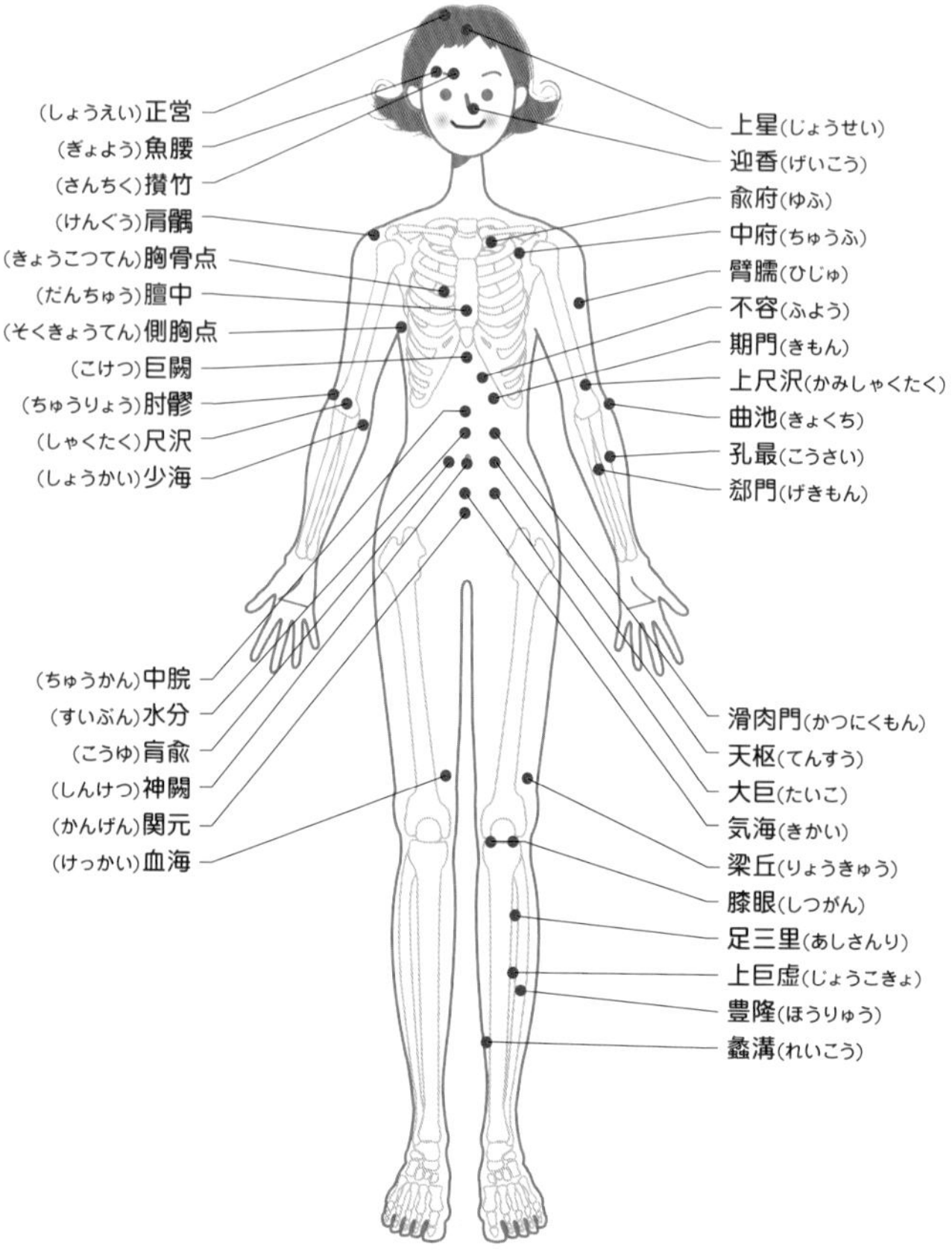

(しょうえい)正営
(ぎょよう)魚腰
(さんちく)攅竹
(けんぐう)肩髃
(きょうこつてん)胸骨点
(だんちゅう)膻中
(そくきょうてん)側胸点
(こけつ)巨闕
(ちゅうりょう)肘髎
(しゃくたく)尺沢
(しょうかい)少海
(ちゅうかん)中脘
(すいぶん)水分
(こうゆ)肓兪
(しんけつ)神闕
(かんげん)関元
(けっかい)血海
上星(じょうせい)
迎香(げいこう)
兪府(ゆふ)
中府(ちゅうふ)
臂臑(ひじゅ)
不容(ふよう)
期門(きもん)
上尺沢(かみしゃくたく)
曲池(きょくち)
孔最(こうさい)
郄門(げきもん)
滑肉門(かつにくもん)
天枢(てんすう)
大巨(たいこ)
気海(きかい)
梁丘(りょうきゅう)
膝眼(しつがん)
足三里(あしさんり)
上巨虚(じょうこきょ)
豊隆(ほうりゅう)
蠡溝(れいこう)

目窓
(もくそう)
耳門
(じもん)
太陽
(たいよう)
耳上(じじょう)
角孫(かくそん)
耳神門
(みみしんもん)
聴宮
(ちょうきゅう)
翳風
(えいふう)
天窓
(てんそう)

労宮
(ろうきゅう)
太淵
(たいえん)
大陵
(だいりょう)
神門
(しんもん)
内関
(ないかん)
魚際
(ぎょさい)
養老
(ようろう)
陽池
(ようち)
合谷
(ごうこく)
中渚
(ちゅうしょ)

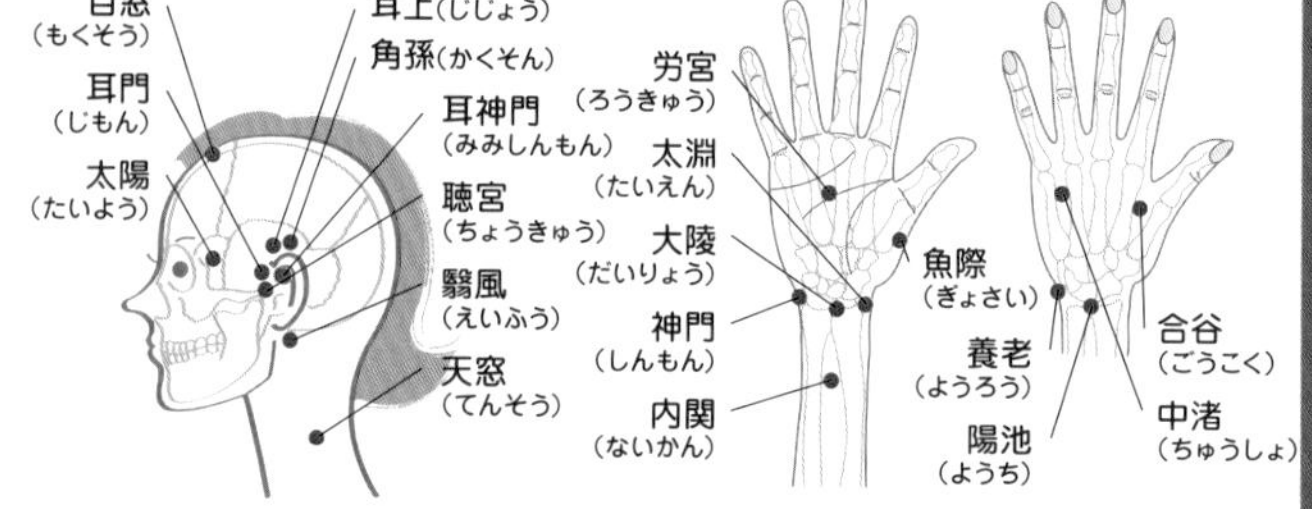

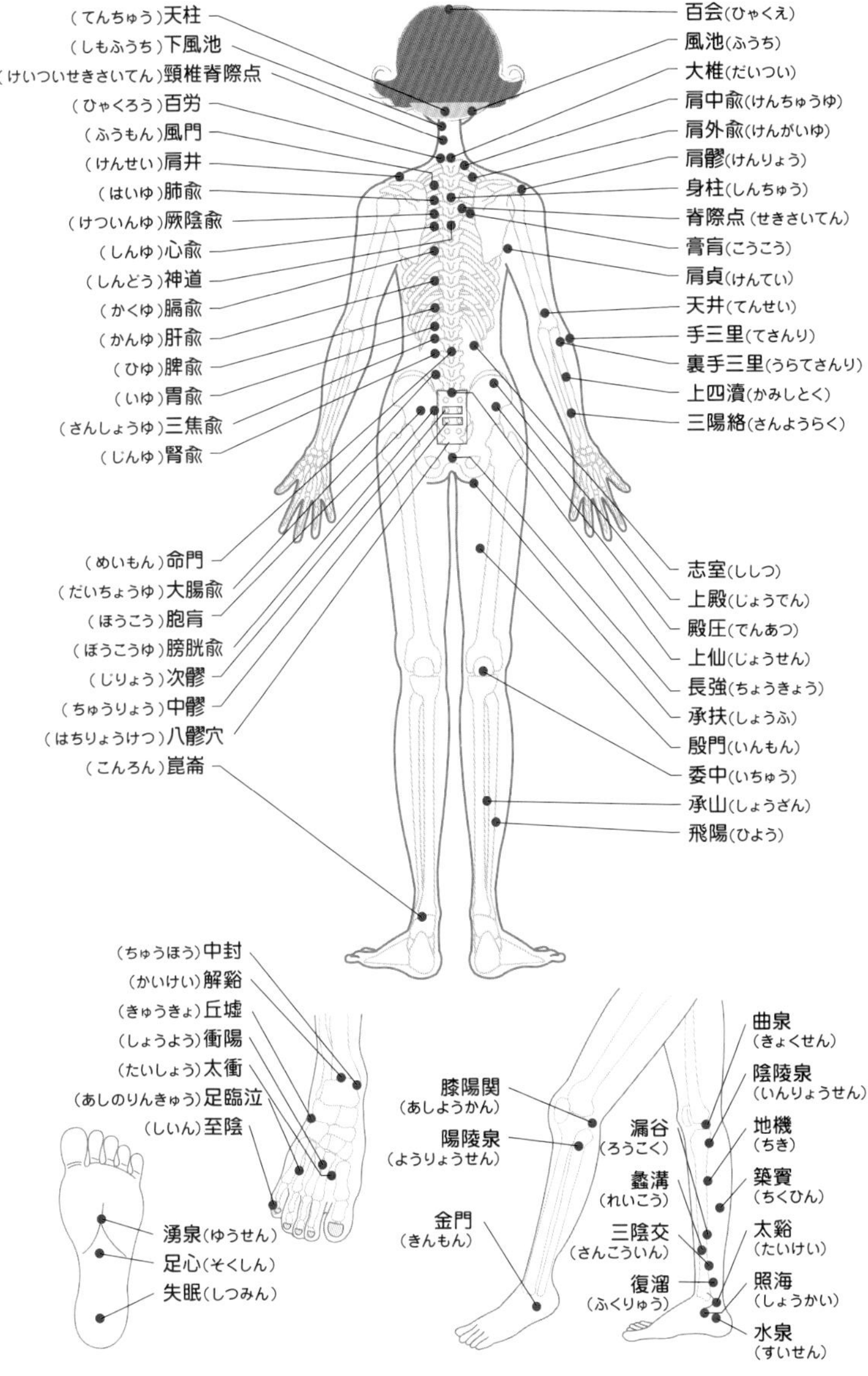
（てんちゅう）天柱
（しもふうち）下風池
（けいついせきさいてん）頸椎脊際点
（ひゃくろう）百労
（ふうもん）風門
（けんせい）肩井
（はいゆ）肺兪
（けついんゆ）厥陰兪
（しんゆ）心兪
（しんどう）神道
（かくゆ）膈兪
（かんゆ）肝兪
（ひゆ）脾兪
（いゆ）胃兪
（さんしょうゆ）三焦兪
（じんゆ）腎兪
百会（ひゃくえ）
風池（ふうち）
大椎（だいつい）
肩中兪（けんちゅうゆ）
肩外兪（けんがいゆ）
肩髎（けんりょう）
身柱（しんちゅう）
脊際点（せきさいてん）
膏肓（こうこう）
肩貞（けんてい）
天井（てんせい）
手三里（てさんり）
裏手三里（うらてさんり）
上四瀆（かみしとく）
三陽絡（さんようらく）
（めいもん）命門
（だいちょうゆ）大腸兪
（ほうこう）胞肓
（ほうこうゆ）膀胱兪
（じりょう）次髎
（ちゅうりょう）中髎
（はちりょうけつ）八髎穴
（こんろん）崑崙
志室（ししつ）
上殿（じょうでん）
殿圧（でんあつ）
上仙（じょうせん）
長強（ちょうきょう）
承扶（しょうふ）
殷門（いんもん）
委中（いちゅう）
承山（しょうざん）
飛陽（ひよう）
（ちゅうほう）中封
（かいけい）解谿
（きゅうきょ）丘墟
（しょうよう）衝陽
（たいしょう）太衝
（あしのりんきゅう）足臨泣
（しいん）至陰
湧泉（ゆうせん）
足心（そくしん）
失眠（しつみん）
膝陽関
（あしようかん）
陽陵泉
（ようりょうせん）
金門
（きんもん）
漏谷
（ろうこく）
蠡溝
（れいこう）
三陰交
（さんこういん）
復溜
（ふくりゅう）
曲泉
（きょくせん）
陰陵泉
（いんりょうせん）
地機
（ちき）
築賓
（ちくひん）
太谿
（たいけい）
照海
（しょうかい）
水泉
（すいせん）

健康維持

お灸のツボ

特効ツボ なし

中脘、天枢、身柱、膈兪、腎兪、百会、曲池、足三里

胃腸の働きや〝気〟の流れをよくする

健康を維持する秘訣は快眠・快食・快便。そのいずれかが不調でも不健康な生活になりがちです。腹部の「中脘」「天枢」は自律神経に働きかけ、胃腸の調子を整えるので、胃腸が弱い人に効果的です。食あたりにも効きます。背中の「膈兪」は眠れないとき、「身柱」は疲れやすいときによく効くので、症状に応じてツボを使い分けましょう。

東洋医学では、気が全身をスムーズに流れていることが健康の条件とされるので、気の流れをよくし自律神経を調節する「百会」「曲池」もおすすめ。特に百会は気の流れを司る大元的存在で、めまい、ノイローゼ、冷えのぼせなど多くの症状に効果があります。「腎兪」「足三里」は更年期障害などに悩む女性の万能ツボです。

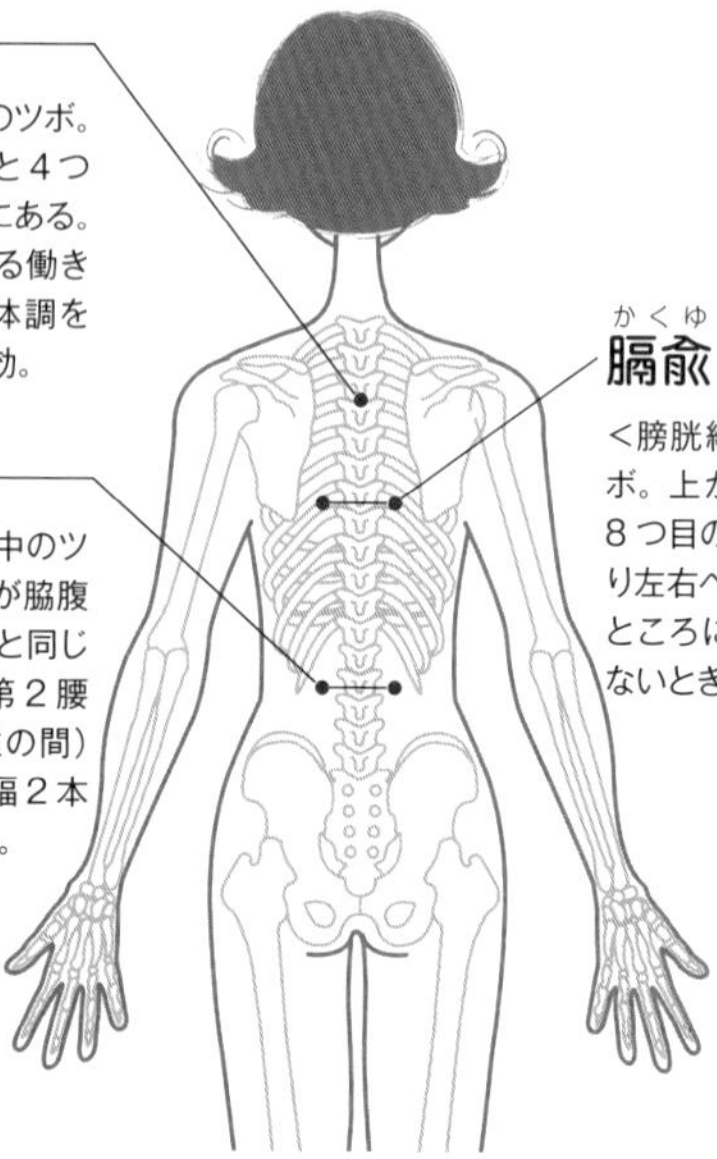

身柱

＜督脈＞背中のツボ。上から３つ目と４つ目の胸椎の間にある。疲労を解消する働きがあるので、体調を整えるのに有効。

膈兪

＜膀胱経＞背中のツボ。上から７つ目と８つ目の胸椎の間より左右へ指幅２本のところにあり、眠れないときに有効。

腎兪

＜膀胱経＞背中のツボ。直立で肘が脇腹にあたる位置と同じ高さの背骨（第２腰椎と第３腰椎の間）の、左右へ指幅２本のところにある。

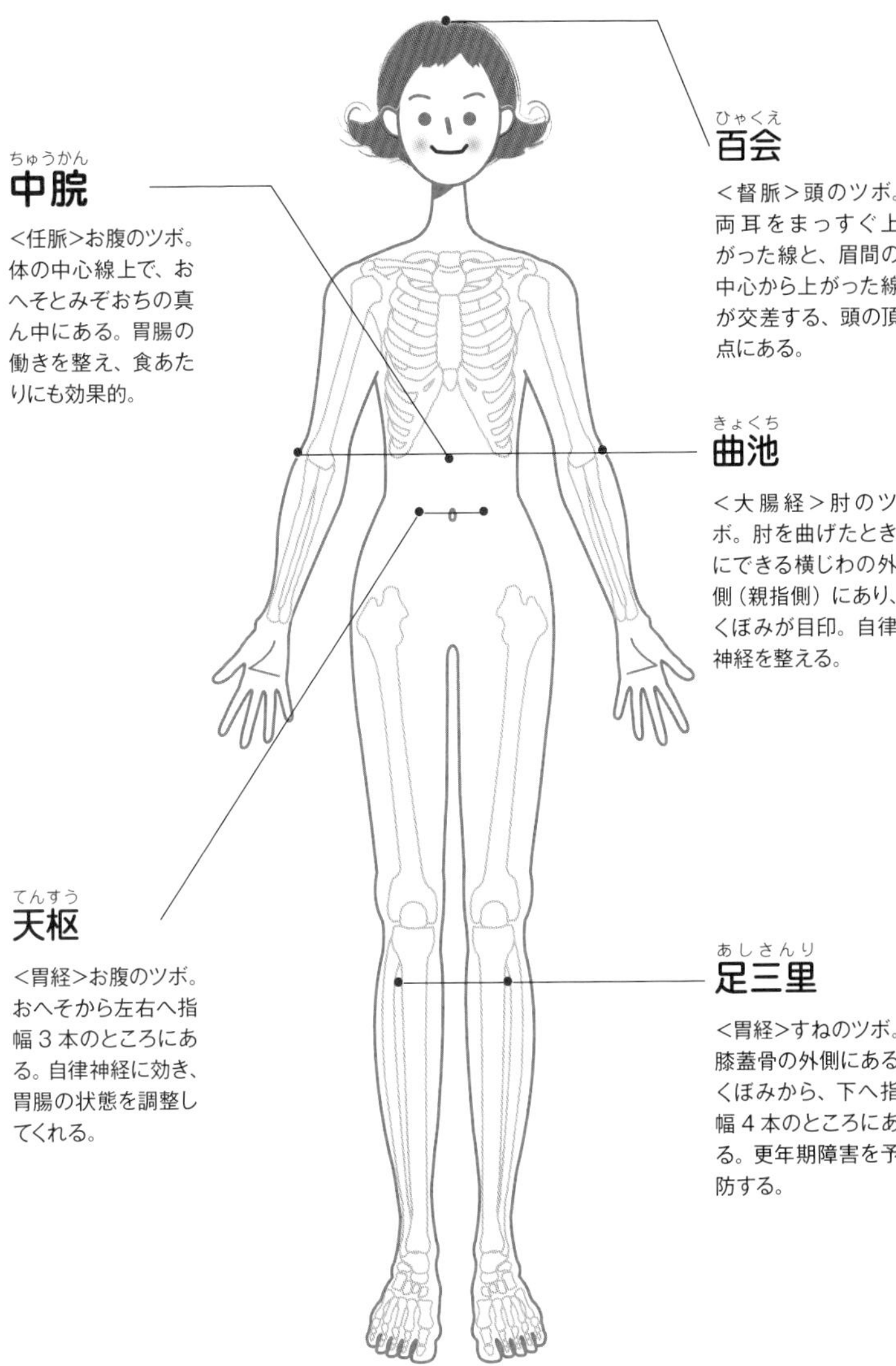
ひゃくえ
百会
<督脈>頭のツボ。両耳をまっすぐ上がった線と、眉間の中心から上がった線が交差する、頭の頂点にある。
ちゅうかん
中脘
<任脈>お腹のツボ。体の中心線上で、おへそとみぞおちの真ん中にある。胃腸の働きを整え、食あたりにも効果的。
きょくち
曲池
<大腸経>肘のツボ。肘を曲げたときにできる横じわの外側（親指側）にあり、くぼみが目印。自律神経を整える。
てんすう
天枢
<胃経>お腹のツボ。おへそから左右へ指幅３本のところにある。自律神経に効き、胃腸の状態を調整してくれる。
あしさんり
足三里
<胃経>すねのツボ。膝蓋骨の外側にあるくぼみから、下へ指幅４本のところにある。更年期障害を予防する。

消化器の症状

お腹の健康維持

お灸のツボ

特効ツボ

中脘（ちゅうかん）

天枢（てんすう）、関元（かんげん）

虚証タイプは腹部基本穴で体質改善を

東洋医学でいう虚証は、やせ型で顔色は青白く、食が細いタイプ。美人画で知られる竹久夢二が描く女性像がその典型とされます。お腹の健康維持のツボ「中脘」「天枢」「関元」は体全体の機能を整えて、衰えた胃腸の働きを改善する効果があります。普段から胃腸が弱く、やせ型で虚弱体質の人は、この3つのツボへのお灸で体質改善が期待できます。

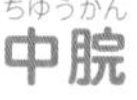

中脘（ちゅうかん）

<任脈>お腹のツボ。体の中心線上で、おへそとみぞおちの真ん中にある。胃腸の調子を整える。

天枢（てんすう）

<胃経>お腹のツボ。おへそから左右へ指幅３本のところにある。胃腸に働きかけ体質改善を促す。

関元（かんげん）

<任脈>お腹のツボ。体の中心線上で、おへそから下へ指幅４本のところにある。胃腸に効果的。

消化器の症状

お腹が痛い

お灸のツボ

特効ツボ

梁丘（りょうきゅう）、上巨虚（じょうこきょ）

腹部を直接刺激せず足ツボを活用

腹痛に効くツボは背中や腹部にもありますが、お腹がひどく痛むときは無理にお腹を刺激せず、手足のツボにお灸をして、痛みが引くのを待ちましょう。足の「梁丘」は胃痛や胃けいれんに効きます。腹痛に下痢や吐き気・嘔吐などを伴うときは、腸カタルに効く「上巨虚」へのお灸が効果的です。ただし、腹痛が長引くときは専門医の診察を受けましょう。

梁丘（りょうきゅう）

<胃経>太もものツボ。膝の骨の上端から上へ指幅３本、太ももの骨の外側にある。胃痛に効く。

上巨虚（じょうこきょ）

<胃経>すねのツボ。膝蓋骨下縁くぼみから下へ指幅４本の足三里より、さらに指幅４本下にある。

消化器の症状

食欲不振

お灸のツボ

特効ツボ

不容（ふよう）

期門（きもん）、足三里（あしさんり）、衝陽（しょうよう）

特効ツボや万能ツボで食欲を回復

食欲は健康のバロメーター。日常的に食欲がなくて元気が出ないときはもちろん、ストレスで食欲がないときなどは消化機能を高めるツボにお灸をするとよいでしょう。「不容」は食欲不振の特効ツボ。「期門」は肝機能が悪いときに効果的です。胃腸障害の万能ツボ「足三里」、食欲不振のツボ「衝陽」は足にあるのでお灸がしやすいでしょう。

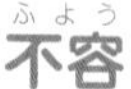

不容（ふよう）

<胃経>お腹のツボ。みぞおちの両側にあり、鎖骨の下から8つ目の肋骨の内側。食欲不振に有効。

期門（きもん）

<肝経>お腹のツボ。左右の乳頭の真下にあり、鎖骨の下から9つ目の肋骨の下縁内側にある圧痛点が目安。

足三里（あしさんり）

<胃経>すねのツボ。膝蓋骨の外側にあるくぼみから、下へ指幅4本のところにある。胃腸障害に効果的。

衝陽（しょうよう）

<胃経>足の甲のツボ。人差し指と中指の間の線上にあり、足の甲の傾斜の半ばのところ。

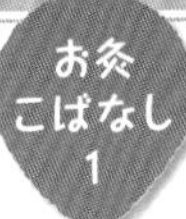

弘法大師のお灸

真言宗の開祖である弘法大師（空海）は、平安時代の延暦23（804）年に、遣唐使として中国に渡り修行をしました。留学期間はわずか2年でしたが、その間に、本業の真言密教だけでなく、天文学、地質学、土木技術、書道、医学などの様々なジャンルの知識を習得し、帰国後それらを日本に伝えました。お灸もその中の一つ。弘法大師が伝えた灸法は、日本各地の寺院などで「弘法の灸」として行われ、江戸時代の庶民に大変親しまれていたようです。香川県にある善通寺は、弘法大師が生誕地に自ら建立した寺ですが、ここには、「弘法大師御艾」という棒灸が伝わっています。その棒灸の説明書には、服の上に八折にした白紙を置き、その上から火がついた棒灸を7〜10回押し当てる「押灸」という使用法が紹介されています。写真のような方法で、棒灸を押し当てても紙は燃えないのでご安心を。弘法大師秘伝のお灸が、ツボに、じんわりしみわたります。

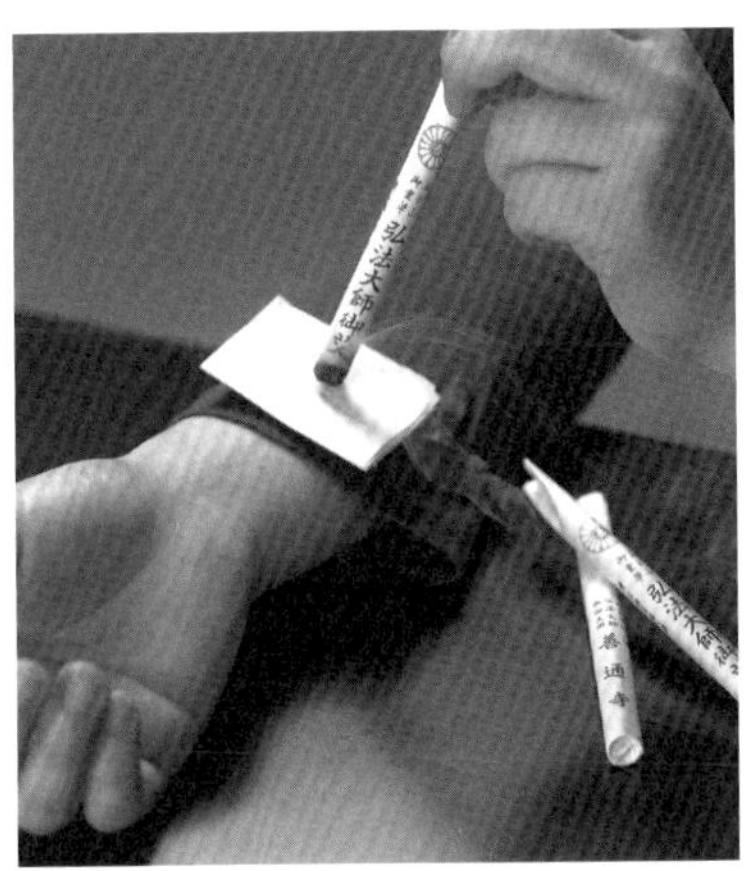
弘法大師御艾は、善通寺御影堂で購入できる。

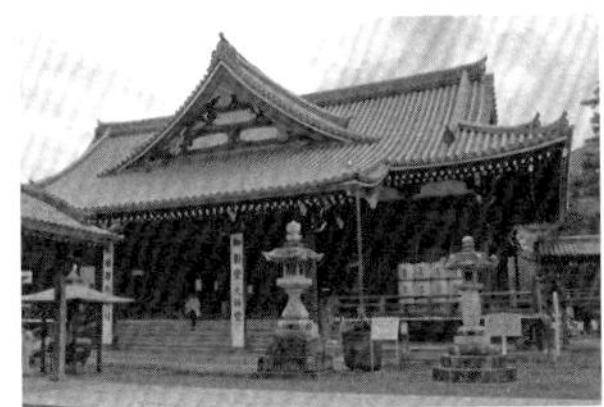
弘法大師誕生の地にある善通寺の御影堂。四国霊場八十八ヶ所でもある。

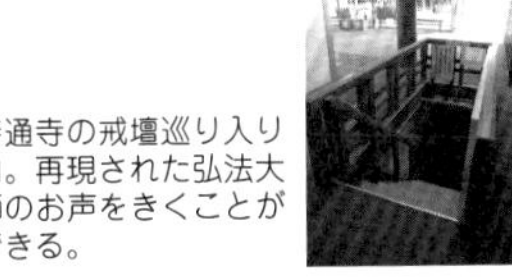
善通寺の戒壇巡り入り口。再現された弘法大師のお声をきくことができる。

消化器の症状

慢性胃炎

お灸のツボ

特効ツボ

中脘（ちゅうかん）

足三里（あしさんり）、膈兪（かくゆ）、肝兪（かんゆ）、脾兪（ひゆ）、腎兪（じんゆ）

自分でお灸をするなら中脘や足三里に

慢性的に胃がシクシク痛むような慢性胃炎には、自律神経を整えて痛みをやわらげ、胃腸の働きを正常に戻す「中脘」がおすすめです。食あたりや吐き気、消化不良などにも効果があります。

「足三里」は胃腸障害から更年期障害まで効く万能ツボで、胃腸を整えるだけでなく、体全体を健康にする作用があります。とくにストレスや食べ過ぎなどによる下痢があるときに、ここにお灸をするとよく効きます。

「膈兪」「肝兪」「脾兪」「腎兪」は胸椎の両側に上から下へと続くツボで、胃が弱い人はそこが盛り上がり、押すと嫌な感じがするといわれます。背中のツボは自分ではお灸しづらいので、家族や友人にすえてもらうとよいでしょう。

足三里（あしさんり）

<胃経>すねのツボ。膝蓋骨の外側にあるくぼみから、下へ指幅４本のところにある。ストレスからくる下痢に効果的。

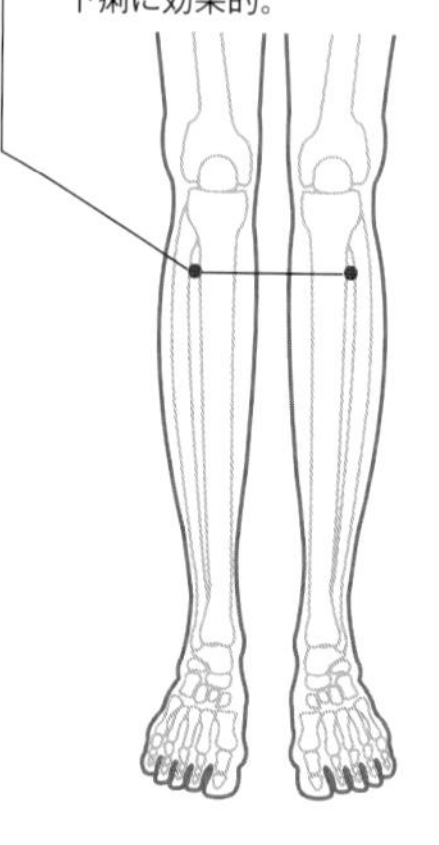

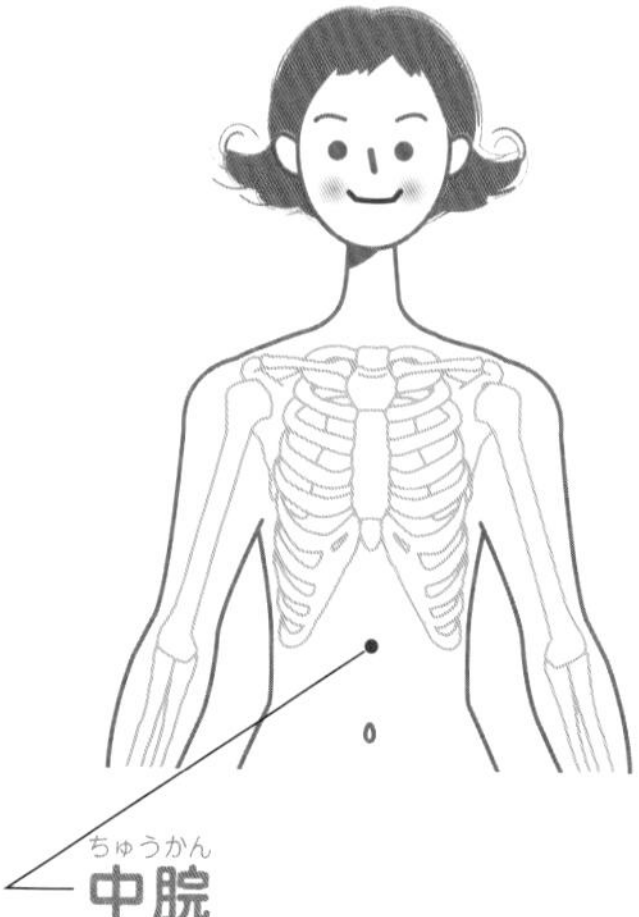

中脘（ちゅうかん）

<任脈>お腹のツボ。体の中心線上で、おへそとみぞおちの真ん中にある。自律神経を調整し、胃腸の活動を助ける。

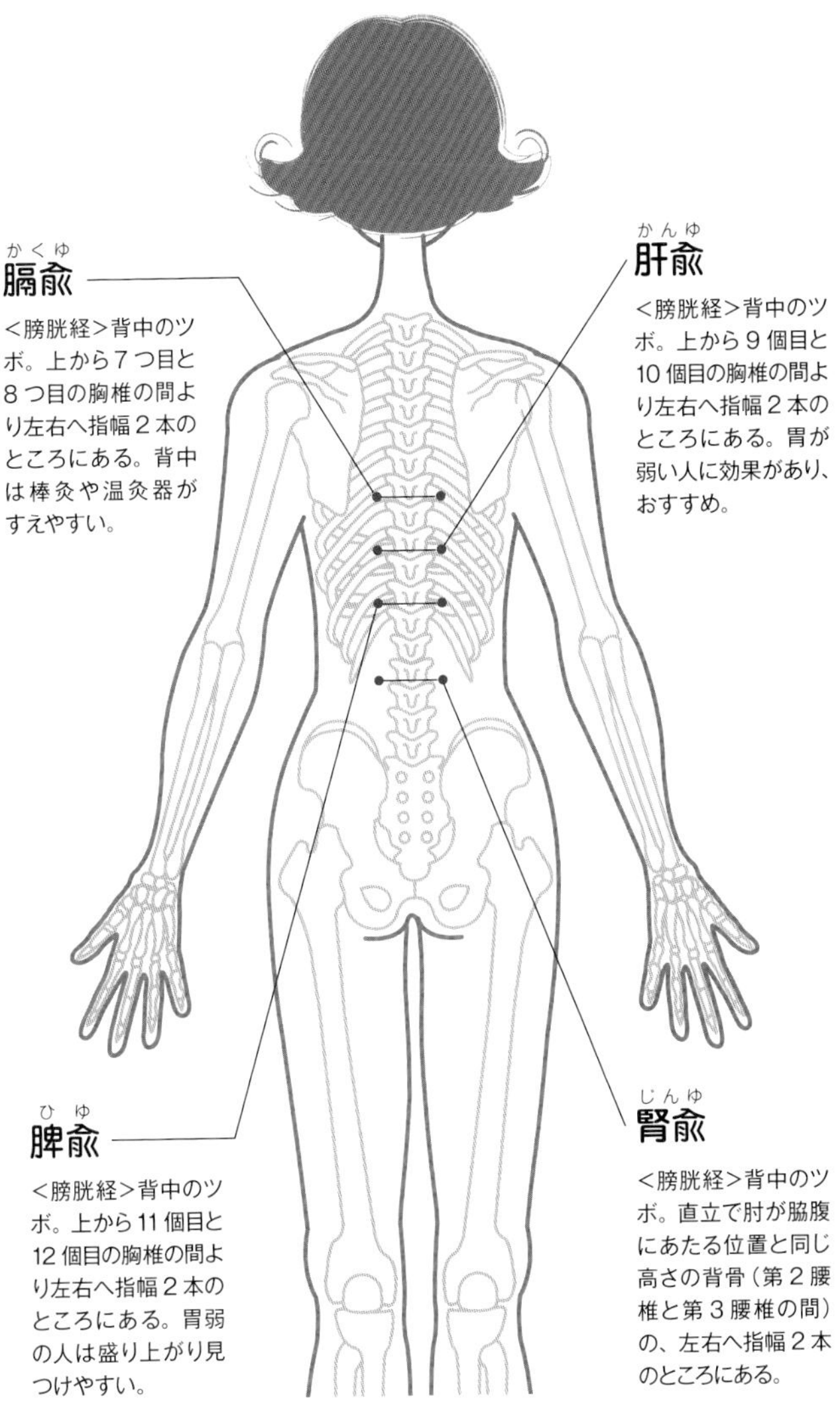
かくゆ
膈兪
<膀胱経>背中のツボ。上から7つ目と8つ目の胸椎の間より左右へ指幅2本のところにある。背中は棒灸や温灸器がすえやすい。
かんゆ
肝兪
<膀胱経>背中のツボ。上から9個目と10個目の胸椎の間より左右へ指幅2本のところにある。胃が弱い人に効果があり、おすすめ。
ひゆ
脾兪
<膀胱経>背中のツボ。上から11個目と12個目の胸椎の間より左右へ指幅2本のところにある。胃弱の人は盛り上がり見つけやすい。
じんゆ
腎兪
<膀胱経>背中のツボ。直立で肘が脇腹にあたる位置と同じ高さの背骨（第2腰椎と第3腰椎の間）の、左右へ指幅2本のところにある。

消化器の症状

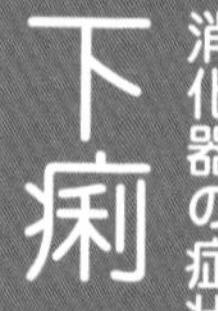

下痢

お灸のツボ

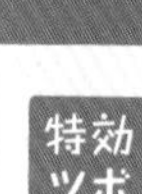

特効ツボ

水分（すいぶん）

腎兪（じんゆ）、足三里（あしさんり）、照海（しょうかい）

体内の水分を調整するツボを使って

胃腸が弱い、暴飲暴食、ストレス、緊張など、下痢の原因は様々ですが、原因のいかんに関わらず、下痢に効くのが特効ツボの「水分」です。体内の水分をコントロールして大腸の水分バランスを整え、下痢を改善します。水分をコントロールする腎へ気を補うとされる「腎兪」も効果的です。足のツボでは「足三里」「照海」が下痢改善に効果があります。

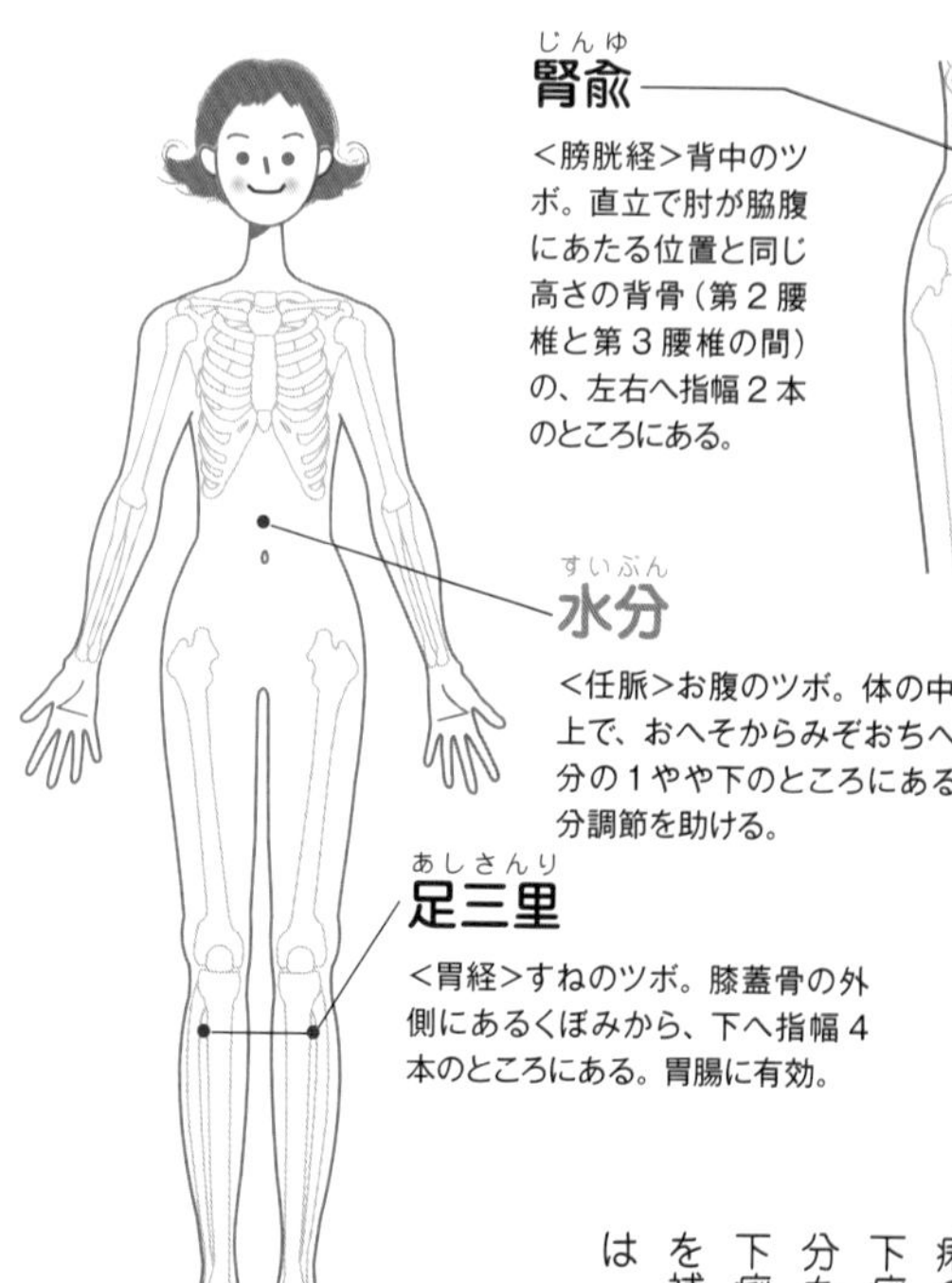

腎兪（じんゆ）

<膀胱経>背中のツボ。直立で肘が脇腹にあたる位置と同じ高さの背骨（第２腰椎と第３腰椎の間）の、左右へ指幅２本のところにある。

水分（すいぶん）

<任脈>お腹のツボ。体の中心線上で、おへそからみぞおちへ約４分の１やや下のところにある。水分調節を助ける。

足三里（あしさんり）

<胃経>すねのツボ。膝蓋骨の外側にあるくぼみから、下へ指幅４本のところにある。胃腸に有効。

照海（しょうかい）

<腎経>足のツボ。内くるぶしの頂点から下へ指幅２本のところにある。下痢の解消に役立つ。

消化器の症状

便秘

お灸のツボ

特効ツボ

合谷

神門、脾兪、三焦兪、大腸兪

脾兪

<膀胱経>背中のツボ。上から 11 個目と 12 個目の胸椎の間より左右へ指幅 2 本のところにある。大腸を助ける。

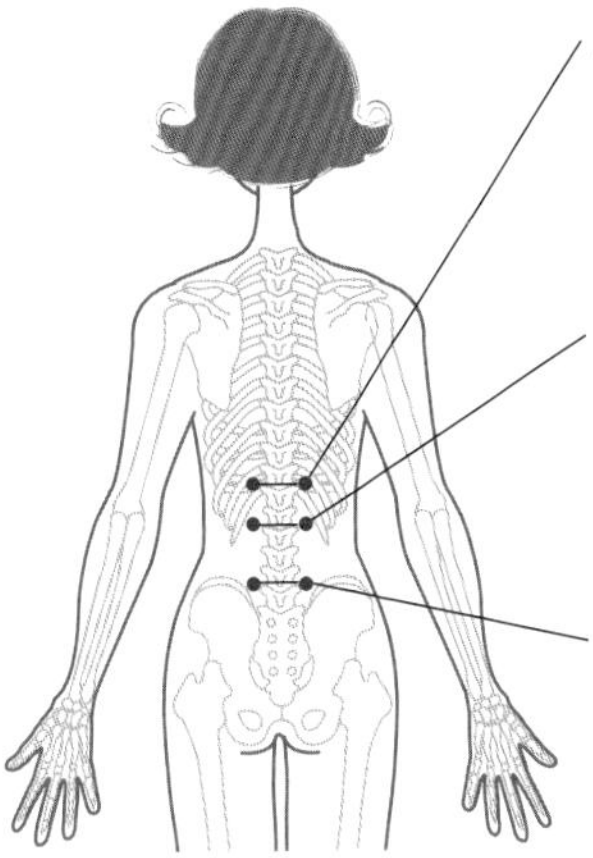

三焦兪

<膀胱経>背中のツボ。直立で肘が脇腹にあたる高さの背骨 1 個分上、左右へ指幅 2 本の位置にある。

大腸兪

<膀胱経>背中のツボ。一番高い骨盤を左右に結ぶ線の高さで、背骨から左右へ指幅 2 本のところにある。

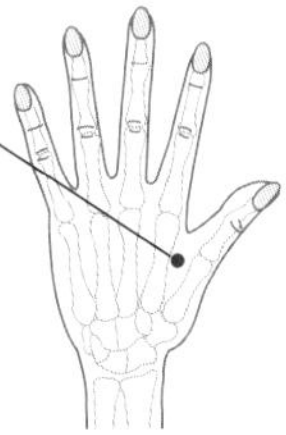

合谷

<大腸経>手の甲のツボ。親指と人差し指の付け根にあり、圧痛点が目印。不要物の排出に効果的。

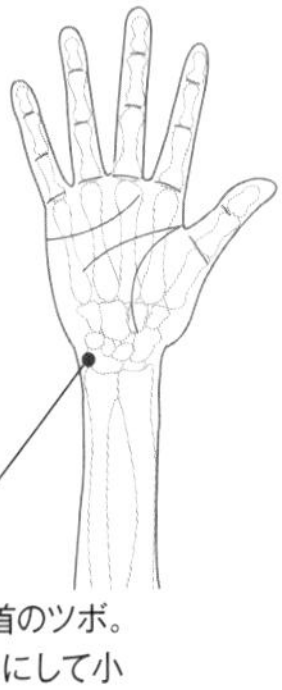

神門

<心経>手首のツボ。手の平を上にして小指寄りの端、くぼみが目印。ストレス性の便秘を抑える。

大腸の働きを活発にするツボで対処

便秘は大腸の働きが弱まって起こることが多いもの。「合谷」は体内にたまりがちな不要物の排出を促すとされ、便秘やむくみの解消に有効です。ストレスが原因の便秘には、神経の高ぶりを抑えてイライラを解消する「神門」がおすすめ。「脾兪」「三焦兪」「大腸兪」は大腸の失調に関係するツボで、特に大腸兪は腸を刺激し、便秘の解消に役立ちます。

消化器の症状

胸やけ

お灸のツボ

特効ツボ

上巨虚（じょうこきょ）

胃兪（いゆ）

胃経のツボで胃の調子を整える

胃がムカムカしたり、酸っぱい胃酸が逆流したりする。胸やけは、食べ過ぎや飲み過ぎが原因になるだけでなく、胃の機能不全も一因。「胃兪」は名前の通り、胃に気を注ぎ、胃の調子を整えるツボ。「上巨虚」は胃経のツボで、胸やけにもよく効きます。足のツボなので、お灸もしやすいでしょう。

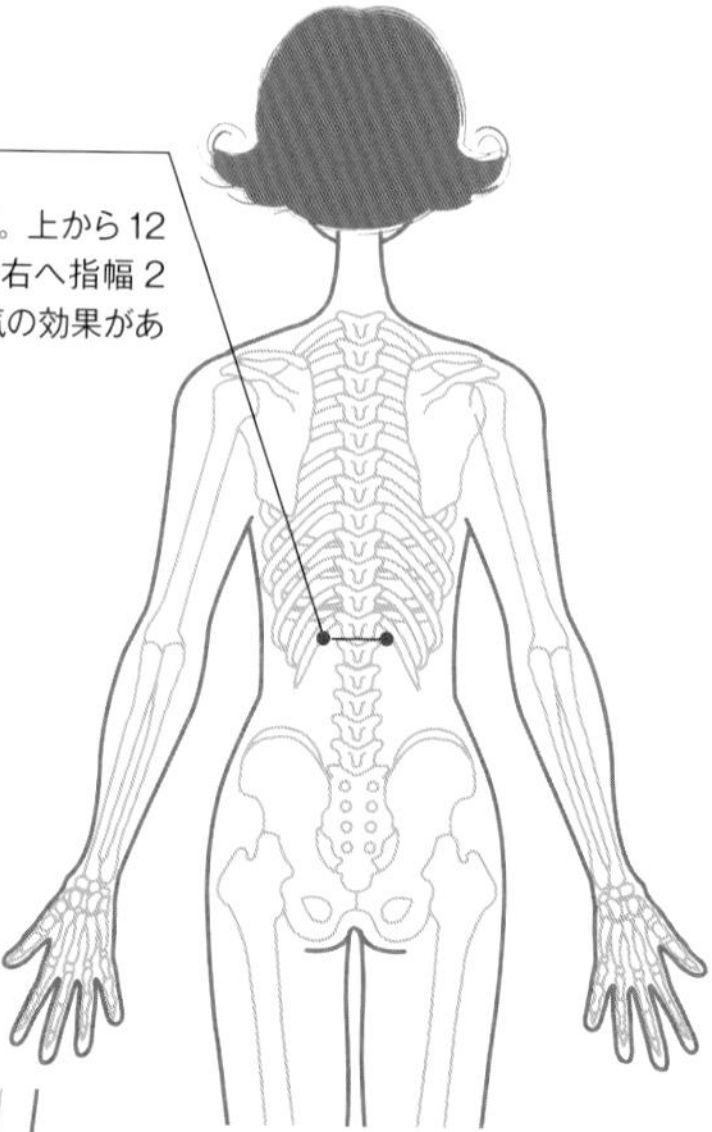

胃兪（いゆ）

<膀胱経>背中のツボ。上から12個目の胸椎の下より左右へ指幅２本のところにあり、補気の効果がある。

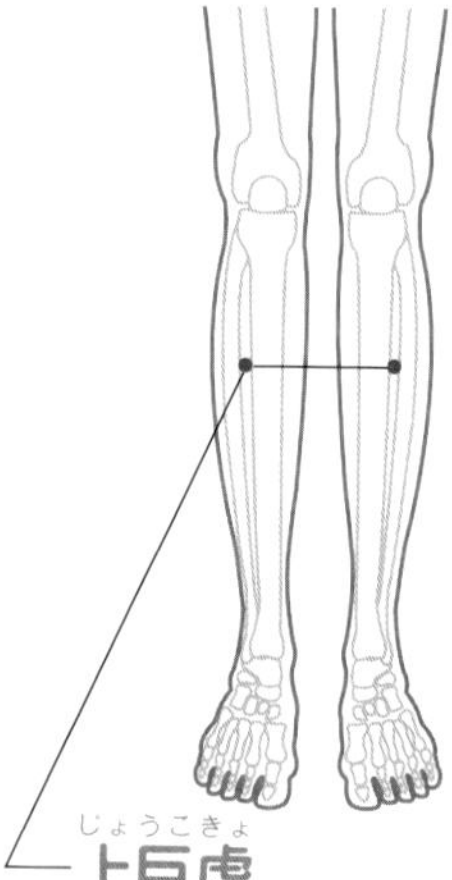

上巨虚（じょうこきょ）

<胃経>すねのツボ。膝蓋骨下縁くぼみから下へ指幅４本の足三里より、さらに指幅４本下にある。

痔

消化器の症状

お灸のツボ

特効ツボ　百会(ひゃくえ)

長強(ちょうきょう)、孔最(こうさい)

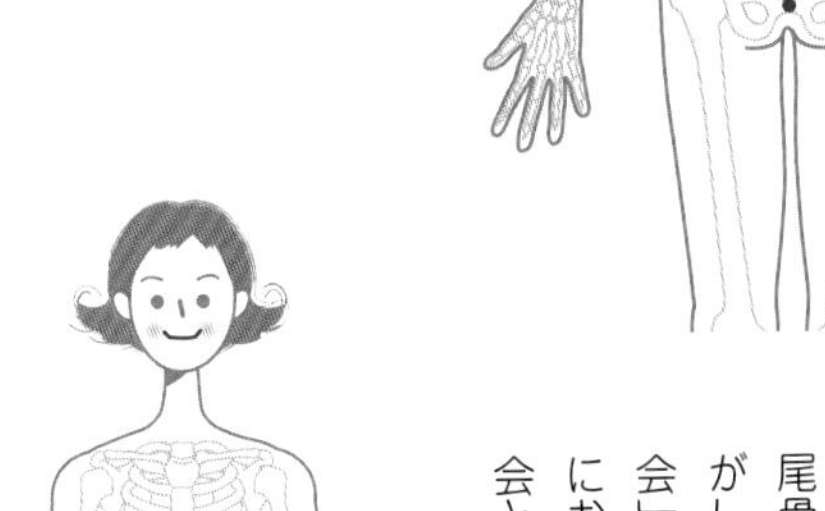

百会(ひゃくえ)

<督脈>頭のツボ。両耳から上がる線と、眉間の中心から上がる線が交差する、頭の頂点にある。

長強(ちょうきょう)

<督脈>お尻のツボ。尾骨の下先端の下縁にある。棒灸や温灸器でのお灸がおすすめ。

孔最(こうさい)

<肺経>腕の内側のツボ。肘を曲げたときにできる横じわから手首へ向かって約3分の1のところで、親指側にある。

百会と孔最を組み合わせて痔を改善

女性にも意外と多いのが痔。人知れず悩んでいる人もいるでしょう。痔の特効ツボといわれるのが、尾骨の下端の下にある「長強」。ただ、自分でお灸がしにくい場所なのが難点です。気の流れを司る「百会」は痔にも有効です。「孔最」は痛み出したときにお灸をすえる常用穴で、痔にもよく効きます。百会と組み合わせてお灸をするとより効果的です。

頭部の症状

頭痛・頭重

お灸のツボ

特効ツボ　**百会**（ひゃくえ）

天柱（てんちゅう）、風池（ふうち）、失眠（しつみん）

緊張性頭痛には「百会」と首のツボを

頭痛の中でもっとも多いのが、頭や首の筋肉の緊張からくる緊張性頭痛。頭重感や締め付けられるような痛みが特徴です。特効ツボは「百会」。とくに頭全体がキリキリ痛むときに効果があります。首にある「天柱」と「風池」は頭部のあらゆる症状に効くので、頭痛だけでなく肩こりや首のこりに悩んでいる人におすすめ。不眠のツボの「失眠」も意外と効きます。

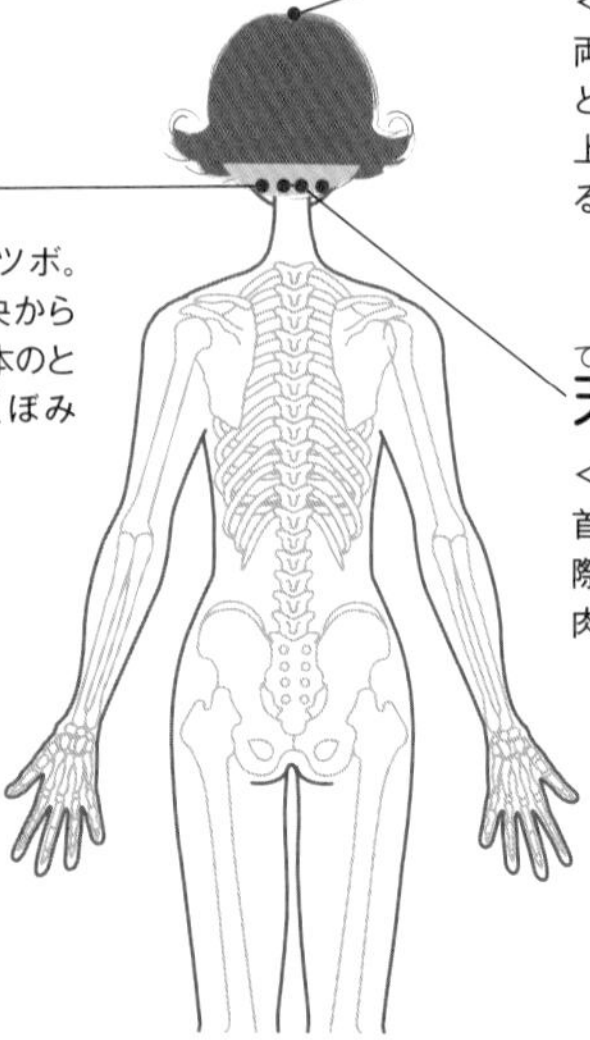

百会（ひゃくえ）

＜督脈＞頭のツボ。両耳から上がる線と、眉間の中心から上がる線が交差する、頭の頂点にある。

風池（ふうち）

＜胆経＞首のツボ。首の後ろの中央から左右へ指幅３本のところにあり、くぼみが目印。

天柱（てんちゅう）

＜膀胱経＞首のツボ。首の後ろ、髪の生え際で、２本の太い筋肉のやや外側にある。

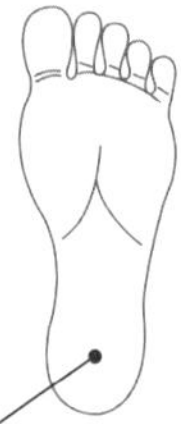

失眠（しつみん）

＜奇穴＞足裏のツボ。かかとの真ん中にある。頭から一番離れたところにあるが、頭痛にも効果的。

頭部の症状

偏頭痛

お灸のツボ

特効ツボ

肩井（けんせい）

上四瀆（かみしとく）、天窓（てんそう）、角孫（かくそん）

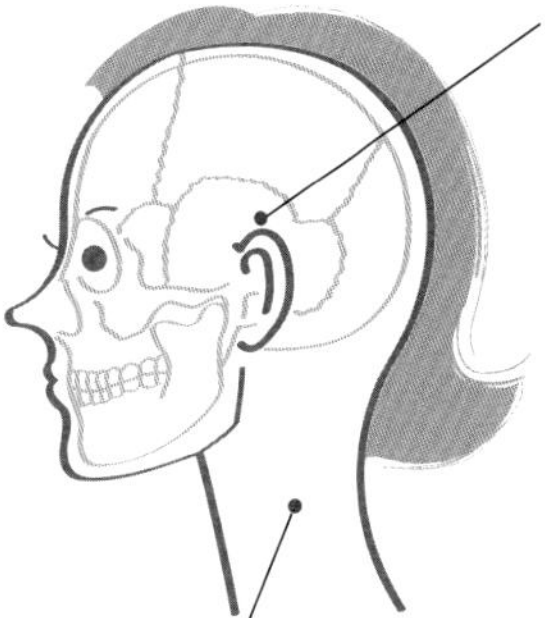

側頭部がズキズキ痛むときは「肩井」

パソコンの長時間使用などで、首の歪み、頭をかしげる癖などがある人は頭の片側に血行不良が起こり、偏頭痛になりやすいもの。側頭部のこめかみがズキズキと痛むのが特徴です。「肩井」は首や肩のこりはもちろん、偏頭痛にも効きます。「天窓」「角孫」「上四瀆」は偏頭痛に効果があるツボ。痛みがあるときは緊急処置として指圧するとよいでしょう。

角孫（かくそん）

<三焦経>側頭部のツボ。耳の上、髪の生え際のところにある。直接灸は避け、棒灸などで温める。

天窓（てんそう）

<小腸経>首のツボ。耳後ろの突起した骨をまっすぐ下がってのどぼとけの高さにある。横を向いたときにできる筋張る筋肉のすぐ後ろ。

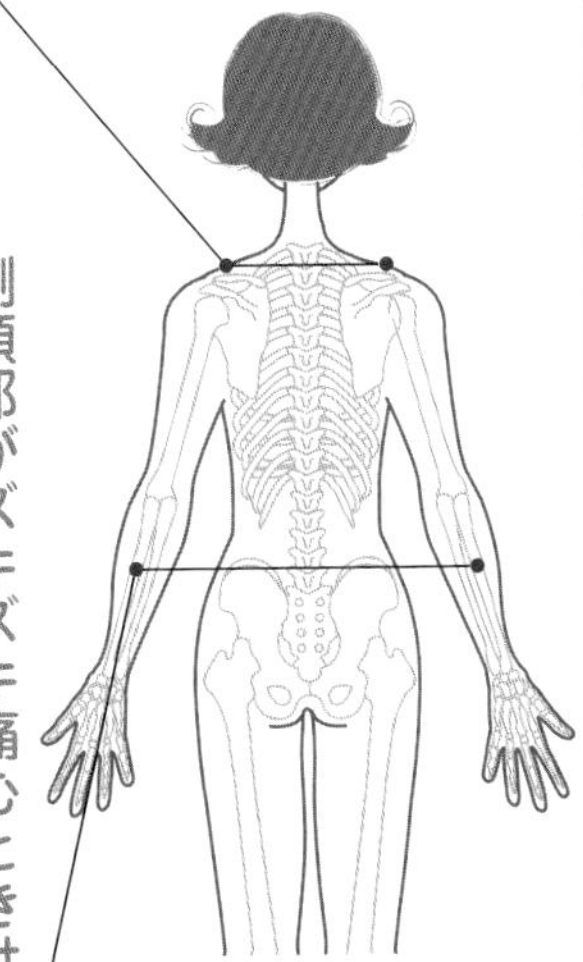

肩井（けんせい）

<胆経>肩のツボ。後ろの首付け根と肩先の中間にある。首や肩の調子を整え、偏頭痛を抑える。

上四瀆（かみしとく）

<三焦経>腕のツボ。手首の中央から肘の方向へ約５分の３のところにある。肩こりにも効果的。

頭部の症状

鼻づまり・副鼻腔炎

お灸のツボ

特効ツボ

風池（ふうち）

上星（じょうせい）、迎香（げいこう）、天柱（てんちゅう）

風邪が原因ならまずは「風池」に

風邪を引いて鼻がつまったときは、「風池」がおすすめ。風池は「風の邪気（風邪）が体の中に入って池のようにたまるところ」という意味で、風邪の様々な症状に効きます。「天柱」も目、鼻、耳など頭部のあらゆる症状に有効。「上星」は副鼻腔炎の特効ツボ。「迎香」は鼻づまり、鼻水などに効きます。顔のお灸は必ず棒灸で、温める程度にします。

上星（じょうせい）

＜督脈＞頭のツボ。正中線上にあり髪際から指幅1本上がったところにある。副鼻腔炎に効果的。

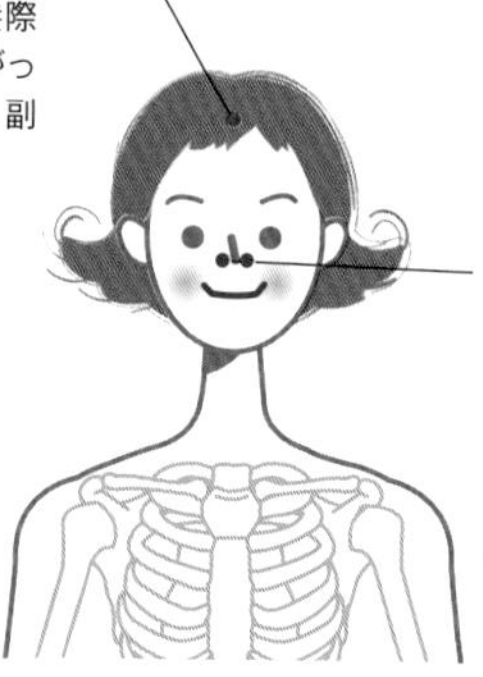

迎香（げいこう）

＜大腸経＞顔のツボ。鼻の両脇で、鼻翼のわきで、少しへこんだところにある。鼻水・鼻づまりに効果的。

風池（ふうち）

＜胆経＞首のツボ。首の後ろの中央から左右へ指幅３本のところにあり、くぼみが目印。

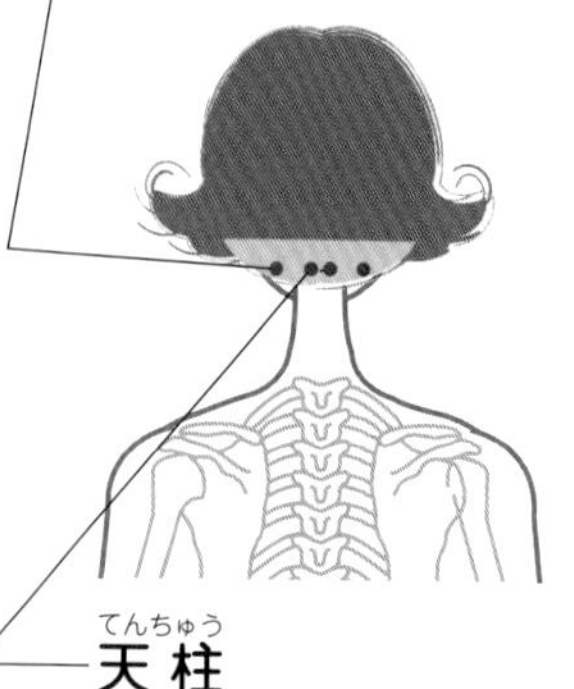

天柱（てんちゅう）

＜膀胱経＞首のツボ。首の後ろ、髪の生え際で、２本の太い筋肉のやや外側にある。

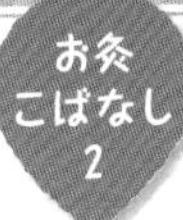

金毘羅さんの灸まん

香川県琴平町の金比羅宮は、785段もの長い石段を登って参拝する金比羅参りが有名です。金比羅参りのおみやげといえば、お灸の形をしたお饅頭「灸まん」。販売元の「灸まん本舗石段や」は、江戸時代、石段上の並びにあった麻田屋という旅籠でした。この宿のお婆さんが、参拝の石段歩きで疲れた旅人にサービスで一点灸をすえていて、それがよく効くと評判になり、「金比羅灸」として知れ渡るように。天保のときに、麻田屋に、江戸からきた美男子の侠客・小金井小次郎が泊まり金比羅灸を所望。女中たちは、あまりの美男子ぶりに、灸をすえる役をとりあったほど。ようやくすえたお灸に、小金井は「こいつは甘えお灸だわ」と大満足したとか･･･。時代は下り、麻田屋の6代目主人が旅籠から茶店に商売替えをするときに、この昔話にちなんで、灸まんを始めたそうです。金比羅さんに行ったら、ぜひこの〝甘いお灸〟を食べてみて。

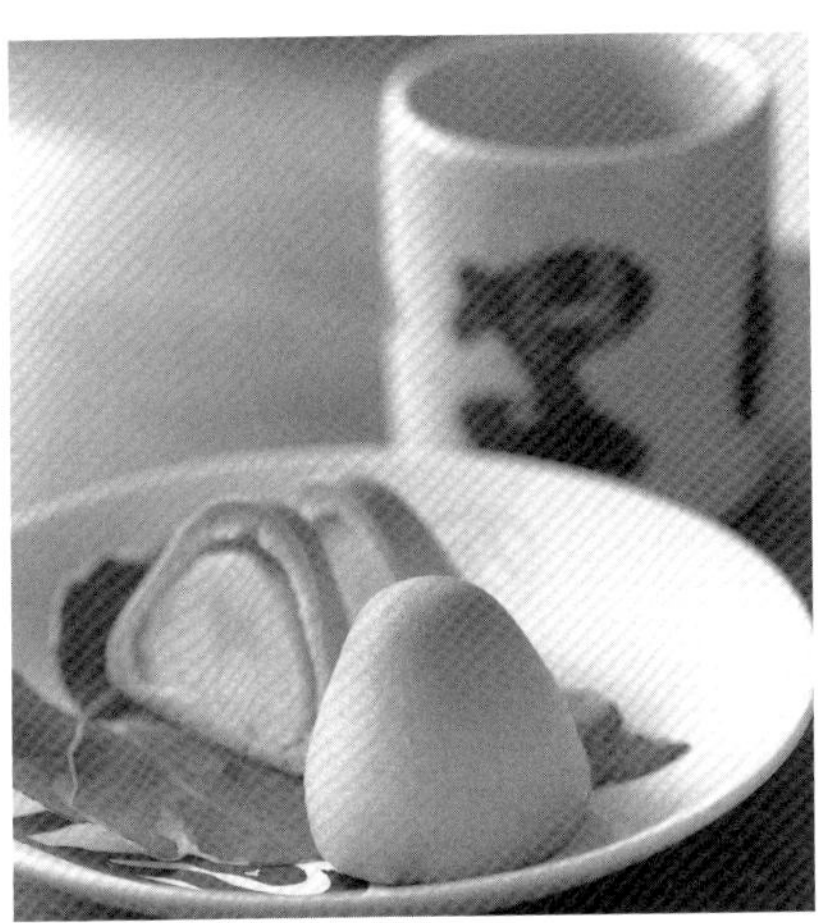

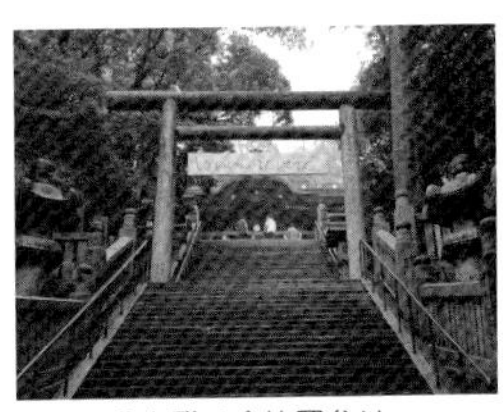
長い石段を登る金比羅参り

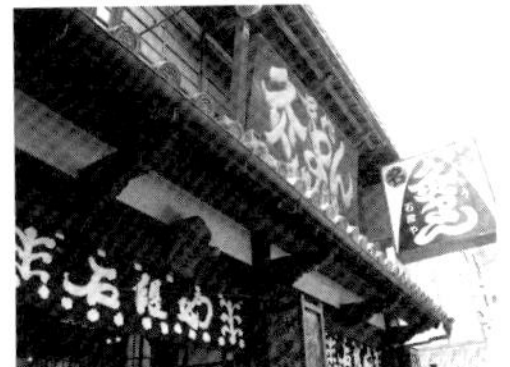
参道でも目を引く石段やの古い建物

花粉症・アレルギー性鼻炎

お灸のツボ

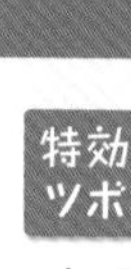

上星（じょうせい）

迎香（げいこう）、手三里（てさんり）、肓兪（こうゆ）、天柱（てんちゅう）、風池（ふうち）、照海（しょうかい）、兪府（ゆふ）

天柱（てんちゅう）

<膀胱経>首のツボ。首の後ろ、髪の生え際で、2本の太い筋肉のやや外側にある。目のかゆみやくしゃみに有効。

風池（ふうち）

<胆経>首のツボ。首の後ろの中央から左右へ指幅3本のところにあり、くぼみが目印。目のかゆみをやわらげる。

手三里（てさんり）

<大腸経>腕のツボ。肘を曲げたときにできる横じわの外端（親指側）のくぼみから、手先に向かって指幅3本のところにある。

アレルギー体質を改善するツボに注目

花粉症やアレルギー性鼻炎の3大症状といえば、くしゃみ、鼻水、鼻づまり。その中でもかなりつらいのが、鼻水・鼻づまりではないでしょうか。花粉シーズンはティッシュが手放せないという人も多いはずです。

「上星」はアレルギー鼻炎や副鼻腔炎の特効ツボです。「迎香」も鼻の諸症状に効きます。ただし、顔のお灸は必ず棒灸で、温める程度にしましょう。

花粉症のようなアレルギー疾患は、アレルギーを起こしにくい体質づくりも重要です。「照海」「兪府」は免疫力を高めるツボで、アレルギー体質の改善に役立ちます。目のかゆみやくしゃみには、「天柱」「風池」も効果的です。「手三里」はストレス性の症状すべてに効く便利なツボです。

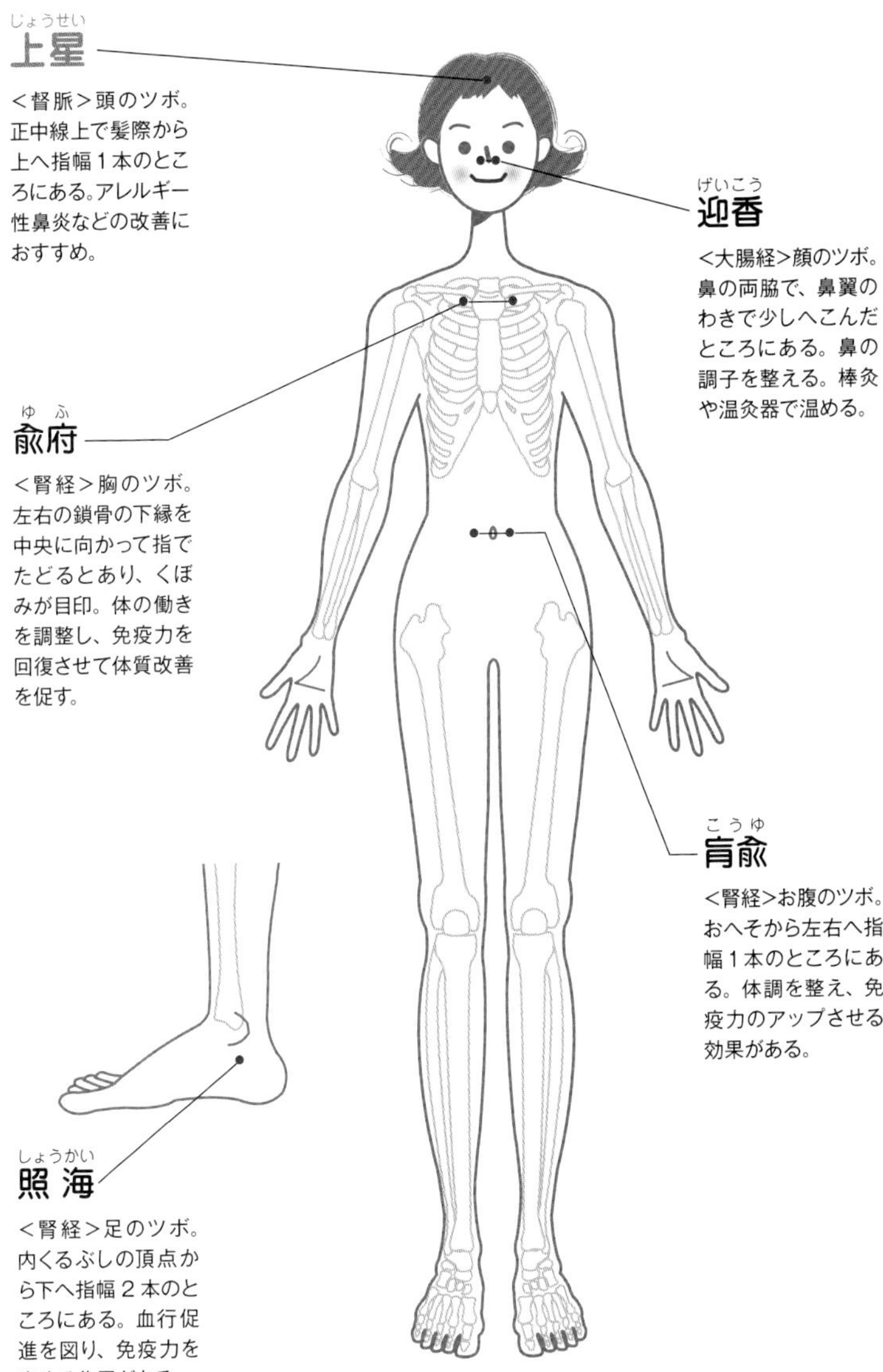
じょうせい
上星
＜督脈＞頭のツボ。正中線上で髪際から上へ指幅１本のところにある。アレルギー性鼻炎などの改善におすすめ。
げいこう
迎香
＜大腸経＞顔のツボ。鼻の両脇で、鼻翼のわきで少しへこんだところにある。鼻の調子を整える。棒灸や温灸器で温める。
ゆ　ふ
兪府
＜腎経＞胸のツボ。左右の鎖骨の下縁を中央に向かって指でたどるとあり、くぼみが目印。体の働きを調整し、免疫力を回復させて体質改善を促す。
こ う ゆ
肓兪
＜腎経＞お腹のツボ。おへそから左右へ指幅１本のところにある。体調を整え、免疫力のアップさせる効果がある。
しょうかい
照海
＜腎経＞足のツボ。内くるぶしの頂点から下へ指幅２本のところにある。血行促進を図り、免疫力を高める作用がある。

頭部の症状

目の疲れ

お灸のツボ

特効ツボ

太陽(たいよう)

攢竹(さんちく)、魚腰(ぎょよう)、天柱(てんちゅう)、風池(ふうち)、太衝(たいしょう)、目窓(もくそう)

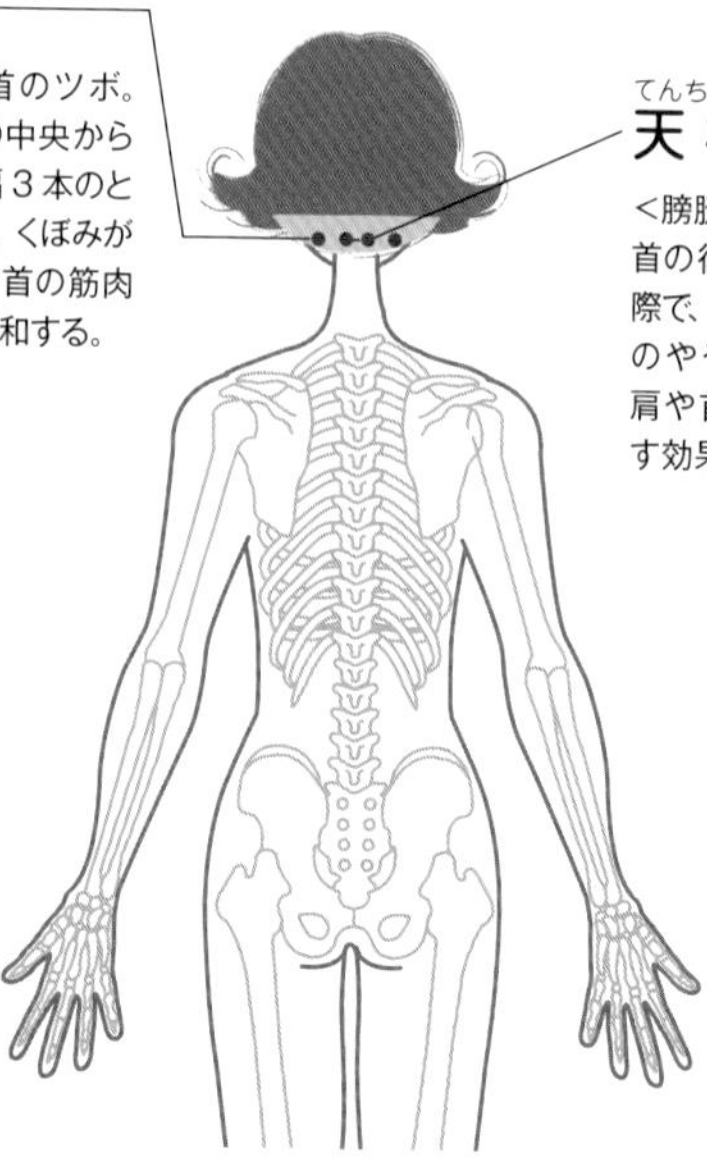

目の周辺のツボはお灸よりも指圧で

長時間のパソコン操作などで目を酷使しがちな現代人は、疲れ目になりやすいもの。度の合わないメガネをかけていることも疲れ目の引き金になります。目の疲れは肩こりや頭痛などの原因にもなるので、早めに解消しましょう。

疲れ目のツボは目の周辺にあります。なかでもおすすめの特効ツボは、こめかみにある「太陽」。棒灸で温めると、眼精疲労や頭痛によく効きます。「攢竹」「魚腰」「目窓」は目の疲れを感じたときに押してみましょう。蒸しタオルなどで温めながら、タオルの上から押すと効果的です。

肩や首のこりもあるときは「天柱」「風池」が効果的。頭痛や吐き気を伴うときは肝機能を高める「太衝」が有効です。

風池(ふうち)

<胆経>首のツボ。首の後ろの中央から左右へ指幅3本のところにあり、くぼみが目印。肩や首の筋肉の緊張を緩和する。

天柱(てんちゅう)

<膀胱経>首のツボ。首の後ろ、髪の生え際で、2本の太い筋肉のやや外側にある。肩や首のこりをほぐす効果がある。

目窓（もくそう）

<胆経>頭のツボ。黒目の中心の線上で、髪の生え際から上へ指幅３本のところにある。棒灸や温灸器で温める。

攅竹（さんちく）

<膀胱経>顔のツボ。左右の眉の内側の端にあり､くぼみが目印。眼精疲労に効果的。棒灸や温灸器で温めるとよい。

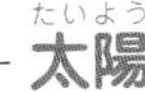

太陽（たいよう）

＜奇穴＞頭のツボ。眉じりと目じりを結んだ線から指幅１本外側にある。棒灸や温灸器を使い、間接的にお灸をする。

魚腰（ぎょよう）

＜奇穴＞顔のツボ。眉の中心にあり、くぼみが目印。顔へのお灸は、棒灸や温灸器を使う。眼精疲労におすすめ。

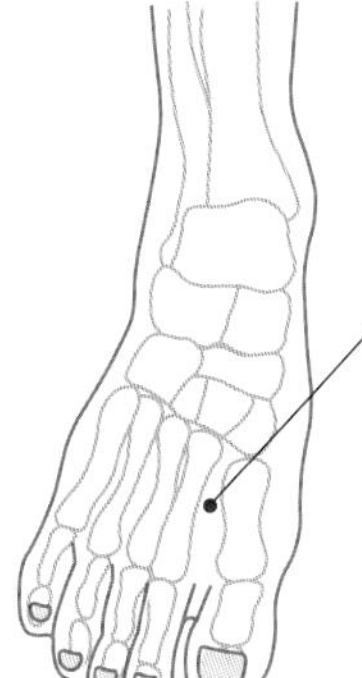

太衝（たいしょう）

<肝経>足の甲のツボ。親指と人差し指の骨が交わるくぼみ。肝機能を整え、頭痛や吐き気を伴う目の疲れを抑える。

口内炎

お灸のツボ

特効ツボ **大椎**（だいつい）

胃兪（いゆ）、地機（ちき）、肩髃（けんぐう）

弱った胃腸や風邪を治すと口内炎も改善

胃腸が弱っているときなどになりやすいのが口内炎。飲食時に痛くて気になります。「大椎」は風邪の引き始めや肩こりなどに効果があるツボで、口内炎にも有効です。胃腸が弱っていることが原因と考えられるのなら「胃兪」にお灸を。「地機」も急性の胃腸症状を改善するツボです。「肩髃」も大腸経のツボで、口内炎に効果的です。

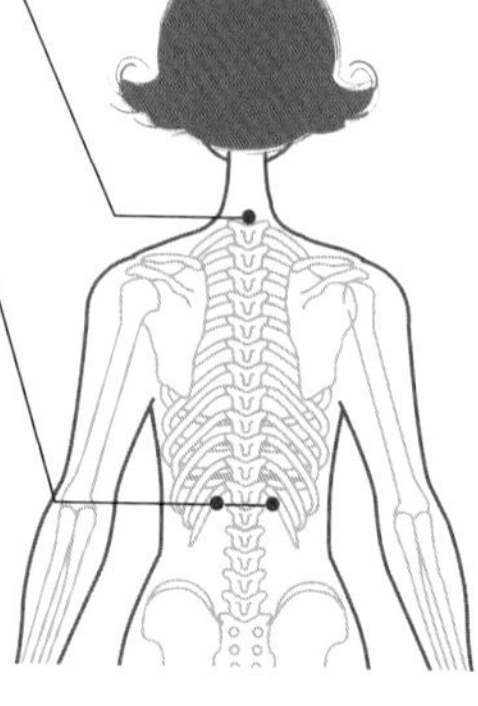

大椎（だいつい）

＜督脈＞首のツボ。頭を前に傾けたとき、首の付け根に大きく突き出る第1胸椎のすぐ上にある。風邪を防ぐ。

胃兪（いゆ）

＜膀胱経＞背中のツボ。上から12個目の胸椎の下より左右へ指幅２本のところにある。胃腸を整える。

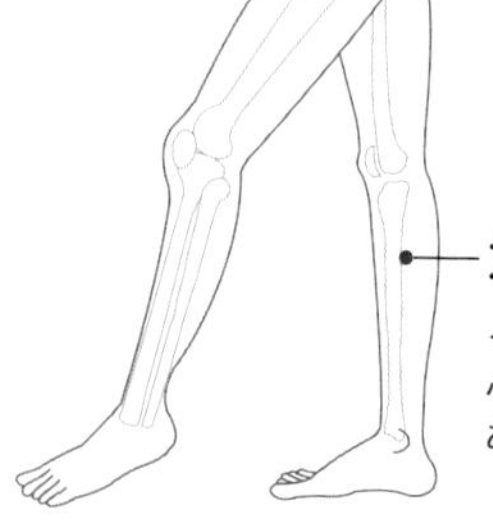

地機（ちき）

＜脾経＞足のツボ。内くるぶしの中心から膝下へ約５分の３のところにある。急性の胃腸トラブルに効果的。

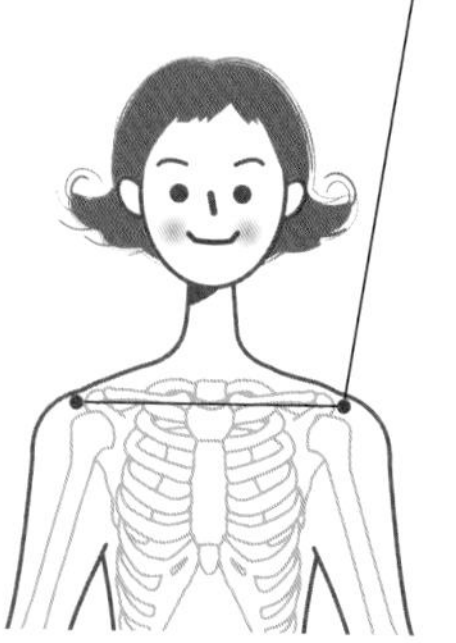

肩髃（けんぐう）

＜大腸経＞肩のツボ。腕を真横に上げて水平にしたとき、肩にできるくぼみの胸側の方にある。

頭部の症状

耳鳴り・難聴

お灸のツボ

特効ツボ 耳門（じもん）

聴宮（ちょうきゅう）、翳風（えいふう）、天柱（てんちゅう）、下風池（しもふうち）、耳上（じじょう）

耳の血液循環をよくするツボが効果的

耳鳴りや難聴の原因はさまざま。中耳炎や内耳炎、メニエール病など耳の病気だけでなく、ストレスが引き金になることもあります。特効ツボの「耳門」は、耳の血液循環をよくして耳の機能を正常にします。「聴宮」「聴会」も耳鳴りによく効きます。めまいなど他の症状も伴うときは、頭部のあらゆる症状に効く「天柱」にお灸をするとよいでしょう。

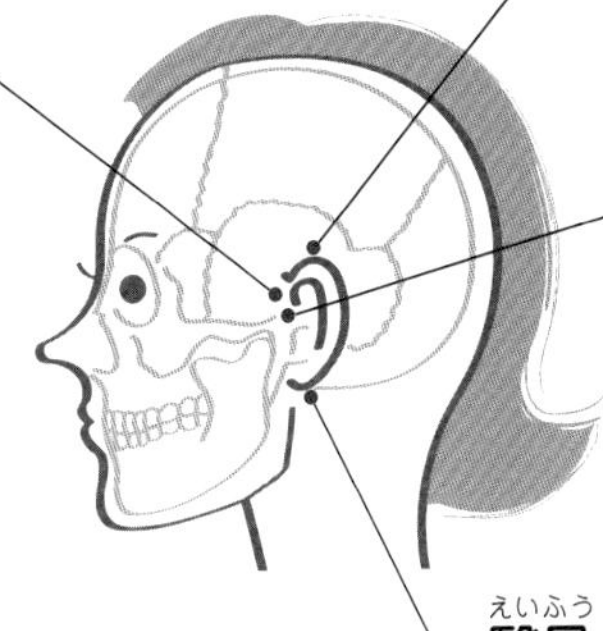

耳門（じもん）

<三焦経>側頭部のツボ。耳穴の前にある小さな突起の前からやや上のところにある。血流の巡りをよくする。

耳上（じじょう）

<奇穴>側頭部のツボ。耳を折り曲げて頂点の高さのところにある。棒灸などで温める。

聴宮（ちょうきゅう）

<小腸経>側頭部のツボ。耳穴の前にある小さな突起の前にある。口を開けたときにできるくぼみ。

翳風（えいふう）

<胆経>首のツボ。耳たぶの直ぐ後ろにあり、くぼみが目印。耳鳴りを抑える効果がある。

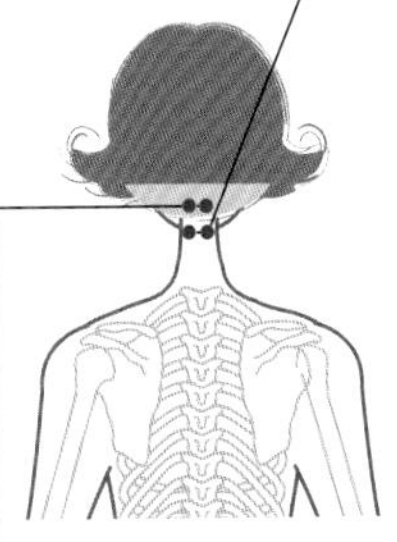

下風池（しもふうち）

<胆経>首のツボ。首の後ろの中央から左右へ指幅３本のところのくぼみから、下へ指幅１本にある。

天柱（てんちゅう）

<膀胱経>首のツボ。首の後ろ、髪の生え際で、２本の太い筋肉のやや外側にある。

胸・呼吸器の症状

動悸・息切れ

お灸のツボ

特効ツボ　巨闕（こけつ）

厥陰兪（けついんゆ）、心兪（しんゆ）、中府（ちゅうふ）、郄門（げきもん）、労宮（ろうきゅう）

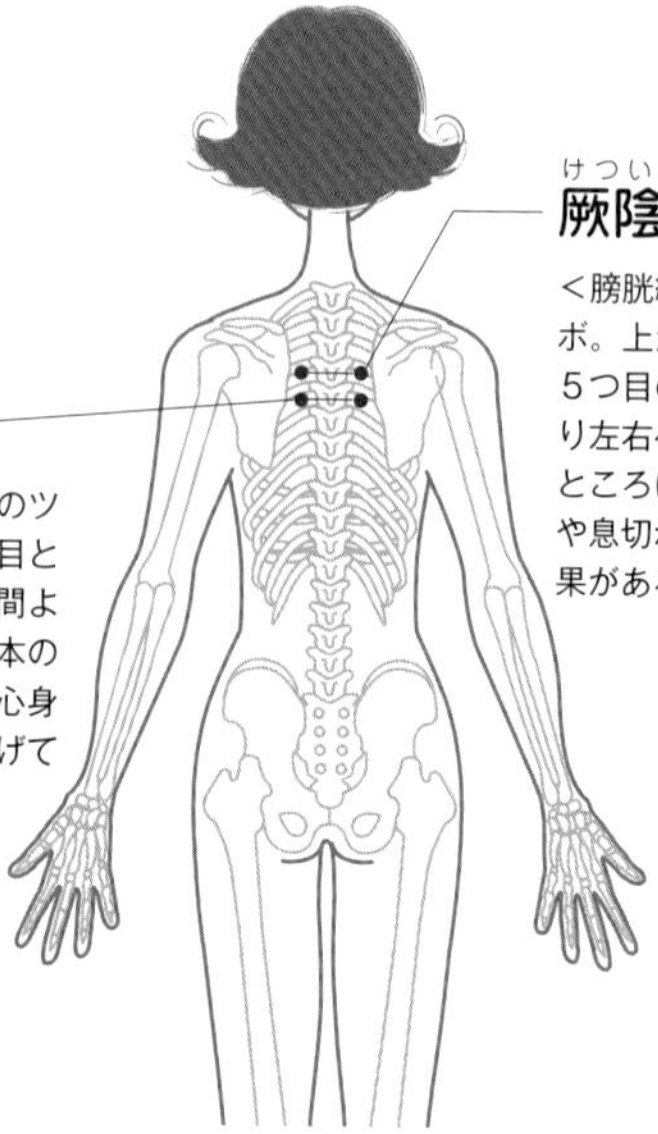

厥陰兪（けついんゆ）

＜膀胱経＞背中のツボ。上から４つ目と５つ目の胸椎の間より左右へ指幅２本のところにある。動悸や息切れを抑える効果がある。

心兪（しんゆ）

＜膀胱経＞背中のツボ。上から５つ目と６つ目の胸椎の間より左右へ指幅２本のところにある。心身の緊張をやわらげてくれる。

ストレスが原因の動悸・息切れを軽減

動悸・息切れは、心臓に問題がなくても、ストレスや不安といった精神的要因やホルモンバランスの乱れなどで生じることがあります。そのような場合はツボへの刺激でかなり楽になります。

ストレスによる精神疲労によく効くのが、みぞおちの真ん中あたりにある特効ツボの「巨闕」です。手で押すと圧痛があります。手の平にある「労宮」は全身の疲れがたまる場所とされ、そこを刺激すると精神的な疲労回復に効果があります。

「厥陰兪」「心兪」は動悸・息切れ、「中府」は呼吸器疾患に効くツボです。「郄門」は心臓につながる経絡上にあり、動悸・息切れの改善だけでなく、精神的な落ち込みをやわらげる効果も期待できます。ツボの位置を覚えておくとよいでしょう。

ちゅうふ
中府

＜肺経＞肩のツボ。鎖骨外端の下にあるくぼみから下へ指幅2本のところにある。肩甲骨の前にある突起の下。呼吸器疾患を防ぎ、心を落ち着ける。

こけつ
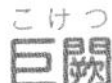

＜任脈＞お腹のツボ。みぞおちの中央にある。ストレスから発生する精神的な疲労を解消する役割があり、おすすめ。

げきもん
郄門

＜心包経＞腕の内側のツボ。肘を曲げたときにできる横じわの中央から手首の中央に向かった線上で、中間点よりやや上にある。

ろうきゅう
労宮

＜心包経＞手の平のツボ。こぶしを握ったときに薬指先端があたったところにある。心の疲れをやわらげる働きがある。

風邪全般

お灸のツボ

特効ツボ

大椎（だいつい）

風門（ふうもん）、身柱（しんちゅう）、膏肓（こうこう）、命門（めいもん）、腎兪（じんゆ）、神闕（しんけつ）、合谷（ごうこく）、太谿（たいけい）

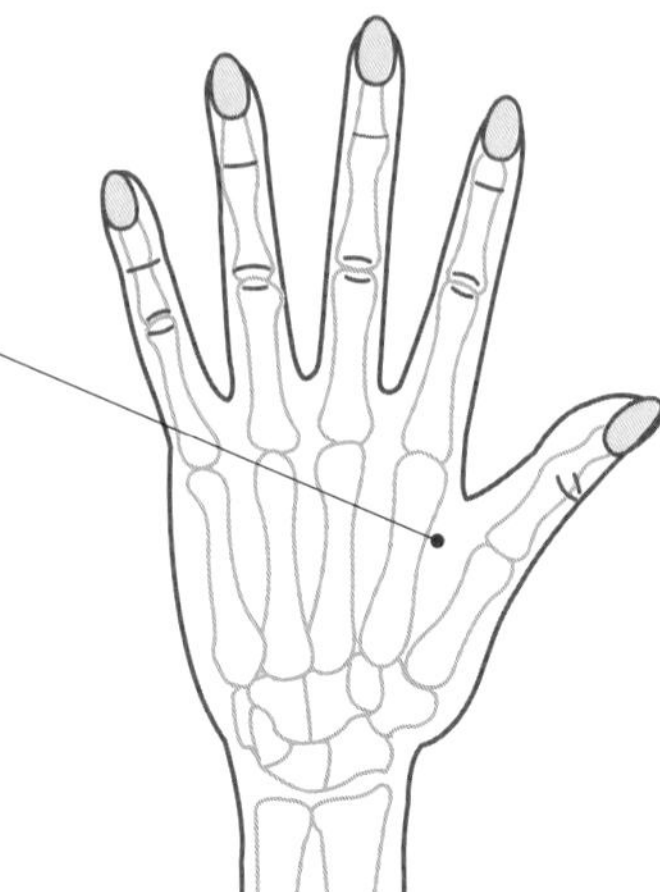

合谷（ごうこく）
＜大腸経＞手の甲のツボ。親指と人差し指の付け根にあり、圧痛点が目印。風邪の引き始めに効果的な万能ポイント。

引き始めに、お灸で悪化を防ぐ

　東洋医学で風邪は、外界の邪が体内に侵入して起こると考えられています。邪は病気の原因となるもので、ウイルスや細菌だけでなく、寒さや風、湿気などの自然環境も含まれます。風邪は万病の元といわれますから、大事なのは引き始めに治してしまうことです。

　引き始めによく効くのが、「大椎」「風門」「身柱」「合谷」です。特に特効ツボの大椎は、お灸で温めると即効性が期待できます。風門は「風の邪の出入り口」を意味し、菌の侵入を防ぐツボ。ここへのお灸も風邪の引き始めには効果的です。合谷は上半身の不快な症状すべてに効く便利なツボで、手にあるので自分一人でもお灸がしやすいでしょう。

　風邪を悪化させないためには、体の抵抗力を高めることも必要です。その場合に役立つのが、生命エネルギーである気を調整する「腎兪」や、生命力の中心で元気が出る「命門」です。「神闕」はおへそ、その真裏にあるのが命門です。神闕は直接お灸をするのは避け、棒灸や温灸器などで温める程度にしましょう。「太谿」は呼吸を整える働きがあり、咳が出るときに効果的です。

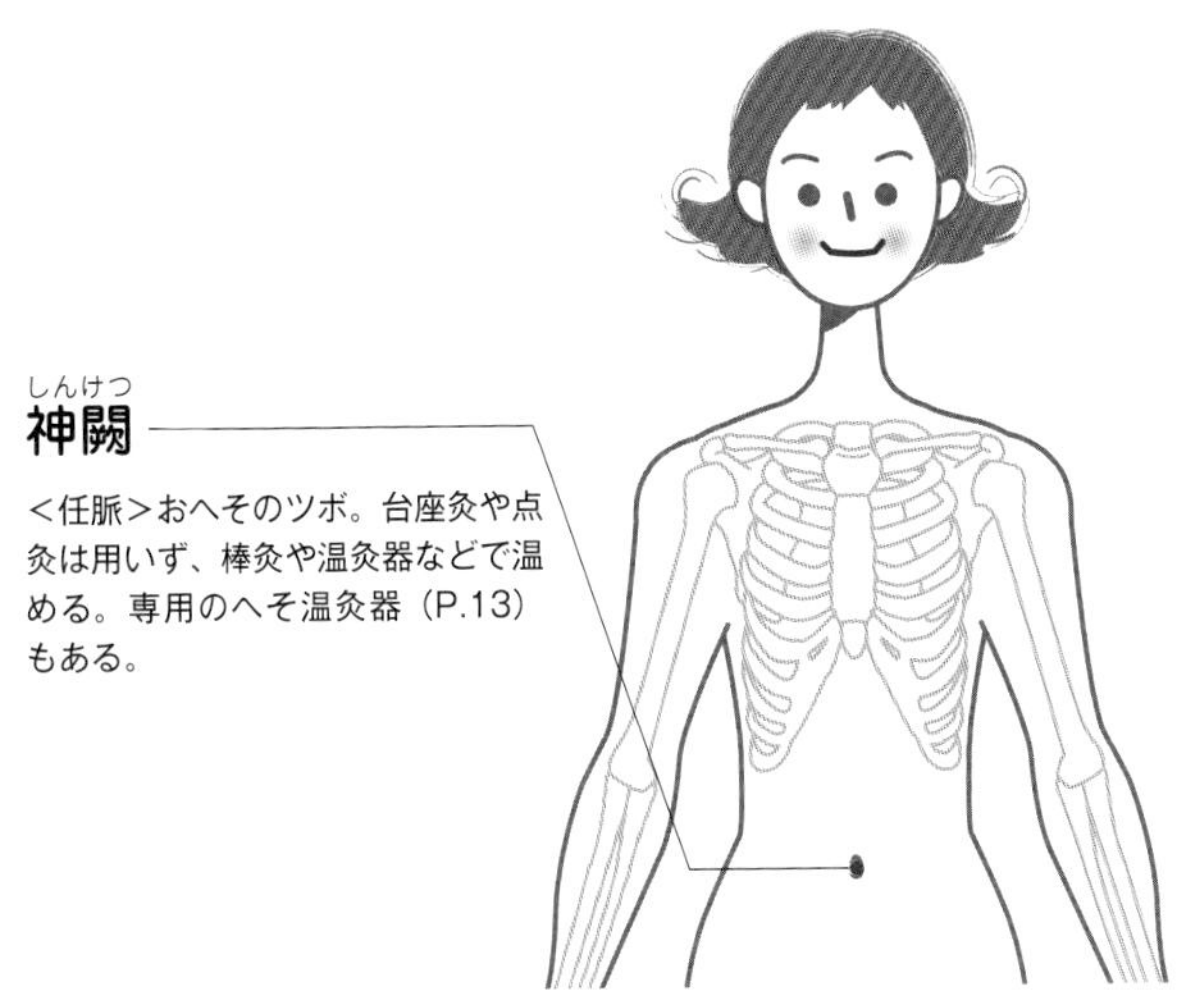

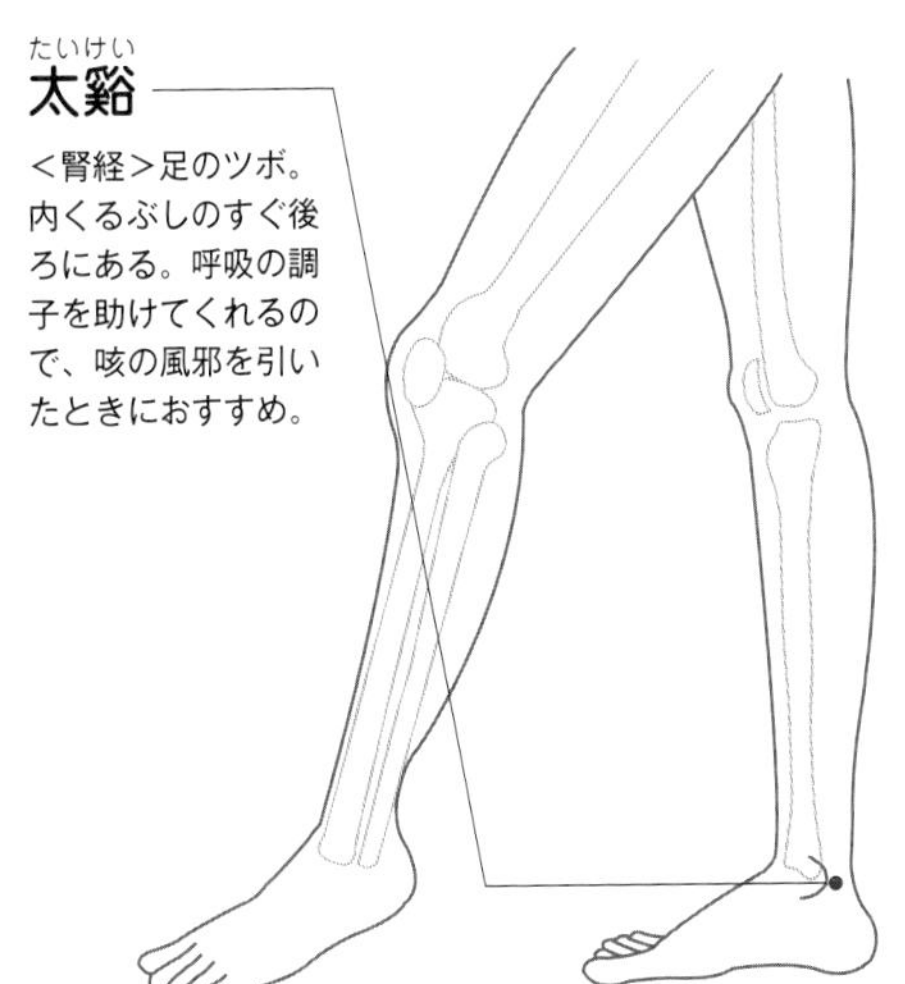

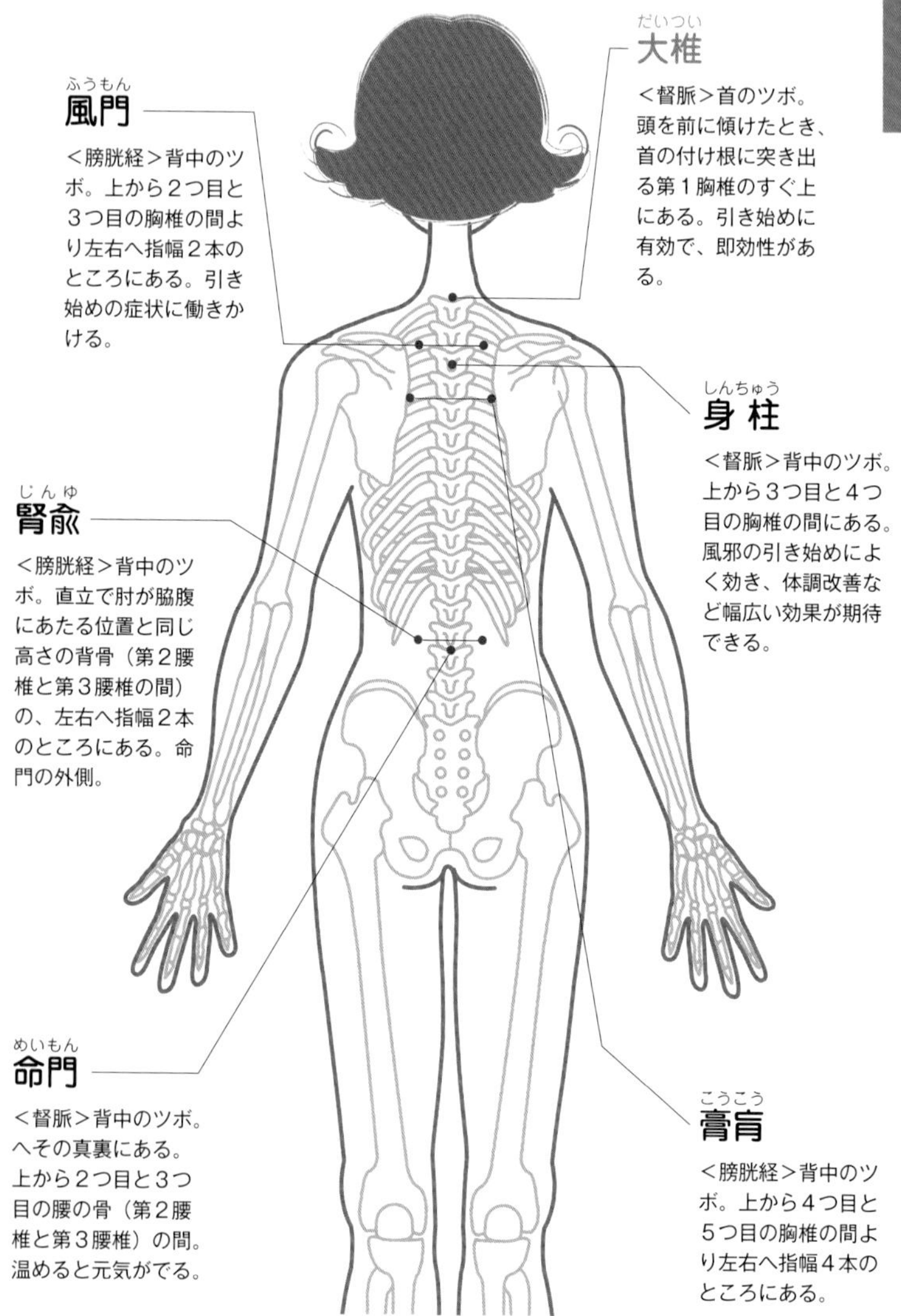
だいつい
大椎
＜督脈＞首のツボ。頭を前に傾けたとき、首の付け根に突き出る第１胸椎のすぐ上にある。引き始めに有効で、即効性がある。
ふうもん
風門
＜膀胱経＞背中のツボ。上から２つ目と３つ目の胸椎の間より左右へ指幅２本のところにある。引き始めの症状に働きかける。
しんちゅう
身柱
＜督脈＞背中のツボ。上から３つ目と４つ目の胸椎の間にある。風邪の引き始めによく効き、体調改善など幅広い効果が期待できる。
じんゆ
腎兪
＜膀胱経＞背中のツボ。直立で肘が脇腹にあたる位置と同じ高さの背骨（第２腰椎と第３腰椎の間）の、左右へ指幅２本のところにある。命門の外側。
めいもん
命門
＜督脈＞背中のツボ。へその真裏にある。上から２つ目と３つ目の腰の骨（第２腰椎と第３腰椎）の間。温めると元気がでる。
こうこう
膏肓
＜膀胱経＞背中のツボ。上から４つ目と５つ目の胸椎の間より左右へ指幅４本のところにある。

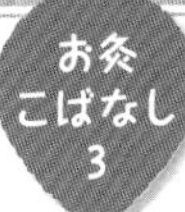

お遍路さんへの施灸

四国地方は、お灸が盛んな地域で、セルフケアでお灸を行っている家庭もよく見られます。その理由は、四国お遍路にあるといわれています。四国の人々は、88ヶ所の弘法大師（空海）ゆかりの札所を巡拝する歩きお遍路さんに対して、食べ物や飲み物をふるまったり、タオルなどの旅の実用品を提供したりする「お接待」を行ってきました。接待は物に限らず、かつてはよく札所で、お遍路さんに、歩き疲れを癒すあんまやお灸のお接待が行われていました。お灸を伝えた弘法大師を生んだ四国では、お灸のお接待とともにお灸がしっかり根付いていったようです。現在、お灸の無料お接待を行っているところは次の通りです。

●四国医療専門学校付属鍼灸治療院（香川宇多津町）詳細はP.166参照
●霊山寺（りょうぜんじ）（徳島県鳴門市）。1番札所。3～11月の毎月第2・第4日曜開催
●大窪寺（おおくぼじ）（香川県讃岐市）。最終札所。毎月1回月末の週末に開催

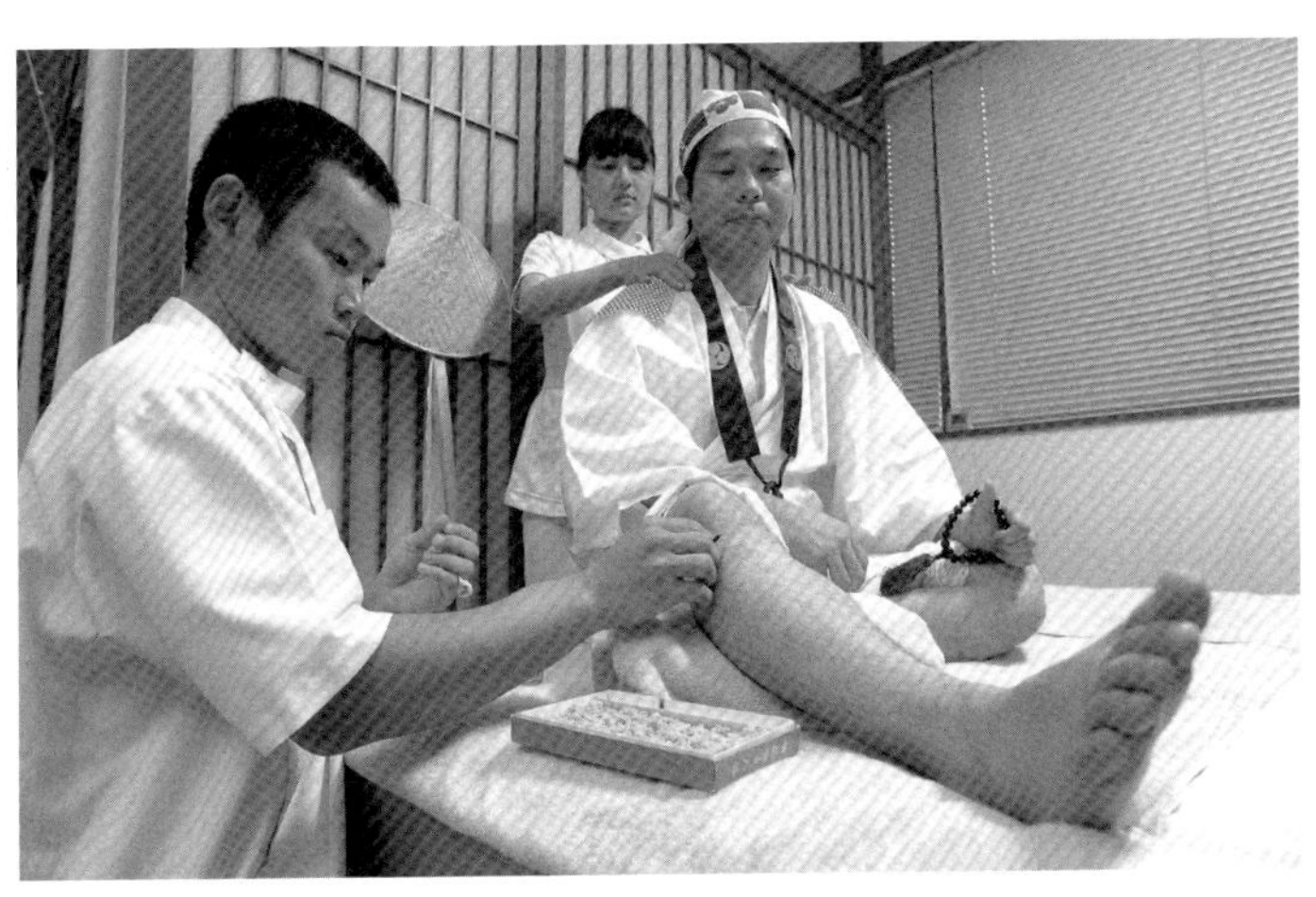

咳

お灸のツボ

特効ツボ

上尺沢（かみしゃくたく）

尺沢（しゃくたく）、魚際（ぎょさい）、兪府（ゆふ）、照海（しょうかい）

咳は腕のツボの「上尺沢」と「尺沢」で改善

のど風邪で咳が止まらないときの特効ツボが、「上尺沢」です。風邪が長引く前に温めて対処しましょう。「尺沢」は急な咳込みを抑えるので、上尺沢とセットでお灸をするとより効果的です。「兪府」は風邪で咳や痰が出るときに効きます。肺経のツボである「魚際」も咳を抑えます。兪府と「照海」もセットで使うと免疫力アップが期待できます。

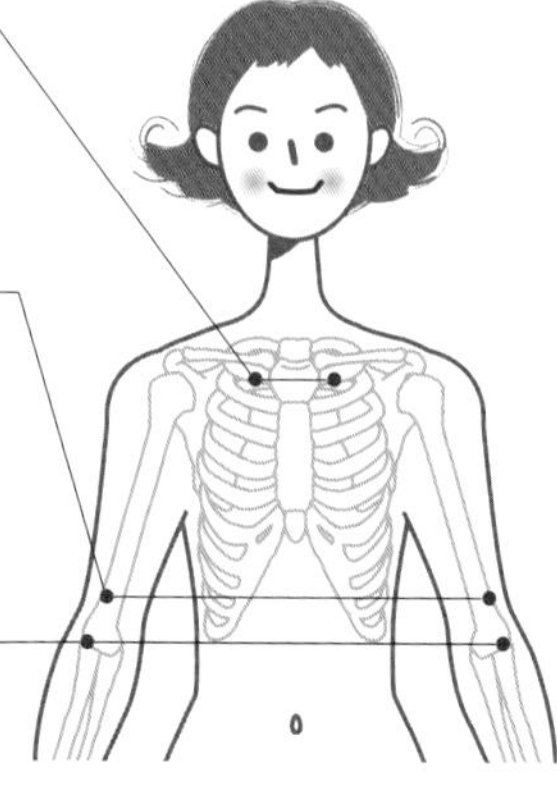

兪府（ゆふ）

＜腎経＞胸のツボ。左右の鎖骨の下縁を中央に向かって指でたどるとあり、くぼみが目印。

上尺沢（かみしゃくたく）

＜肺経＞腕のツボ。肘を曲げたときの横じわの中心からやや親指側にある尺沢から、上へ指幅１本のところにある。長引く咳に有効。

尺沢（しゃくたく）

＜肺経＞腕のツボ。肘を曲げたときにできる横じわの中央少し親指側寄りのところにある。

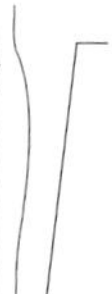

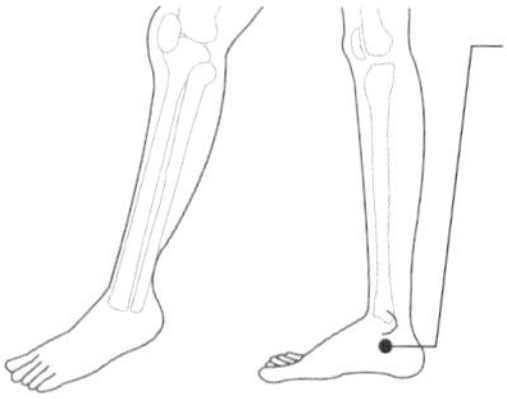

照海（しょうかい）

＜腎経＞足のツボ。内くるぶしの頂点から下へ指幅２本のところにある。免疫力を高める効果あり。

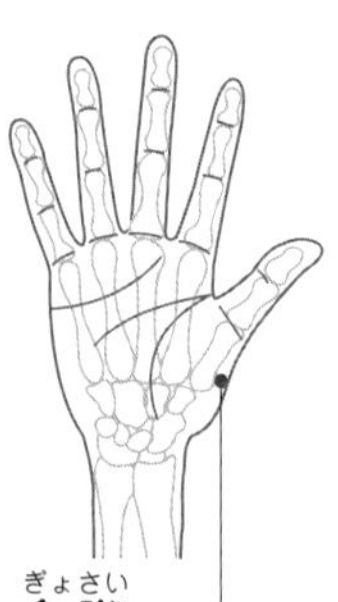

魚際（ぎょさい）

＜肺経＞親指の付け根のツボ。手の平で親指の根もとのふくらみの中央にある。呼吸が深くなる。

胸・呼吸器の症状

肋間神経痛

お灸のツボ

特効ツボ **胸骨点**（きょうこつてん）

側胸点（そくきょうてん）、**脊際点**（せきさいてん）

胸骨点（きょうこつてん）

胸のツボ。胸の骨の際で肋骨の間にある。圧痛点を目安に、上から順に押して探す。

側胸点（そくきょうてん）

脇腹のツボ。肋骨の間にある。圧痛点を目安に、体側面の肋間を上から押して探す。

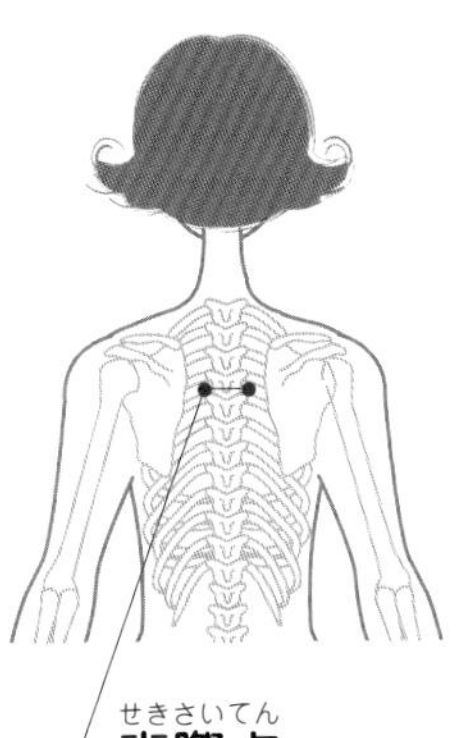

脊際点（せきさいてん）

背中のツボ。背骨の際にある。圧痛点を目安に、上から順に押して探す。

圧痛点を探して印をつけ、お灸をする

肋間神経痛とは、姿勢を変えたときや呼吸をするときなどに、肋骨に沿って走る神経に痛みが現れるものです。冷房の当たりすぎなどで体を冷やすことで誘発されます。判断基準は、胸骨点・側胸点・脊際点の圧痛点を探して印をつけ、圧痛がいずれも同じ肋間にある場合。印にお灸をすえると痛みがやわらぎます。見つけるのが難しいときは専門機関へ。

女性の症状

月経痛

お灸のツボ

特効ツボ

三陰交（さんいんこう）

照海（しょうかい）、腎兪（じんゆ）、志室（ししつ）、次髎（じりょう）、上仙（じょうせん）、太衝（たいしょう）、血海（けっかい）

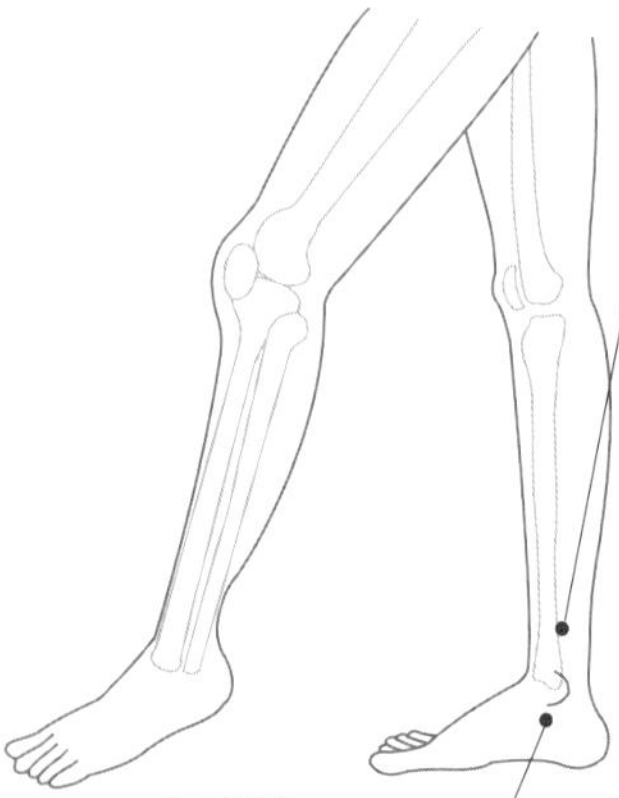

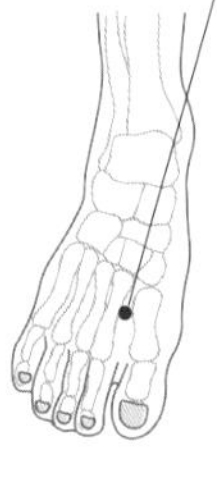

三陰交（さんいんこう）

＜脾経＞足のツボ。内くるぶし中心から、上へ指幅４本のところにある。陰系経絡が３本交わるという意味。

照海（しょうかい）

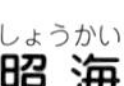

＜腎経＞足のツボ。内くるぶしの頂点から下へ指幅２本のところにある。更年期障害などの症状の改善に役立つ。

太衝（たいしょう）

＜肝経＞足の甲のツボ。親指と人差し指の骨が交わるところにあり、くぼみが目印。婦人科疾患に効き目がある。

女性の万能ツボ、「三陰交」と「血海」を活用

女性にとって月経痛は悩みの種。仕事や学校に支障が出るとしたらなおさらです。「三陰交」は脾、腎、肝の3つの経絡が交わっているところで、月経痛、月経不順、更年期障害など女性のあらゆる症状によく効く特効ツボとして知られています。

腎虚タイプには「照海」が効きます。「血海」も骨盤内の血液循環がよくなり、月経痛や貧血を改善します。腰にある「腎兪」「志室」「次髎」「上仙」は腰痛に効果があり、月経時に腰が痛むときにおすすめです。足の「太衝」も婦人科疾患や更年期障害に効きます。

月経痛対策で何よりも大事なのは、体を冷やさないこと。特に足首周辺の冷えが禁物。ドライヤーや簡易カイロなどで温めてもよいでしょう。

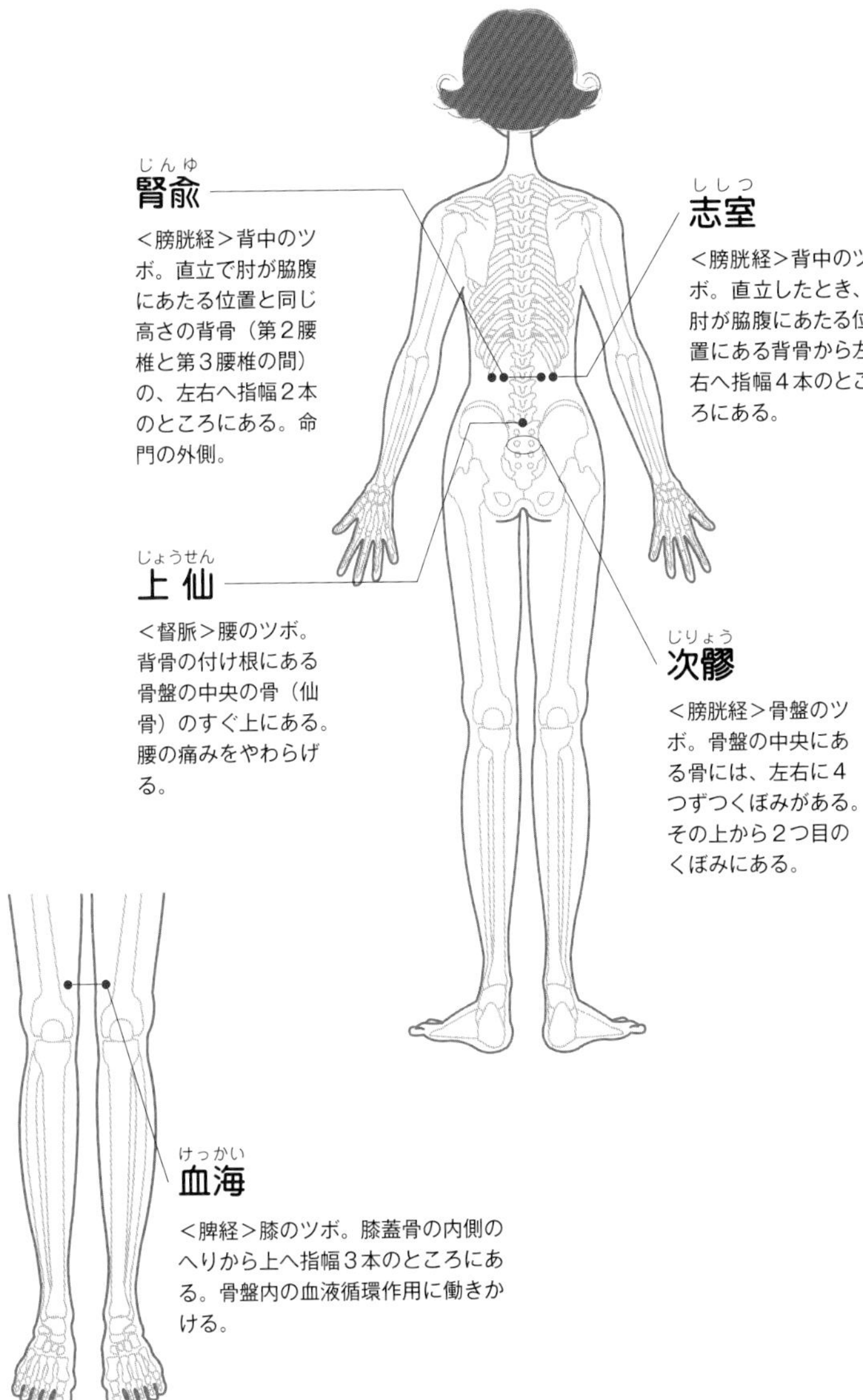
腎兪（じんゆ）
＜膀胱経＞背中のツボ。直立で肘が脇腹にあたる位置と同じ高さの背骨（第２腰椎と第３腰椎の間）の、左右へ指幅２本のところにある。命門の外側。
志室（ししつ）
＜膀胱経＞背中のツボ。直立したとき、肘が脇腹にあたる位置にある背骨から左右へ指幅４本のところにある。
上仙（じょうせん）
＜督脈＞腰のツボ。背骨の付け根にある骨盤の中央の骨（仙骨）のすぐ上にある。腰の痛みをやわらげる。
次髎（じりょう）
＜膀胱経＞骨盤のツボ。骨盤の中央にある骨には、左右に４つずつくぼみがある。その上から２つ目のくぼみにある。
血海（けっかい）
＜脾経＞膝のツボ。膝蓋骨の内側のへりから上へ指幅３本のところにある。骨盤内の血液循環作用に働きかける。

女性の症状

膀胱炎

お灸のツボ

特効ツボ

至陰（しいん）

腎兪（じんゆ）、膀胱兪（ぼうこうゆ）、中髎（ちゅうりょう）、照海（しょうかい）、兪府（ゆふ）

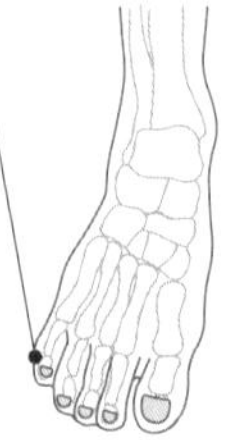

至陰（しいん）

<膀胱経>足の甲のツボ。足の小指の爪の付け根の外側にある。冷えの改善に役立ち、膀胱炎の解消に効果がある。

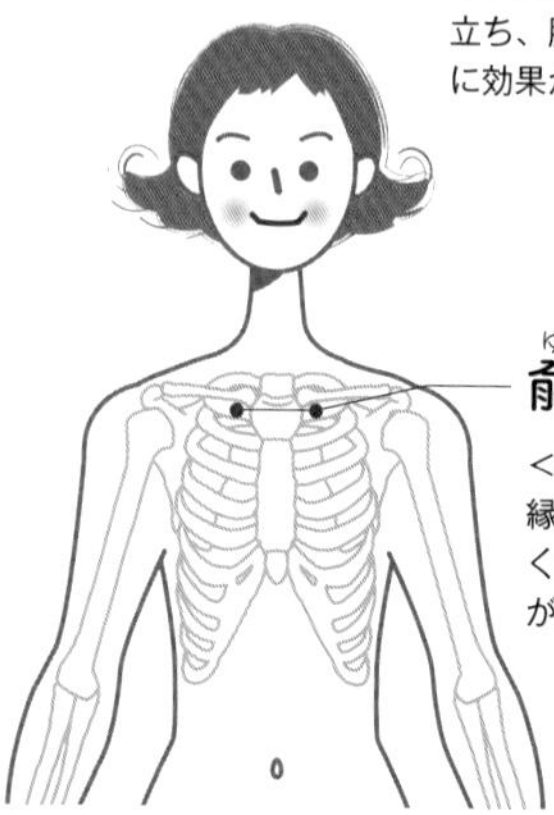

兪府（ゆふ）

<腎経>胸のツボ。左右の鎖骨の下縁を中央に向かって指で辿るとあり、くぼみが目印。免疫力を高める効果があり、病気予防に有効。

冷えを改善すれば膀胱炎もよくなる

女性に多い病気の一つが膀胱炎です。直接の原因は細菌感染による膀胱の炎症ですが、体が冷えたり、疲れがたまって腎臓の働きが悪くなったりすることも引き金になります。

「至陰」は逆子のお灸ポイント（P.110）として知られますが、末梢の血液循環を促進して冷えも改善します。「中髎」も冷えの改善に役立ちます。腎臓の働きをよくする「腎兪」と、膀胱疾患に効く「膀胱兪」も温めるとよいでしょう。「照海」「兪府」は免疫力をアップするツボで、セットで使うと効果的です。ただし、膀胱炎は再発しやすいので、何度も繰り返す人は一度泌尿器科で診てもらいましょう。

また、膀胱への感染を避けるためにも、トイレでは必ず前から後ろへ拭くようにしましょう。

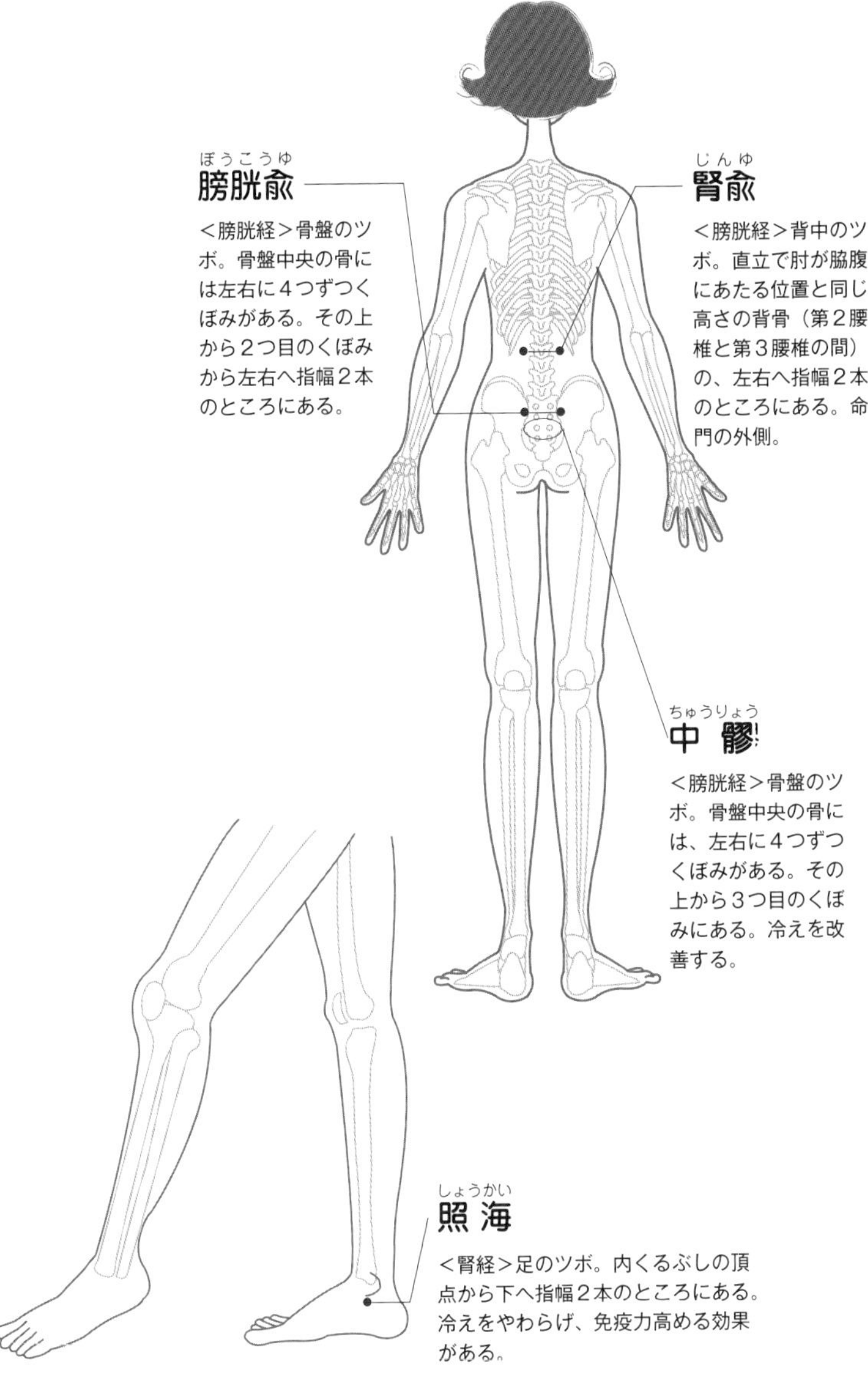

膀胱兪（ぼうこうゆ）
＜膀胱経＞骨盤のツボ。骨盤中央の骨には左右に４つずつくぼみがある。その上から２つ目のくぼみから左右へ指幅２本のところにある。
腎兪（じんゆ）
＜膀胱経＞背中のツボ。直立で肘が脇腹にあたる位置と同じ高さの背骨（第２腰椎と第３腰椎の間）の、左右へ指幅２本のところにある。命門の外側。
中髎（ちゅうりょう）
＜膀胱経＞骨盤のツボ。骨盤中央の骨には、左右に４つずつくぼみがある。その上から３つ目のくぼみにある。冷えを改善する。
照海（しょうかい）
＜腎経＞足のツボ。内くるぶしの頂点から下へ指幅２本のところにある。冷えをやわらげ、免疫力高める効果がある。

女性の症状

冷え性

お灸のツボ

特効ツボ

湧泉（ゆうせん）

三陰交（さんいんこう）、気海（きかい）、八髎穴（はちりょうけつ）、膈兪（かくゆ）、肝兪（かんゆ）、腎兪（じんゆ）

手足の血行をよくして冷えを改善

夏でも手足が冷える、布団に入っても足だけ冷たくて眠れないといった女性が増えています。こうした冷え性は、東洋医学では気や血の滞りや不足が原因と考えます。

「湧泉」は、生命エネルギーとなる気が「泉のように湧き出る」ツボで、足を温めて血行を促します。「三陰交」は女性の万能ツボで、とくに足やお腹の冷えに効きます。「気海」はその名の通り〝気の海〟で、冷え性に効くツボの一つです。「八髎穴」も下腹部の血行を促し、冷えを緩和します。「膈兪」「肝兪」「腎兪」も冷えの改善に役立ちます。

冷え性の改善にはツボへの刺激が有効ですが、日常生活で冷やさない工夫はもっと大事。特に体を冷やす飲食物を取りすぎないよう留意してください。

湧泉（ゆうせん）

<腎経>足裏のツボ。左右の中央でつま先からかかとへ約３分の１のところにあり、くぼみが目印。足の血行をよくし冷えの改善に役立つ。

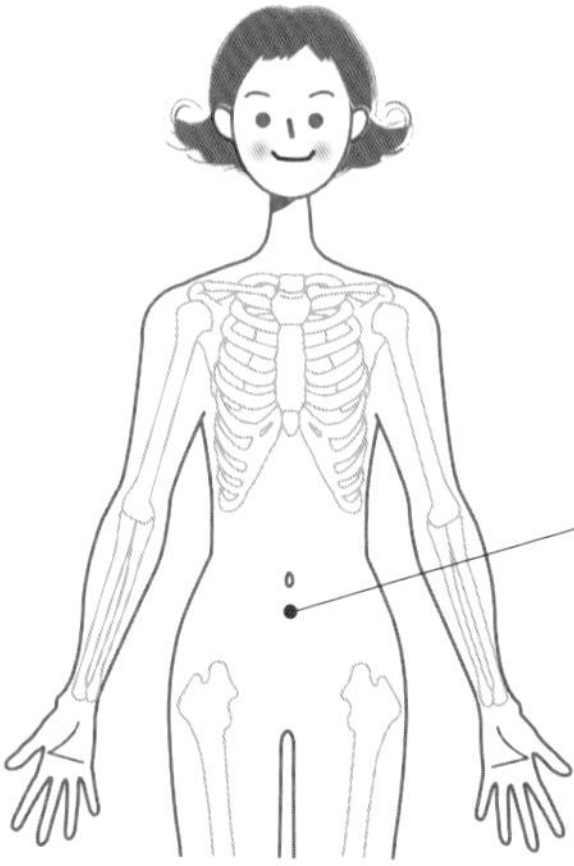

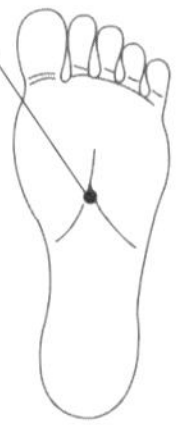

気海（きかい）

<任脈>お腹のツボ。体の中心線上で、おへそから下へ指幅３本のところにある。気を充実させ、症状を回復させる。

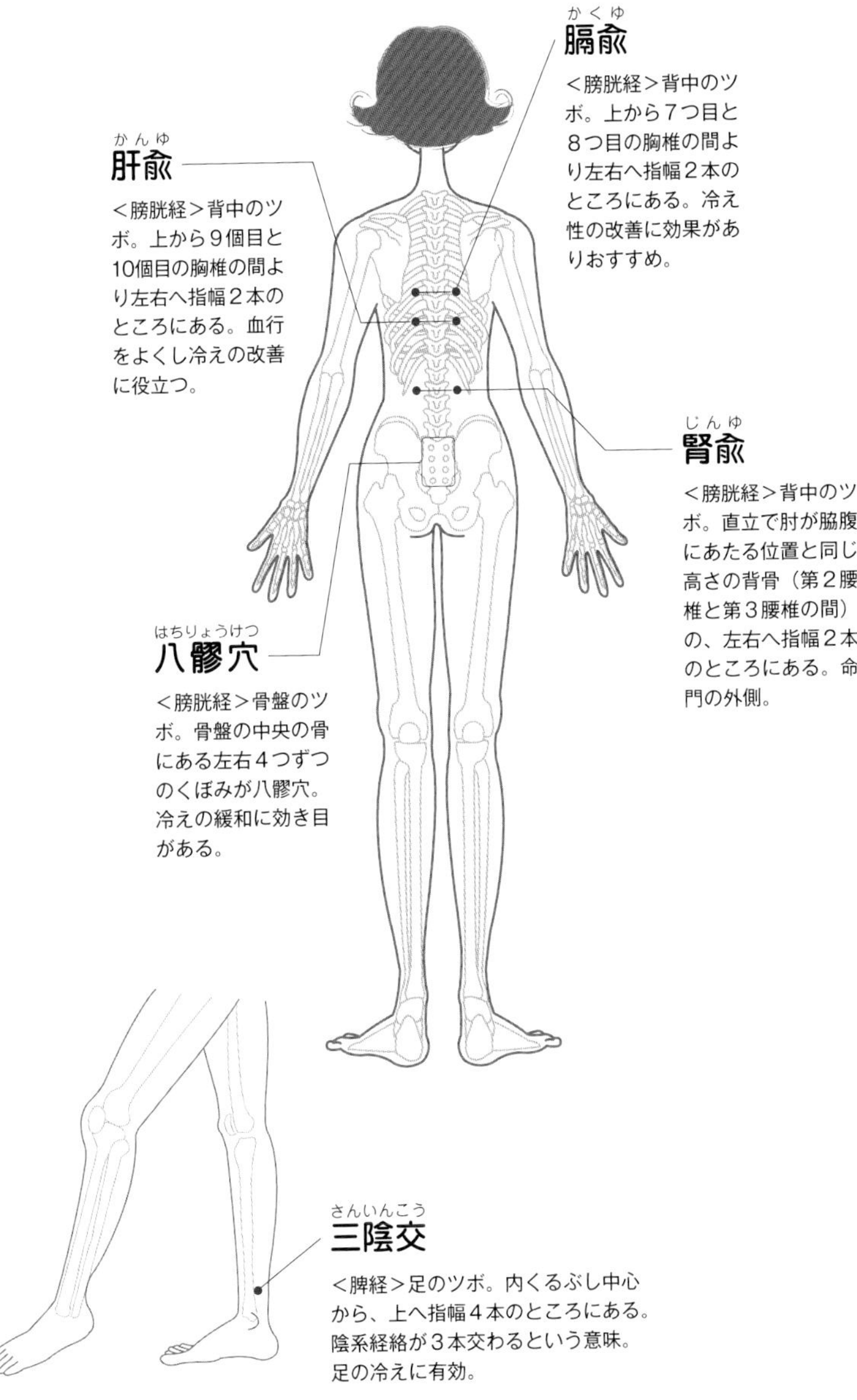
かくゆ
膈兪
＜膀胱経＞背中のツボ。上から７つ目と８つ目の胸椎の間より左右へ指幅２本のところにある。冷え性の改善に効果がありおすすめ。
かんゆ
肝兪
＜膀胱経＞背中のツボ。上から９個目と10個目の胸椎の間より左右へ指幅２本のところにある。血行をよくし冷えの改善に役立つ。
じんゆ
腎兪
＜膀胱経＞背中のツボ。直立で肘が脇腹にあたる位置と同じ高さの背骨（第２腰椎と第３腰椎の間）の、左右へ指幅２本のところにある。命門の外側。
はちりょうけつ
八髎穴
＜膀胱経＞骨盤のツボ。骨盤の中央の骨にある左右４つずつのくぼみが八髎穴。冷えの緩和に効き目がある。
さんいんこう
三陰交
＜脾経＞足のツボ。内くるぶし中心から、上へ指幅４本のところにある。陰系経絡が３本交わるという意味。足の冷えに有効。

女性の症状

貧血

お灸のツボ

特効ツボ

中渚（ちゅうしょ）

曲池（きょくち）、百会（ひゃくえ）、太衝（たいしょう）、三陰交（さんいんこう）、太谿（たいけい）、膈兪（かくゆ）、血海（けっかい）

百会（ひゃくえ）

＜督脈＞頭のツボ。両耳から上がる線と、眉間の中心から上がる線が交差する、頭の頂点にある。気の流れを調整する。

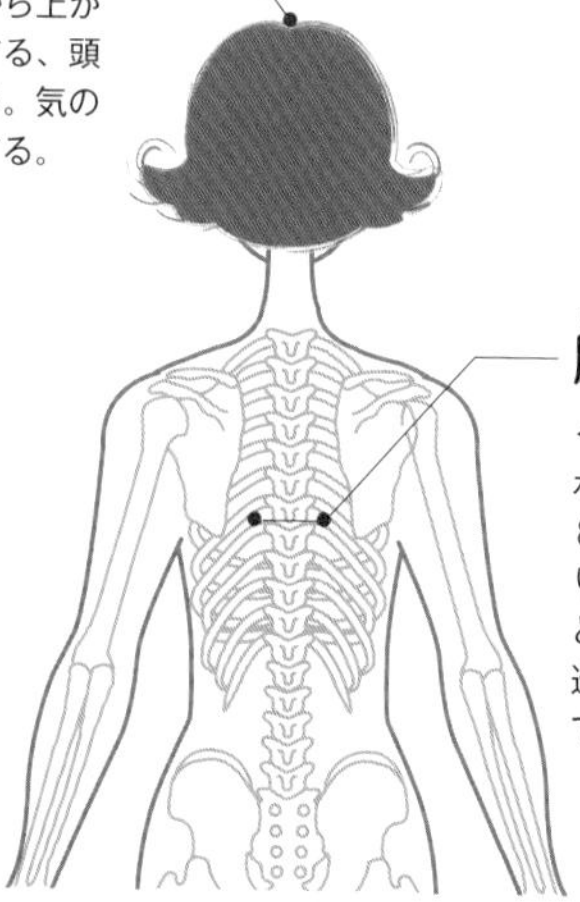

膈兪（かくゆ）

＜膀胱経＞背中のツボ。上から7つ目と8つ目の胸椎の間より左右へ指幅2本のところにある。血の巡りをよくすることで知られる。

血の流れを改善して症状を緩和

貧血の原因の約7割は、赤血球の成分となる鉄が不足する鉄欠乏性貧血。貧血を改善するためには、まずはバランスのよい食生活を心がけ、不足した鉄を補うことが大事です。

貧血（失血）に伴うめまい、立ちくらみなどの症状には「中渚」がよく効きます。また東洋医学では、貧血を血が不足する「血虚」と考えます。血をコントロールしているのは気なので、気の流れを調整する「百会」や「曲池」も効果的です。

「三陰交」は女性の万能ツボ、「太衝」は血を蔵すといわれる肝経で血を蔵すツボ、「太谿」は腎経でエネルギーアップのツボです。「膈兪」は「血会」とも呼ばれ、血の巡りをよくするツボ。血虚タイプの人はこのツボのあたりがつらく感じるはずです。

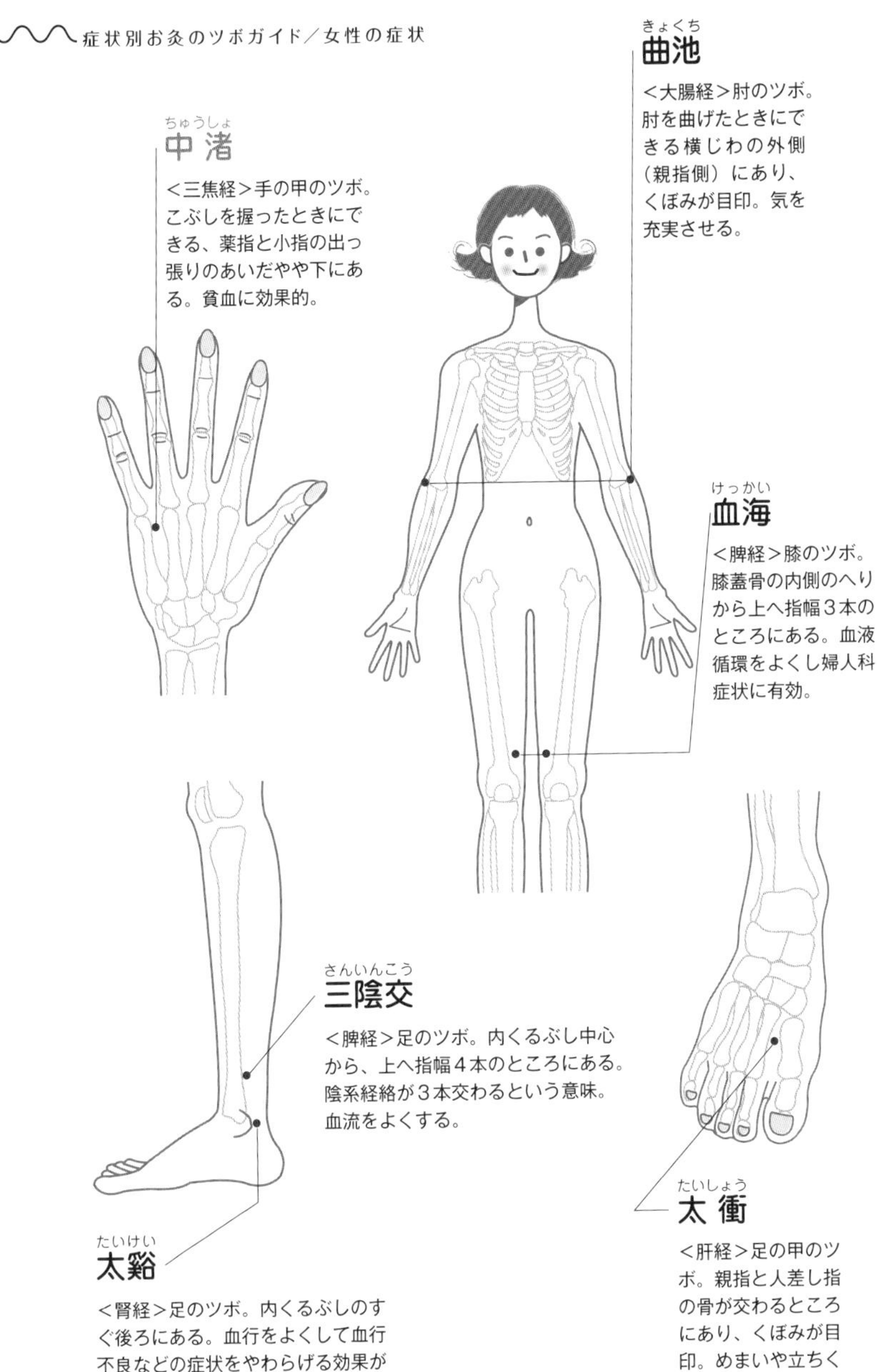
きょくち
曲池
＜大腸経＞肘のツボ。肘を曲げたときにできる横じわの外側（親指側）にあり、くぼみが目印。気を充実させる。
ちゅうしょ
中渚
＜三焦経＞手の甲のツボ。こぶしを握ったときにできる、薬指と小指の出っ張りのあいだやや下にある。貧血に効果的。
けっかい
血海
＜脾経＞膝のツボ。膝蓋骨の内側のへりから上へ指幅３本のところにある。血液循環をよくし婦人科症状に有効。
さんいんこう
三陰交
＜脾経＞足のツボ。内くるぶし中心から、上へ指幅４本のところにある。陰系経絡が３本交わるという意味。血流をよくする。
たいけい
太谿
＜腎経＞足のツボ。内くるぶしのすぐ後ろにある。血行をよくして血行不良などの症状をやわらげる効果がある。
たいしょう
太衝
＜肝経＞足の甲のツボ。親指と人差し指の骨が交わるところにあり、くぼみが目印。めまいや立ちくらみに有効。

女性の症状

不妊症

お灸のツボ

特効ツボ

三陰交（さんいんこう）

関元（かんげん）、膏肓（こうこう）、腎兪（じんゆ）、胞肓（ほうこう）、八髎穴（はちりょうけつ）

三陰交（さんいんこう）

<脾経>足のツボ。内くるぶし中心から、上へ指幅４本のところにある。陰系経絡が３本交わるという意味。

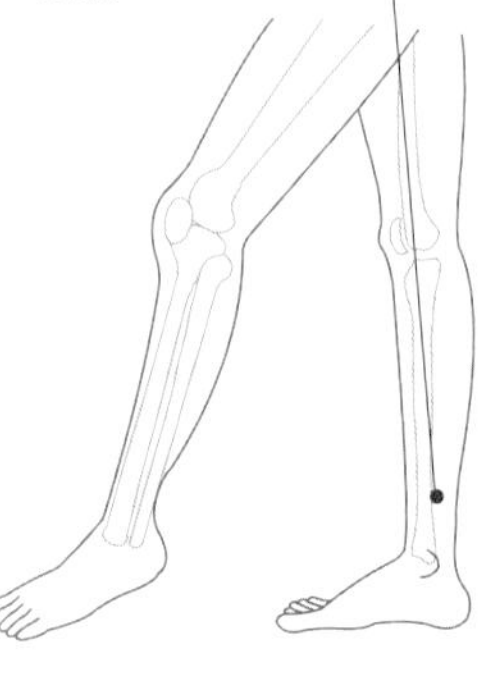

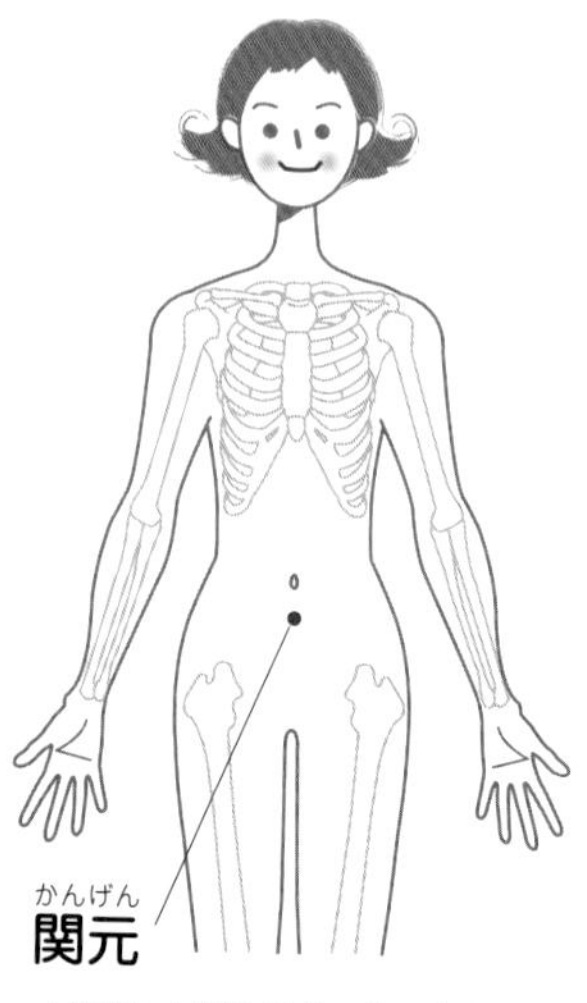

関元（かんげん）

<任脈>お腹のツボ。体の中心線上で、おへそから下へ指幅４本のところにある。卵巣機能を高める効果がある。

子宮機能を高めて妊娠しやすい体質に

不妊の原因は様々ですが、東洋医学で目標とするのは、卵巣や子宮の機能を高めて妊娠しやすい体質に変えていくこと。そして、低体温では妊娠しにくいので、睡眠を十分に取り、冷えを改善して、ゆったりとした生活をすることが大切です。

まずは女性の症状ならなんでも効く「三陰交」にお灸することから始めましょう。元気の素をつくり、卵巣機能を高めて月経痛にもよく効く「関元」、生命エネルギーである「気」をコントロールする「腎兪」、婦人科疾患全般によく効く「八髎穴」、腰のこりやこわばり、腰から下の冷えなどを改善する「胞肓」といったツボも体質改善に役立ちます。

背中や腰のツボはパートナーにお灸してもらいましょう。

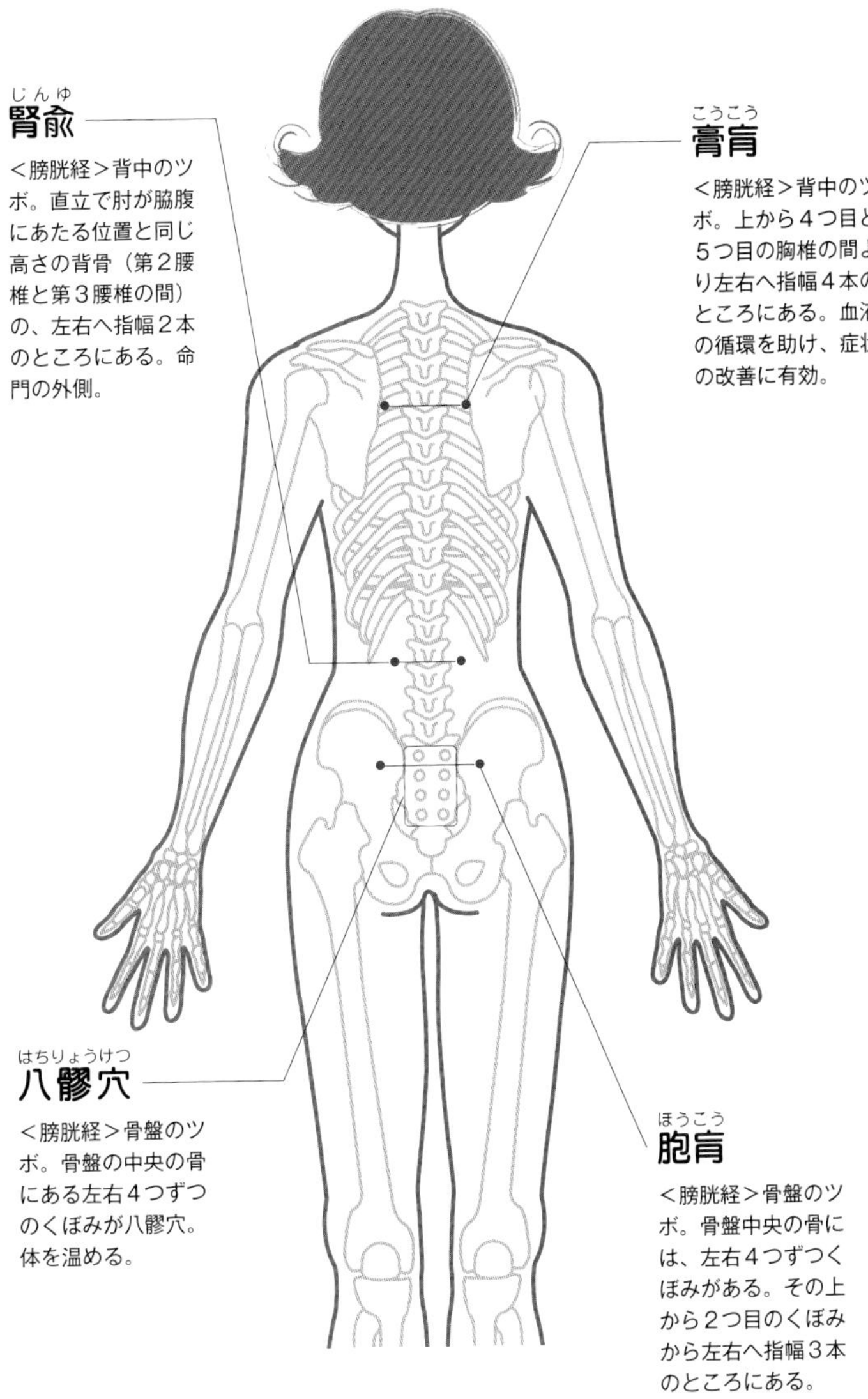
じんゆ
腎兪
＜膀胱経＞背中のツボ。直立で肘が脇腹にあたる位置と同じ高さの背骨（第２腰椎と第３腰椎の間）の、左右へ指幅２本のところにある。命門の外側。
こうこう
膏肓
＜膀胱経＞背中のツボ。上から４つ目と５つ目の胸椎の間より左右へ指幅４本のところにある。血液の循環を助け、症状の改善に有効。
はちりょうけつ
八髎穴
＜膀胱経＞骨盤のツボ。骨盤の中央の骨にある左右４つずつのくぼみが八髎穴。体を温める。
ほうこう
胞肓
＜膀胱経＞骨盤のツボ。骨盤中央の骨には、左右４つずつくぼみがある。その上から２つ目のくぼみから左右へ指幅３本のところにある。

女性の症状

つわり

お灸のツボ

特効ツボ

三陰交

足三里、中脘

女性の万能ツボ、症状改善のツボを活用

妊娠すると多かれ少なかれ、吐き気、眠気といったつわりの症状が出てきます。薬はできれば避けたいもの。冷えがあるとつわりもきついので、ツボの力を借りて乗り切りましょう。「三陰交」は婦人科系の諸症状によく効く万能ツボ。「足三里」は胃もたれやむかつきによく、「中脘」は胃腸の働きを高めるので、吐き気がひどいときにおすすめです。

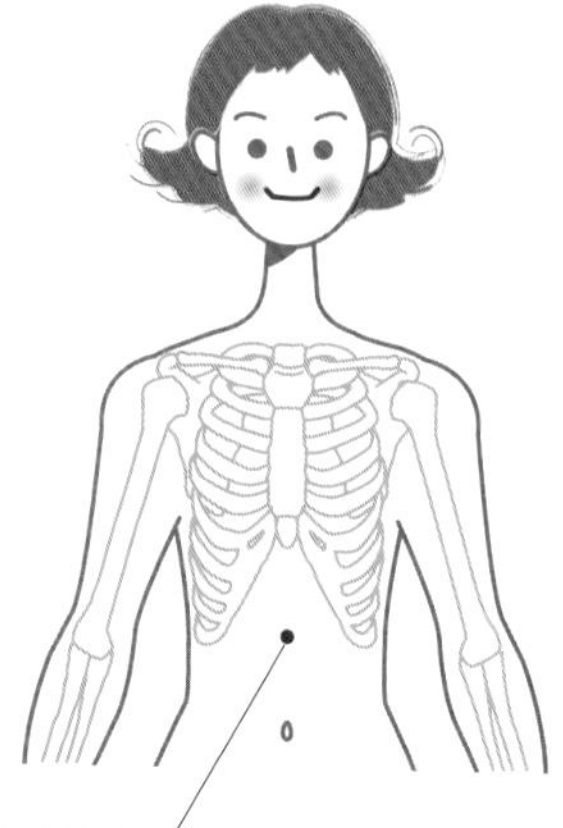

中脘

<任脈>お腹のツボ。体の中心線上で、おへそとみぞおちの真ん中にある。胃腸の働きを促す。

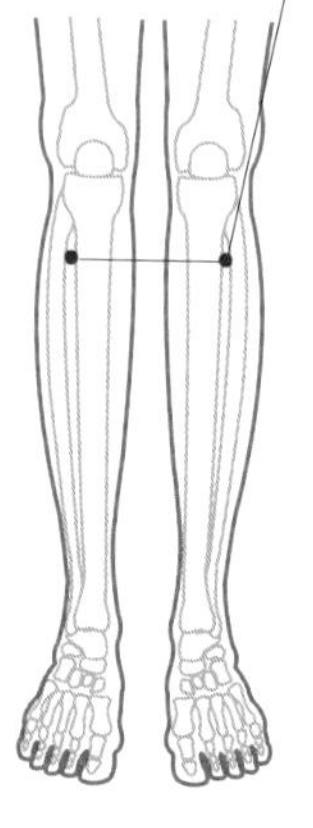

足三里

<胃経>すねのツボ。膝蓋骨の外側にあるくぼみから、下へ指幅４本のところにある。胃もたれによい。

三陰交

<脾経>足のツボ。内くるぶしの中心から、上へ指幅４本のところにある。女性の症状に有効。

女性の症状 安産

お灸のツボ

特効ツボ 腎兪（じんゆ）、次髎（じりょう）

三陰交（さんいんこう）

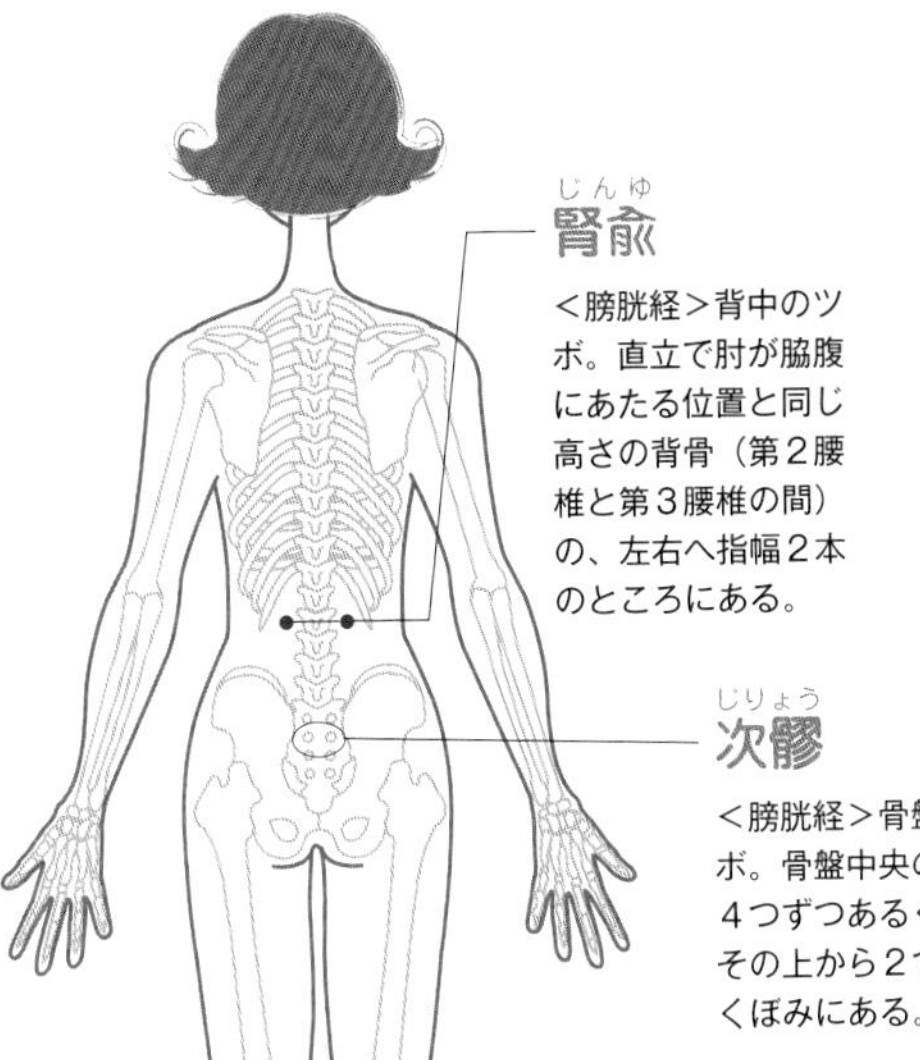

腎兪（じんゆ）

＜膀胱経＞背中のツボ。直立で肘が脇腹にあたる位置と同じ高さの背骨（第2腰椎と第3腰椎の間）の、左右へ指幅2本のところにある。

次髎（じりょう）

＜膀胱経＞骨盤のツボ。骨盤中央の骨の4つずつあるくぼみ。その上から2つ目のくぼみにある。

三陰交（さんいんこう）

＜脾経＞足のツボ。内くるぶし中心から、上へ指幅4本のところにある。陰系経路が3本交わるという意味。

骨盤内を冷やさないことが大事

妊娠・出産は女性にとって大仕事。きっと、誰もが望むのは安産でしょう。安産の秘訣は、赤ちゃんが入っている子宮がある骨盤内を冷やさないようにすること。「腎兪」「次髎」はどちらも、腰部が冷えるのを防ぐツボです。昔から「安産のツボ」として有名なのが「三陰交」です。また、妊婦は下半身、特に足首周辺は冷やさないようにしましょう。

逆子に至陰

逆子のまま出産する人は全体の３～４％と少数ですが、逆子の赤ちゃんは頭より小さいお尻や足が先に出てくるため、産道が広がらず、頭が通り抜けまでに時間がかかるなど危険が高く、帝王切開での出産になるケースが多いようです。妊娠後期に入っても逆子が直らないときは、医師から逆子体操などが指示されますが、最近、注目されているのが、逆子矯正の特効ツボ、至陰へのお灸です。至陰は、足の小指の付け根の外側から下へ２mm、横へ２mmの位置にあるツボです。東邦大学医学部付属大森病院産婦人科が行った至陰のお灸による逆子治療では、妊娠28週から開始したケースでは約90％に、矯正が難しくなる妊娠34週前後でも43％の成功率を上げているそうです。ただお灸を行える産婦人科は少数です。逆子のお灸を希望する場合は、かかりつけの産婦人科医に相談して、信頼できる鍼灸院を紹介してもらうとよいでしょう。

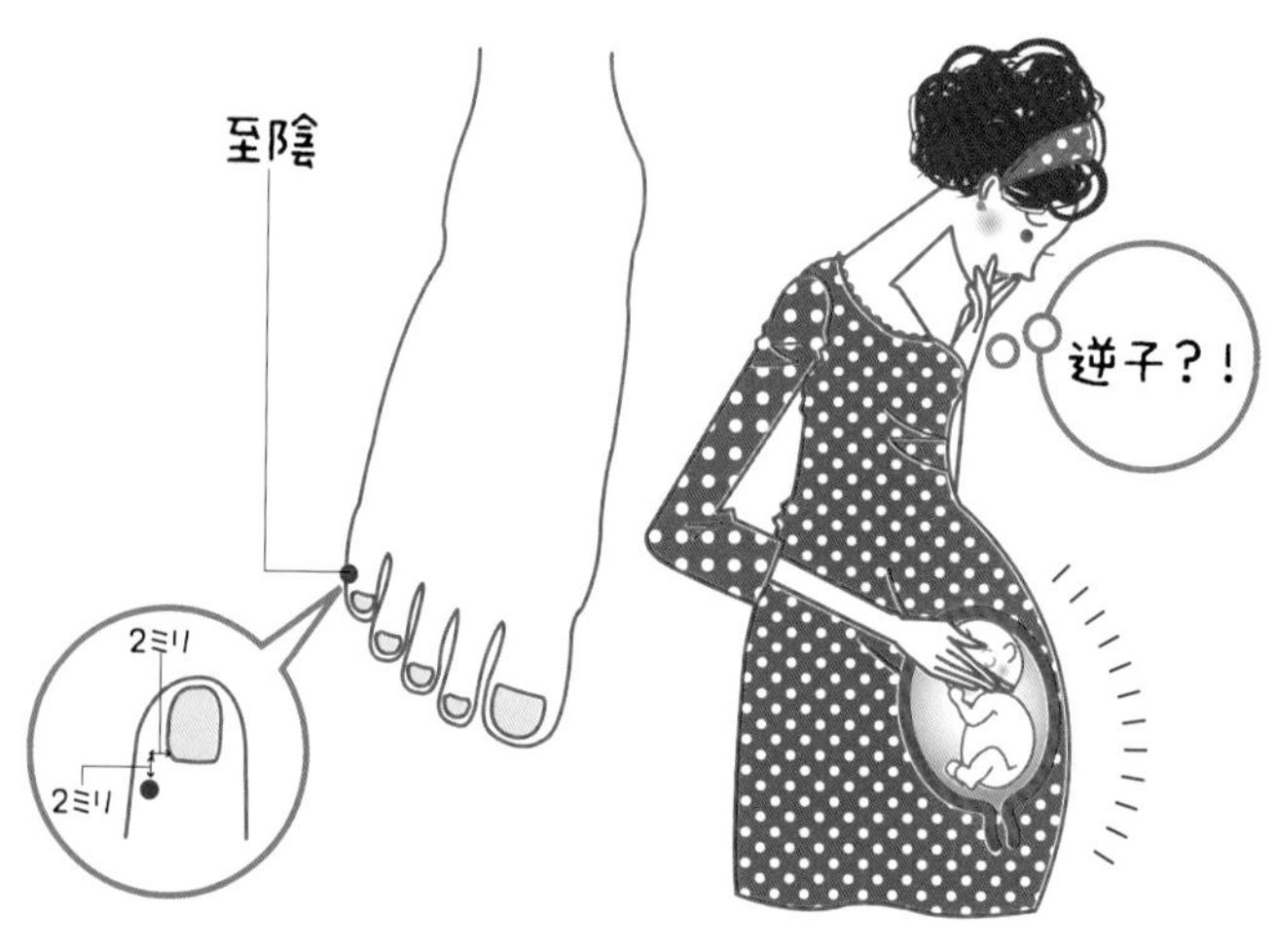

女性の症状

子宮筋腫

お灸のツボ

特効ツボ

曲泉（きょくせん）

太衝（たいしょう）、陽池（ようち）

曲泉（きょくせん）

<肝経>膝のツボ。膝を曲げてできる横じわの端、膝の内側のくぼみにある。陰部の痛みをやわらげる。

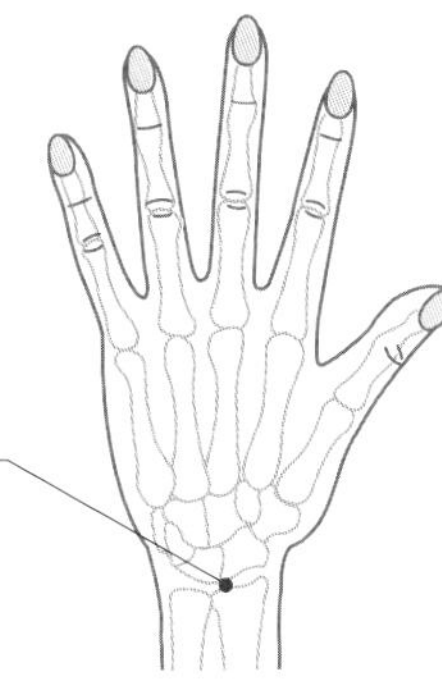

陽池（ようち）

<三焦経>手の甲のツボ。手首の中央にあり、くぼみが目印。冷えを抑えて、月経痛を改善する。

太衝（たいしょう）

<肝経>足の甲のツボ。親指と人差し指の骨が交わるところにあり、くぼみが目印。腰痛を抑える。

婦人科疾患に効くツボで痛みを緩和

子宮筋腫は子宮の筋肉にできる良性の腫瘍ですが、大きくなると月経痛などの症状に苦しめられます。「曲泉」は陰部痛を抑えるツボで、月経痛などの緩和が期待できます。「太衝」は子宮出血や腰痛、「陽池」は血液循環をよくして手足の冷えなどに効果があり、月経痛の改善に役立ちます。筋腫のある人はまず産婦人科で診てもらいましょう。

女性の症状

更年期障害

お灸のツボ

特効ツボ

膻中(だんちゅう)

期門(きもん)、手三里(てさんり)、三陰交(さんいんこう)、太衝(たいしょう)、湧泉(ゆうせん)、百会(ひゃくえ)

不安やイライラなど精神症状に効く「膻中」

更年期とは、閉経前後それぞれの約5年間、合計10年間のこと。多くの場合、50歳前後がその時期に当たります。更年期になると女性ホルモンの分泌が低下して、冷えのぼせ、突然の発汗、イライラ、不安、動悸、息切れ、頭痛、肩こりなど様々な症状が出てくることがあります。こうした症状を更年期障害といいます。

そうした症状の中でも、イライラや不安など精神的な症状によく効くのが「膻中」です。「百会」は頭がぼんやりするときに、「太衝」はイライラして眠れないときに効果があります。

「手三里」は上半身のどんな症状にも、「三陰交」は女性のあらゆる症状に、「湧泉」も様々な症状に対応できる便利なツボです。

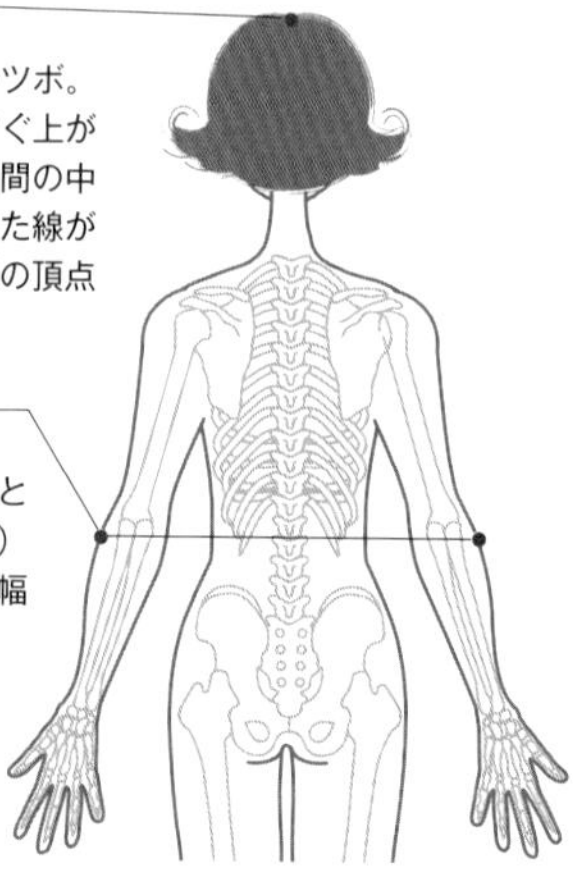

百会(ひゃくえ)

<督脈>頭のツボ。両耳をまっすぐ上がった線と、眉間の中心から上がった線が交差する、頭の頂点にある。

手三里(てさんり)

<大腸経>腕のツボ。肘を曲げたときにできる横じわの外端（親指側）のくぼみから、手先に向かって指幅3本のところにある。

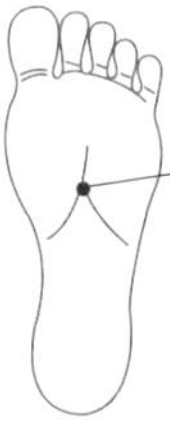

湧泉(ゆうせん)

<腎経>足裏のツボ。左右の中央でつま先からかかとへ約3分の1のところにあり、くぼみが目印。気を充実させ、症状を改善させる。

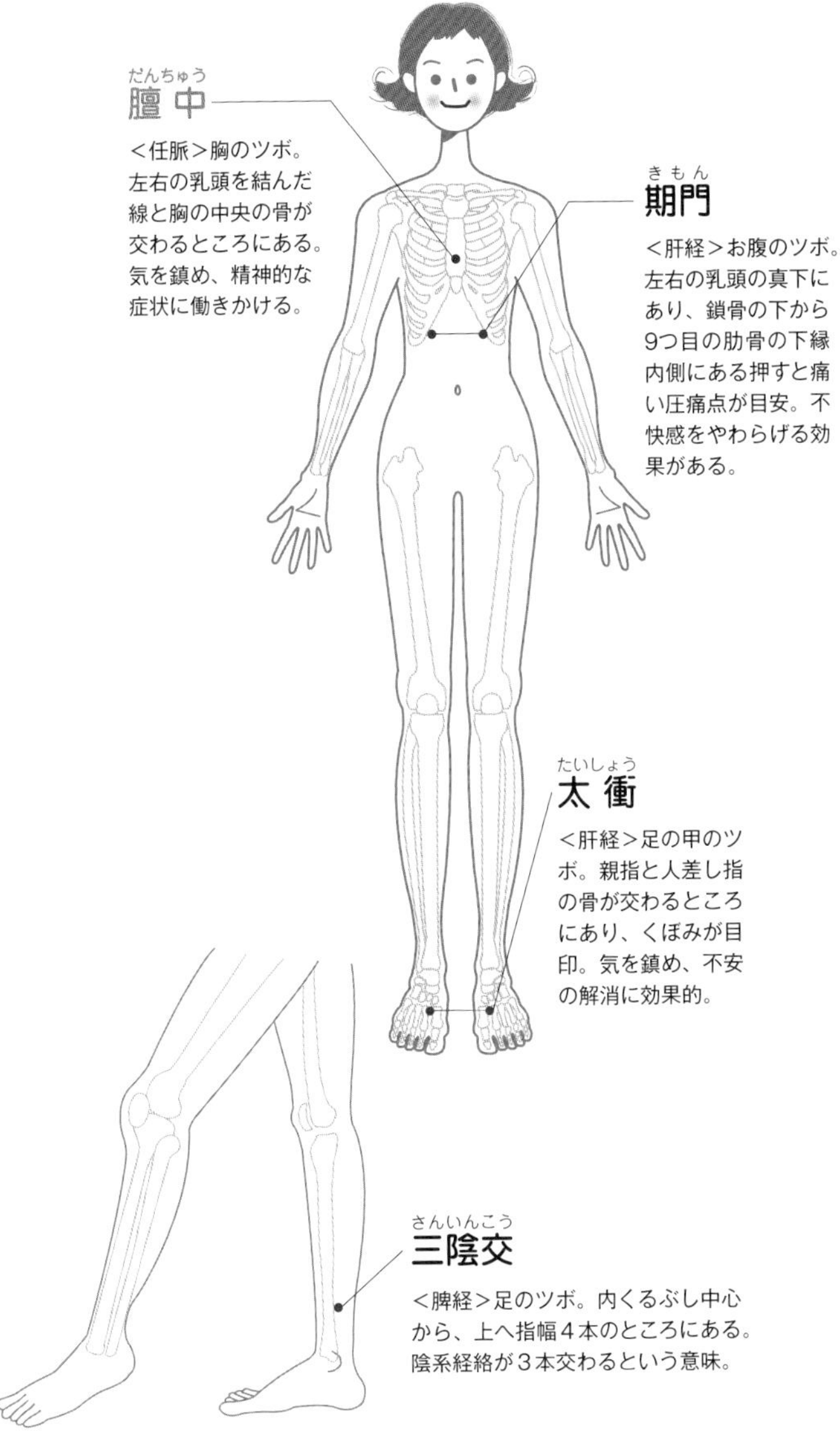
だんちゅう
膻中
<任脈>胸のツボ。
左右の乳頭を結んだ
線と胸の中央の骨が
交わるところにある。
気を鎮め、精神的な
症状に働きかける。
きもん
期門
<肝経>お腹のツボ。
左右の乳頭の真下に
あり、鎖骨の下から
9つ目の肋骨の下縁
内側にある押すと痛
い圧痛点が目安。不
快感をやわらげる効
果がある。
たいしょう
太衝
<肝経>足の甲のツ
ボ。親指と人差し指
の骨が交わるところ
にあり、くぼみが目
印。気を鎮め、不安
の解消に効果的。
さんいんこう
三陰交
<脾経>足のツボ。内くるぶし中心
から、上へ指幅４本のところにある。
陰系経絡が３本交わるという意味。

子どもの症状

夜泣き・疳の虫

お灸のツボ

特効ツボ

身柱（しんちゅう）

膏肓（こうこう）

神経の高ぶりを鎮めるツボが有効

子どもが夜なかなか寝付かなくて、わけもなく泣き叫んだりすると、母親はあわてがち。そんなときの特効ツボが「身柱」。神経の高ぶりを鎮めるツボで、子どもの疳の虫を抑えます。「膏肓」はイライラしない、よく眠れるようになる効能が期待できます。お灸が無理なら抱っこして、背中のツボのあたりをさすってあげるだけでも違います。

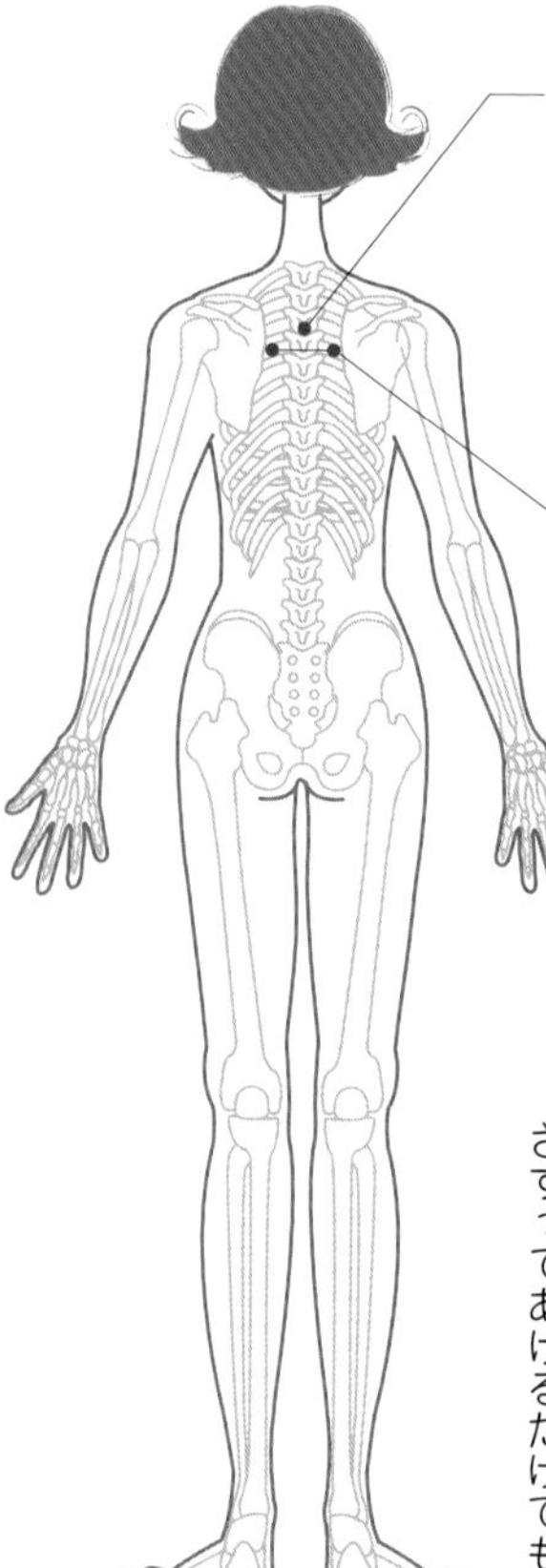

身柱（しんちゅう）

<督脈>背中のツボ。上から３つ目と４つ目の胸椎の間にある。気を鎮める作用があり、寝付きをよくする。

膏肓（こうこう）

<膀胱経>背中のツボ。上から４つ目と５つ目の胸椎の間より左右へ指幅４本のところにある。イライラを抑える。

子どもの症状
夜尿症

お灸のツボ

特効ツボ　湧泉（ゆうせん）

命門（めいもん）、腎兪（じんゆ）

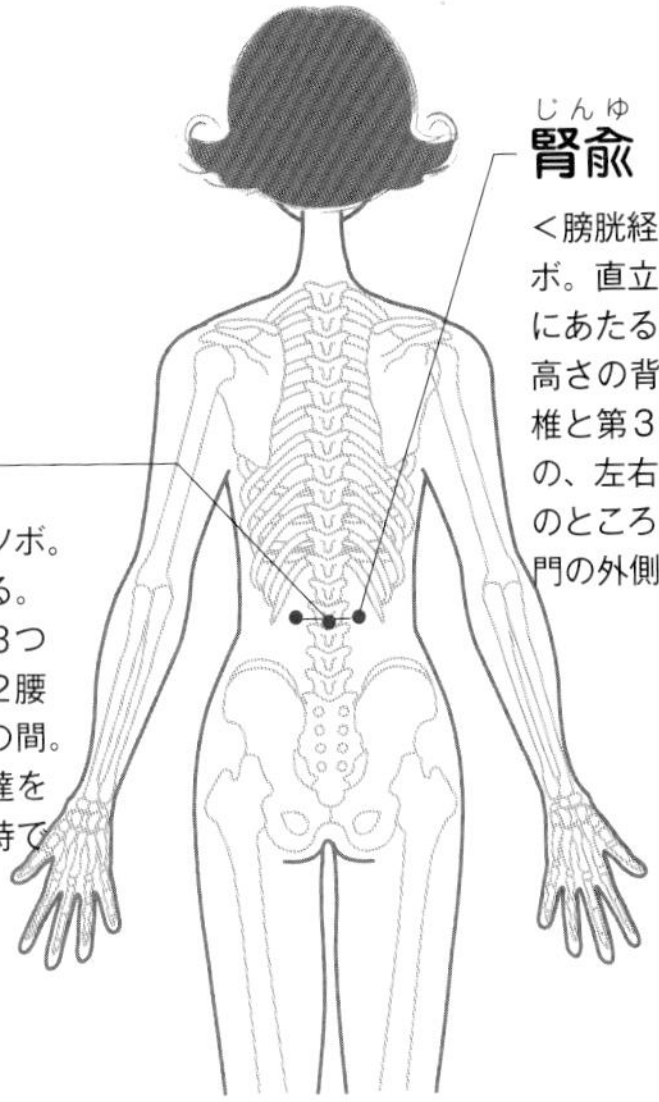

腎兪（じんゆ）

<膀胱経>背中のツボ。直立で肘が脇腹にあたる位置と同じ高さの背骨（第2腰椎と第3腰椎の間）の、左右へ指幅2本のところにある。命門の外側。

命門（めいもん）

<督脈>背中のツボ。へその真裏にある。上から2つ目と3つ目の腰の骨（第2腰椎と第3腰椎）の間。肝臓や膀胱の発達を助ける効果が期待できる。

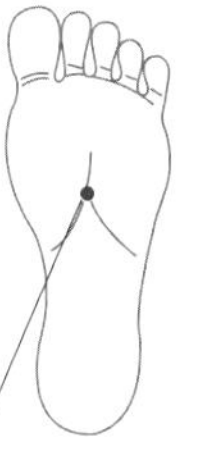

湧泉（ゆうせん）

<腎経>足裏のツボ。左右の中央で、つま先からかかとへ約3分の1のところにあり、くぼみが目印。内臓機能を高める。

未発達の内臓の働きを高めて予防

赤ちゃんのうちはともかく、小学生になってもおねしょをしているとやはり心配です。そんなときはツボ療法を試してみましょう。「湧泉」は生命の素となる気が湧き出て全身を巡り、内臓の働きを高め、夜尿症にもよく効きます。夜尿症は腎臓や膀胱、自律神経の未発達が原因のことも。膀胱経の「命門」「腎兪」で腎臓や膀胱の発達を促しましょう。

子どもの症状

小児喘息

お灸のツボ

特効ツボ

大椎（だいつい）

肺兪（はいゆ）、腎兪（じんゆ）、命門（めいもん）、中府（ちゅうふ）、孔最（こうさい）、足三里（あしさんり）

アレルギー体質を改善、症状の緩和も

代表的なアレルギーの病気が小児喘息です。発作が起こるとのどがゼーゼーして咳が止まらなくなります。最悪の場合は命に関わることもありますから、症状が軽いからといって油断せず、アレルギー専門医の治療を受けましょう。

東洋医学で目指すのは、小児喘息を引き起こすアレルギー体質の改善です。アレルギー体質改善が期待できる「大椎」は、体の免疫力を高めて喘息やアトピーに効果があります。同じく「肺兪」「腎兪」「命門」も体質改善が期待できるツボです。

喘息の症状に対しては、咳や痰を和らげて呼吸をスムーズにする「中府」、急に咳き込んだときに有効な「孔最」、どんな症状にも効く万能ツボの「足三里」が症状緩和に役立ちます。

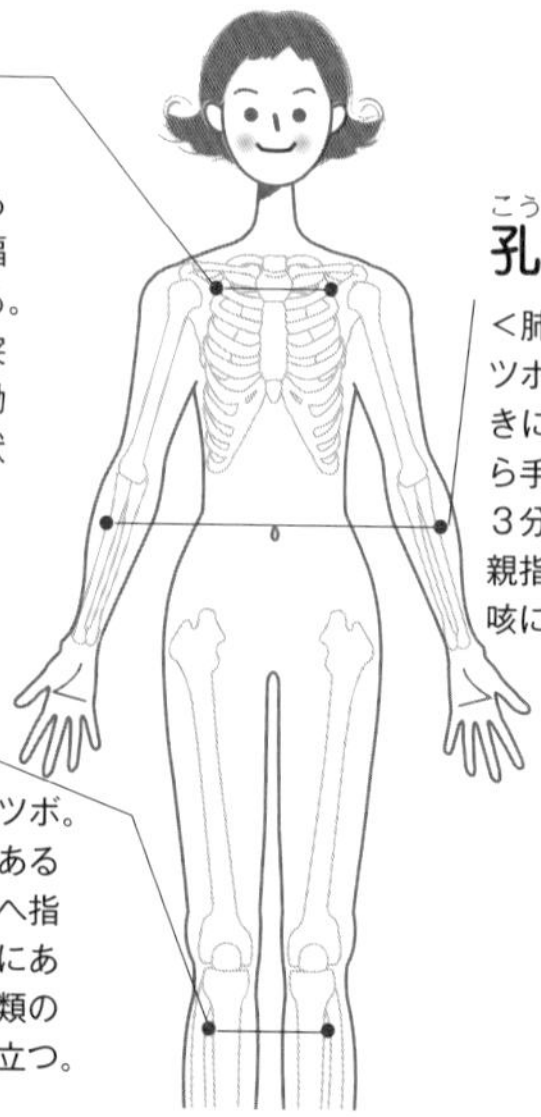

中府（ちゅうふ）

<肺経>肩のツボ。鎖骨外端の下にあるくぼみから下へ指幅２本のところにある。肩甲骨の前にある突起の下。呼吸器の働きを促し、喘息症状に有効。

孔最（こうさい）

<肺経>腕の内側のツボ。肘を曲げたときにできる横じわから手首へ向かって約３分の１のところで、親指側にある。急な咳に効果的。

足三里（あしさんり）

<胃経>すねのツボ。膝蓋骨の外側にあるくぼみから、下へ指幅４本のところにある。あらゆる種類の症状の緩和に役立つ。

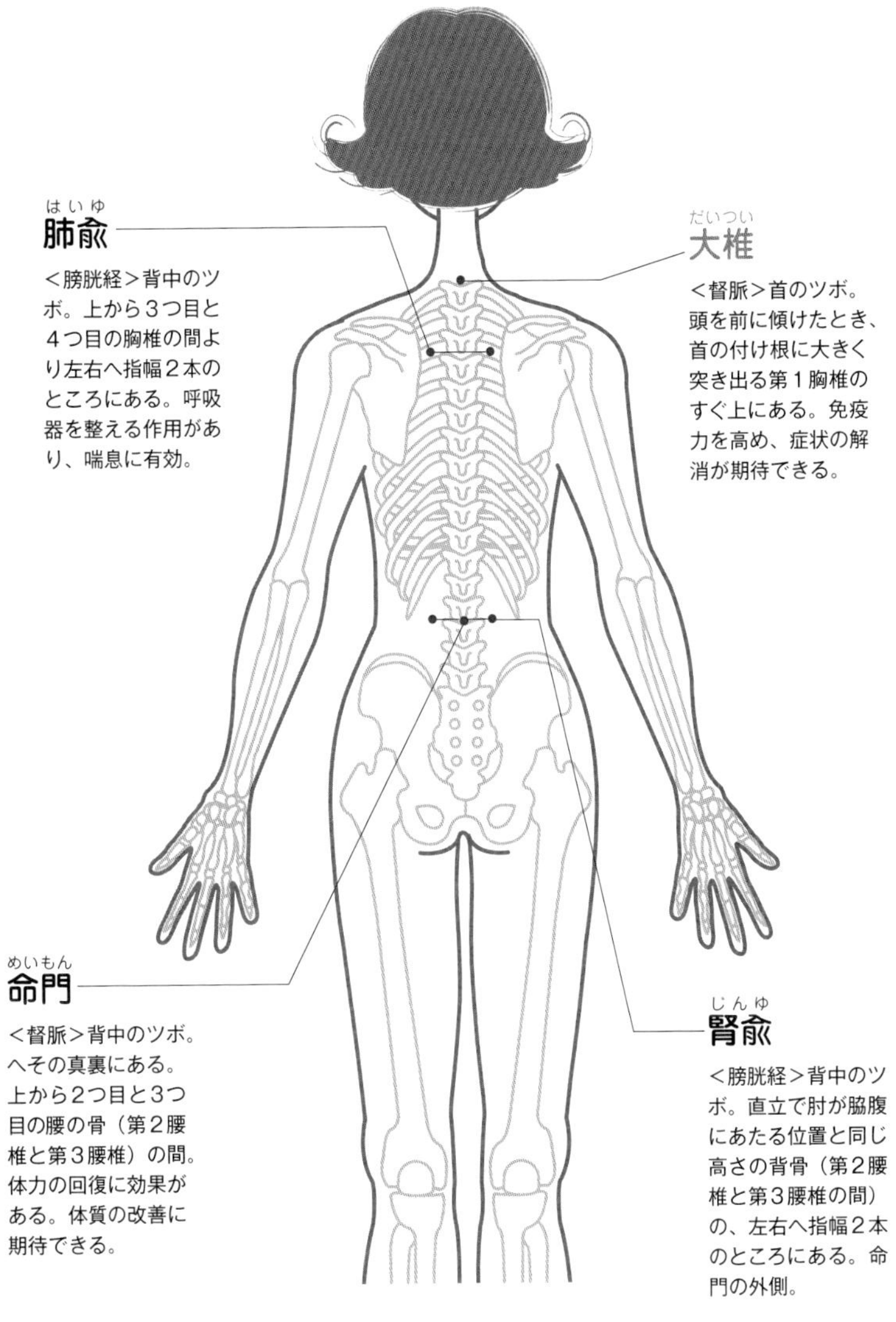
はいゆ
肺兪
＜膀胱経＞背中のツボ。上から３つ目と４つ目の胸椎の間より左右へ指幅２本のところにある。呼吸器を整える作用があり、喘息に有効。
だいつい
大椎
＜督脈＞首のツボ。頭を前に傾けたとき、首の付け根に大きく突き出る第１胸椎のすぐ上にある。免疫力を高め、症状の解消が期待できる。
めいもん
命門
＜督脈＞背中のツボ。へその真裏にある。上から２つ目と３つ目の腰の骨（第２腰椎と第３腰椎）の間。体力の回復に効果がある。体質の改善に期待できる。
じんゆ
腎兪
＜膀胱経＞背中のツボ。直立で肘が脇腹にあたる位置と同じ高さの背骨（第２腰椎と第３腰椎の間）の、左右へ指幅２本のところにある。命門の外側。

筋肉・骨・神経の症状

首・肩こり

お灸のツボ

特効ツボ
肩井（けんせい）

肩外兪（けんがいゆ）、肩中兪（けんちゅうゆ）、百労（ひゃくろう）、天柱（てんちゅう）、風池（ふうち）、合谷（ごうこく）

肩や首にあるツボへの刺激でこりを取る

最近はパソコンを使う機会が増え、首や肩がパンパンにこって困っている人も多いのではないでしょうか。首・肩のこりは、肩や首の筋肉が緊張して血液循環が悪くなり、疲労物質の乳酸がたまることが原因で起こります。

特効ツボの「肩井」は、肩がこるとだれもが自然に押したり、もんだりしているところ。こりを感じるところにお灸をすると、こりが和らぎます。

「肩外兪」「肩中兪」も肩を直接刺激するツボで、肩から背中にかけてのこりに有効です。首から肩へのこりは「天柱」「風池」「百労」がよく効きます。

手の甲にある「合谷」は首から上のすべての症状に効く万能ツボで、首や肩のこりに伴う頭痛や目の疲れ、歯痛にも効果があります。

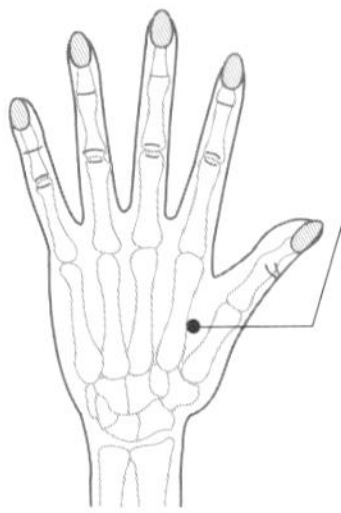

合谷（ごうこく）

＜大腸経＞手の甲のツボ。親指と人差し指の付け根にあり、押すと痛い圧痛点が目安。上半身の万能ツボとして知られている。

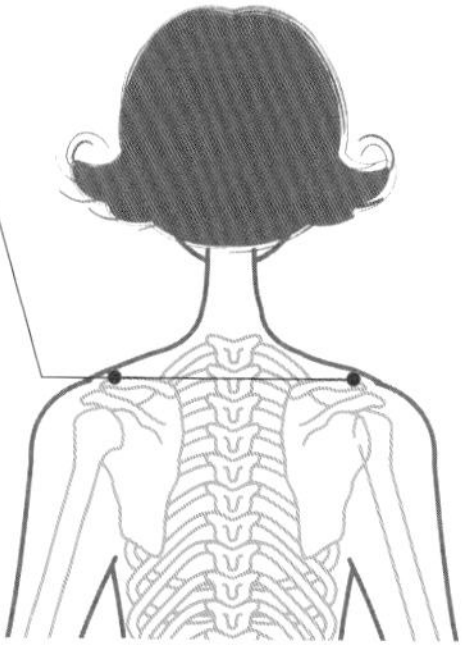

肩井（けんせい）

＜胆経＞肩のツボ。後ろの首付け根と肩先の中間にある。肩こりの代表的なツボで、こりを感じる部位に灸をすえる。

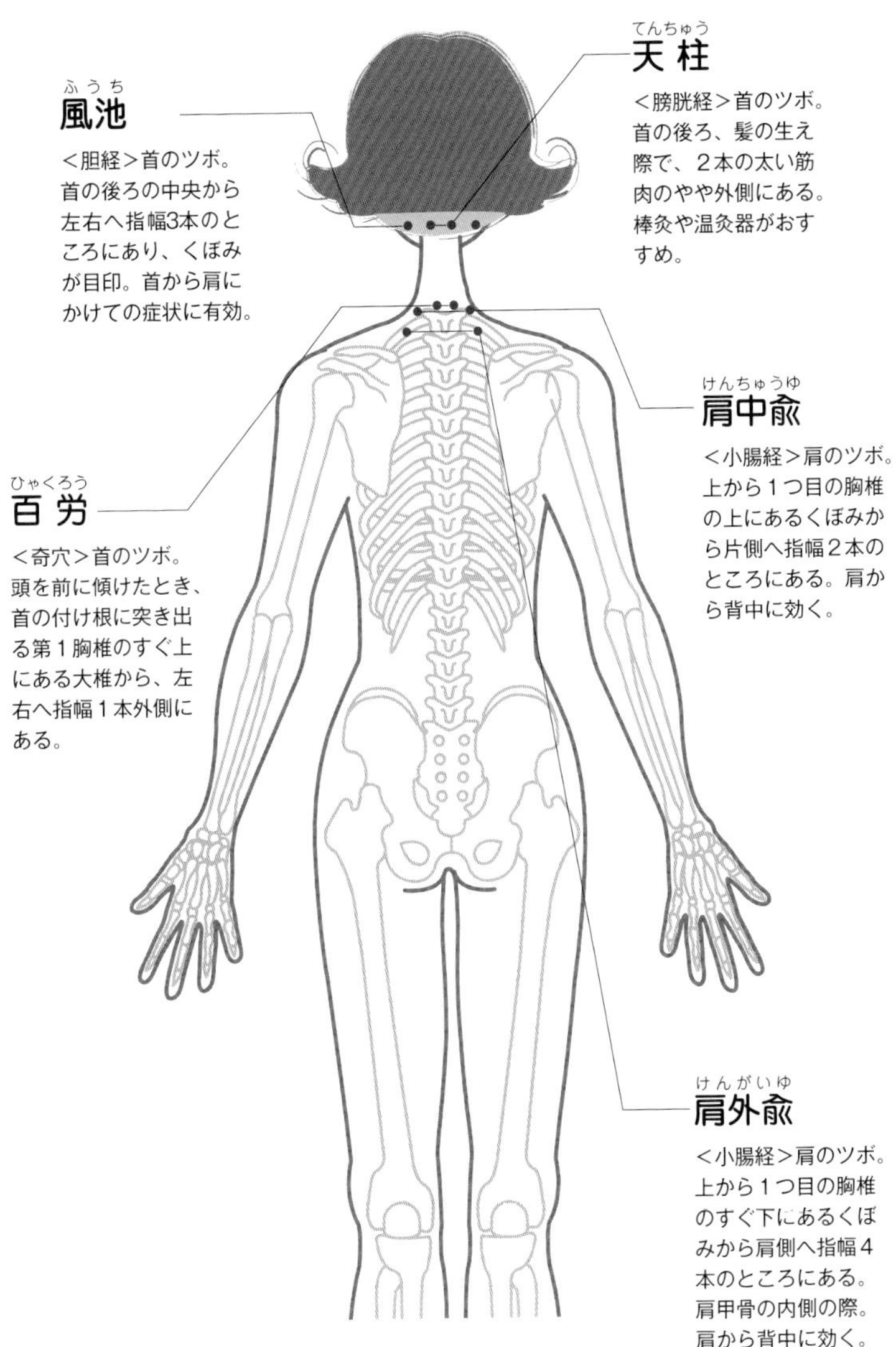
ふうち
風池
<胆経>首のツボ。
首の後ろの中央から
左右へ指幅3本のと
ころにあり、くぼみ
が目印。首から肩に
かけての症状に有効。
てんちゅう
天柱
<膀胱経>首のツボ。
首の後ろ、髪の生え
際で、2本の太い筋
肉のやや外側にある。
棒灸や温灸器がおす
すめ。
けんちゅうゆ
肩中兪
<小腸経>肩のツボ。
上から1つ目の胸椎
の上にあるくぼみか
ら片側へ指幅2本の
ところにある。肩か
ら背中に効く。
ひゃくろう
百労
<奇穴>首のツボ。
頭を前に傾けたとき、
首の付け根に突き出
る第1胸椎のすぐ上
にある大椎から、左
右へ指幅1本外側に
ある。
けんがいゆ
肩外兪
<小腸経>肩のツボ。
上から1つ目の胸椎
のすぐ下にあるくぼ
みから肩側へ指幅4
本のところにある。
肩甲骨の内側の際。
肩から背中に効く。

筋肉・骨・神経の症状

五十肩

お灸のツボ

特効ツボ

肩髃（けんぐう）

肩髎（けんりょう）、肩貞（けんてい）、中府（ちゅうふ）、天井（てんせい）、合谷（ごうこく）、頸椎脊際点（けいついせきさいてん）、臂臑（ひじゅ）

肩から腕にかけてのツボで痛みを緩和

ある日突然、肩が痛くて腕が上がらなくなる――。こうした肩の痛みは40代、50代に多く見られることから一般には四十肩、五十肩と呼ばれますが、正式には肩関節周囲炎といいます。肩が痛くて肩関節の可動域も狭くなり、洋服の脱ぎ着がうまくできない、ブラジャーのホックが後ろで留められないなど、日常生活にも支障が出てきます。

五十肩は冷やすと悪化するので、お灸がおすすめです。五十肩によく効く特効ツボが「肩髃」です。このツボを中心に、やはり五十肩に効くとされる「肩髎」「肩貞」「天井」「中府」「臂臑」を組み合わせてお灸をするとより効果的です。

「合谷」は首から上のすべての症状に効く万能ツボで、肩こりや五十肩にも効果があります。

肩髃（けんぐう）

<大腸経>肩のツボ。腕を真横に上げて水平にしたとき、肩の胸側の方にできるくぼみにある。血液の流れを整える。

中府（ちゅうふ）

<肺経>肩のツボ。鎖骨外端の下にあるくぼみから下へ指幅２本のところにある。肩甲骨の前にある突起の下。肺の働きを助け、リンパの流れを促す。

臂臑（ひじゅ）

<大腸経>腕のツボ。肘の横じわから肩先に向かった線上で、中間点にある。温めると白内障にも効果がある。

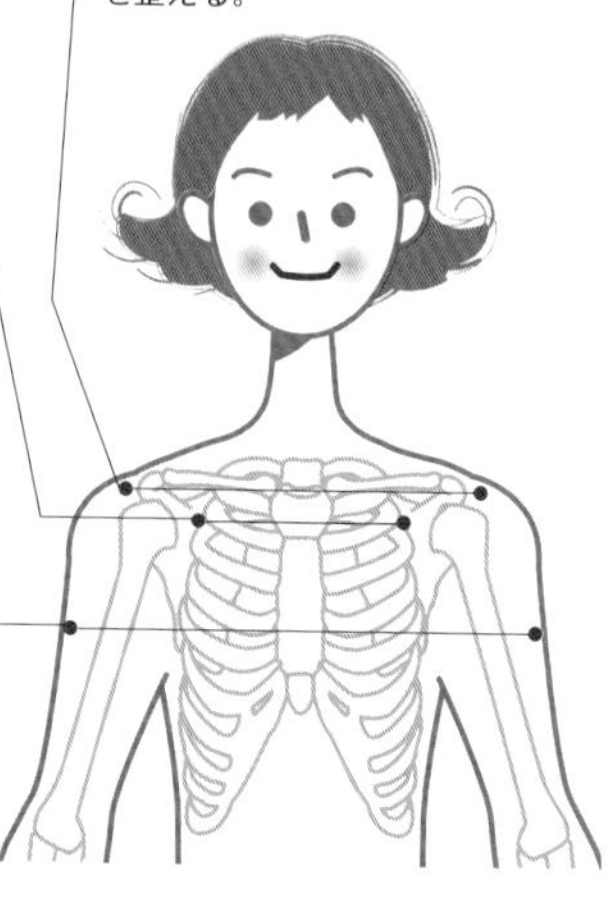

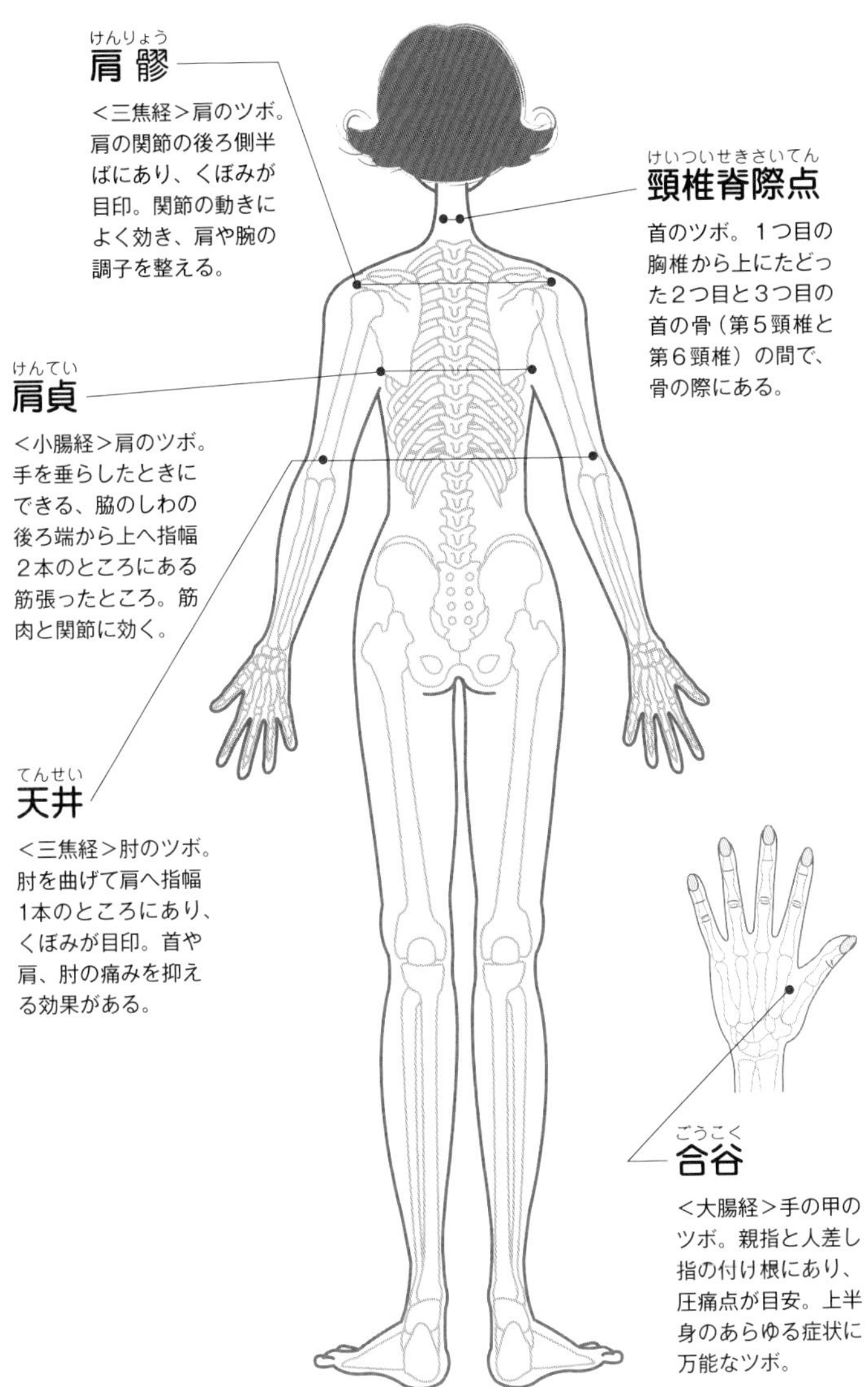
けんりょう
肩髎
<三焦経>肩のツボ。肩の関節の後ろ側半ばにあり、くぼみが目印。関節の動きによく効き、肩や腕の調子を整える。
けんてい
肩貞
<小腸経>肩のツボ。手を垂らしたときにできる、脇のしわの後ろ端から上へ指幅2本のところにある筋張ったところ。筋肉と関節に効く。
てんせい
天井
<三焦経>肘のツボ。肘を曲げて肩へ指幅1本のところにあり、くぼみが目印。首や肩、肘の痛みを抑える効果がある。
けいついせきさいてん
頸椎脊際点
首のツボ。1つ目の胸椎から上にたどった2つ目と3つ目の首の骨（第5頸椎と第6頸椎）の間で、骨の際にある。
ごうこく
合谷
<大腸経>手の甲のツボ。親指と人差し指の付け根にあり、圧痛点が目安。上半身のあらゆる症状に万能なツボ。

筋肉・骨・神経の症状

肘の痛み

お灸のツボ

特効ツボ　肩髃（けんぐう）

曲池（きょくち）、少海（しょうかい）、裏手三里（うらてさんり）、天井（てんせい）、肘髎（ちゅうりょう）

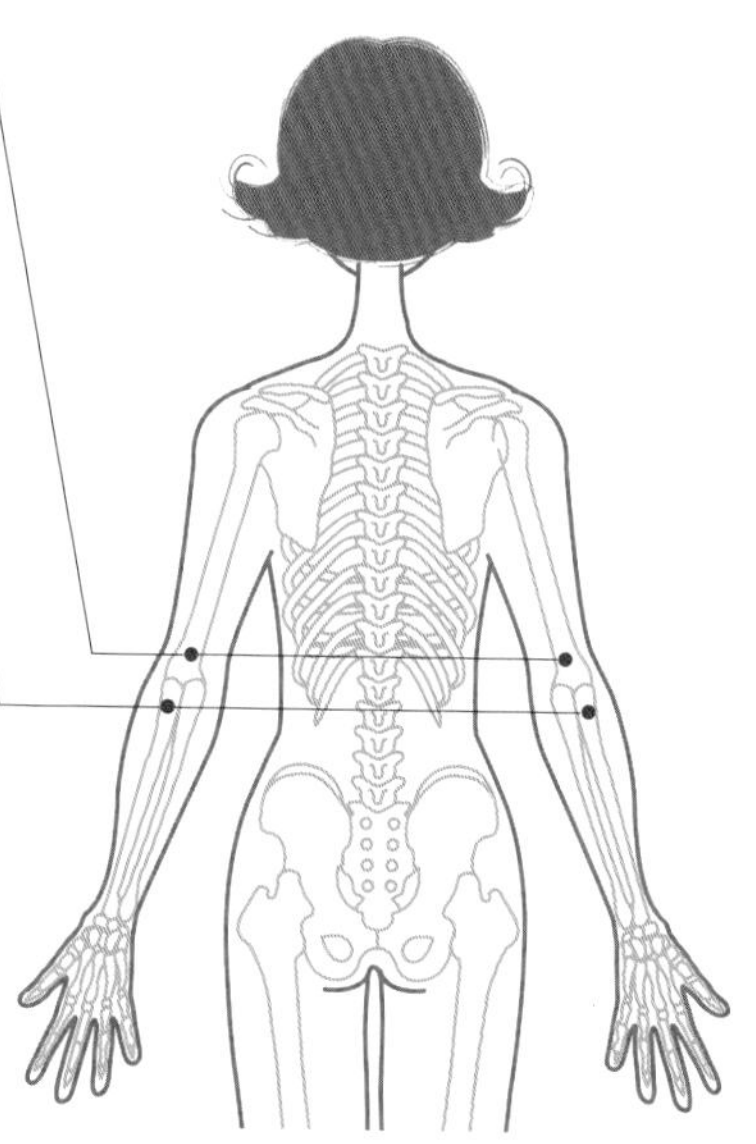

テニス肘なども肩のツボで症状を改善

テニス肘、ゴルフ肘、野球肘など、スポーツで傷めやすいのが肘。せっかく健康のために運動を始めたのに肘を傷めて続けられなくなった人もいます。それでは元も子もありません。

肘の痛みも五十肩と同様に、「肩髃」が特効ツボ。肘に痛みが出たとしても、肩関節が前肩になっていることが原因で発症することがほとんどだからです。「天井」も肘関節痛に効きます。

肘の曲がり際にできる「曲池」と「少海」は、実際にテニス肘や野球肘の治療に局所治療穴として使われているツボ。「肘髎」も肘の痛みやこわばりをやわらげてくれます。「裏手三里」は前腕外側で、曲池から指幅３本下ったところにあり、押して痛気持ちよいところです。ここも肘痛に効きます。

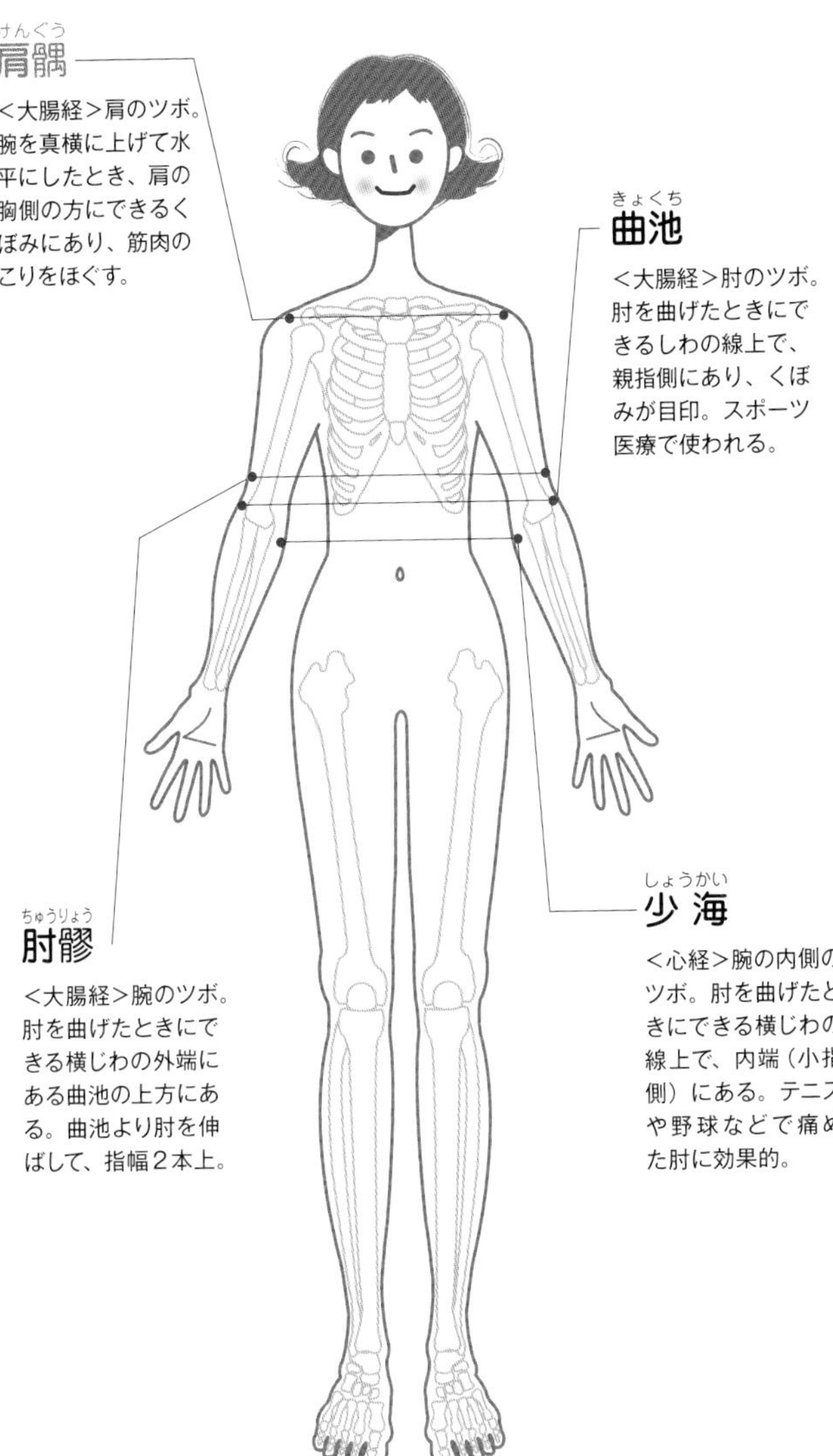

肩髃（けんぐう）
＜大腸経＞肩のツボ。腕を真横に上げて水平にしたとき、肩の胸側の方にできるくぼみにあり、筋肉のこりをほぐす。
曲池（きょくち）
＜大腸経＞肘のツボ。肘を曲げたときにできるしわの線上で、親指側にあり、くぼみが目印。スポーツ医療で使われる。
肘髎（ちゅうりょう）
＜大腸経＞腕のツボ。肘を曲げたときにできる横じわの外端にある曲池の上方にある。曲池より肘を伸ばして、指幅２本上。
少海（しょうかい）
＜心経＞腕の内側のツボ。肘を曲げたときにできる横じわの線上で、内端（小指側）にある。テニスや野球などで痛めた肘に効果的。

筋肉・骨・神経の症状

こむら返り

お灸のツボ

特効ツボ

陽陵泉(ようりょうせん)

委中(いちゅう)、承山(しょうざん)

ふくらはぎの筋肉の痙攣を鎮める

運動中や睡眠中に突然足がつって激痛が走る、こむら返り。ふくらはぎの筋肉が痙攣することが原因で起こります。こうした、ふくらはぎの筋肉の痙攣によく効くのが「陽陵泉」です。痙攣を起こす神経の興奮を鎮め、筋肉の緊張をやわらげます。「委中」と「承山」もこむら返りに効くツボ。足がつる原因は、7〜8割が冷えから。やはり足首や足元は冷やさないようにしましょう。

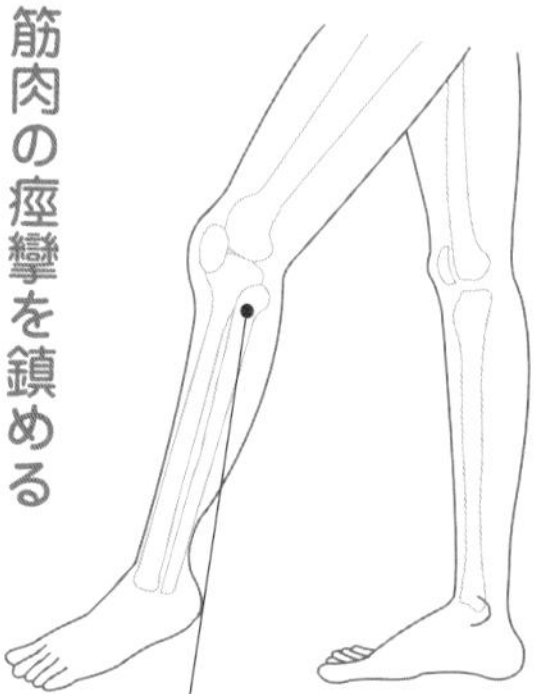

陽陵泉(ようりょうせん)

<胆経>足のツボ。膝の真横下に突起している骨の下にあり、押すと痛い圧痛点が目安。筋肉の痙攣に効く。

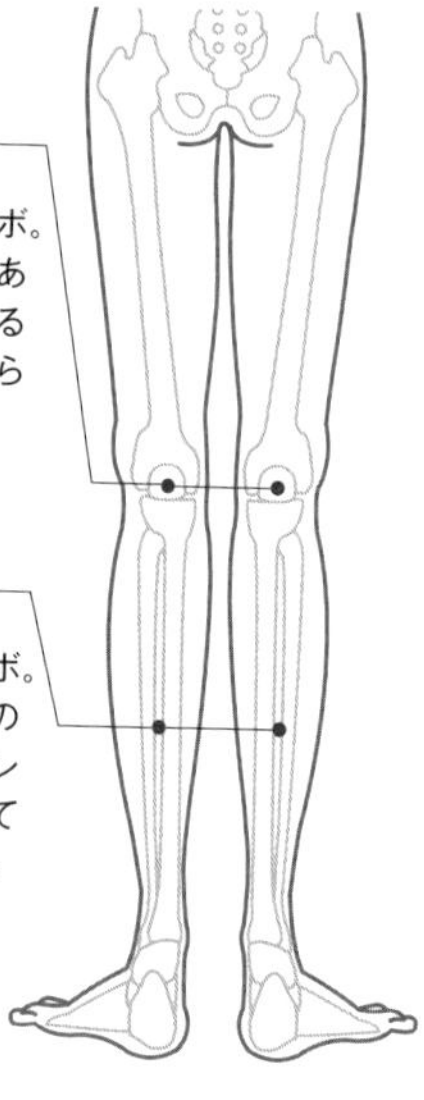

委中(いちゅう)

<膀胱経>足のツボ。膝の裏側の中心にある。むくみを抑える効果があり、こむら返りに効く。

承山(しょうざん)

<膀胱経>足のツボ。ふくらはぎの筋肉の下端にある。アキレス腱から上に探して筋肉との境が目印。

近江商人ともぐさ

この絵は、江戸後期の浮世絵師・安藤広重が描いた木曽街道六十九次・柏原宿。本書 P.20 でも紹介している柏原のもぐさ屋、亀屋の江戸時代の店頭風景です。右端に鎮座する耳たぶが異様に大きな人形は、亀屋の番頭、福助さんの人形。真心こめた接客でもぐさ屋を繁盛させた福助さんは、福助人形のモデルになったといわれています。今も亀屋の店頭には、絵と同じ大きな福助人形が飾られています。江戸期の柏原は、すでに伊吹もぐさの名産地として全国に知られ、10 数軒ものもぐさ屋が軒を並べていたといいます。伊吹もぐさの名を広めたのは、もぐさを商う近江商人たち。亀屋 6 代目の七兵衛さんは、江戸吉原で豪遊したとき、遊女たちに「江州柏原伊吹山のふもとの亀屋左京の切りもぐさ」の歌を教え、客の前で歌うことをお願いして、歌が全国に広まっていったとか。これはまさにCMソング。近江商人の優れた商才がうかがえます。

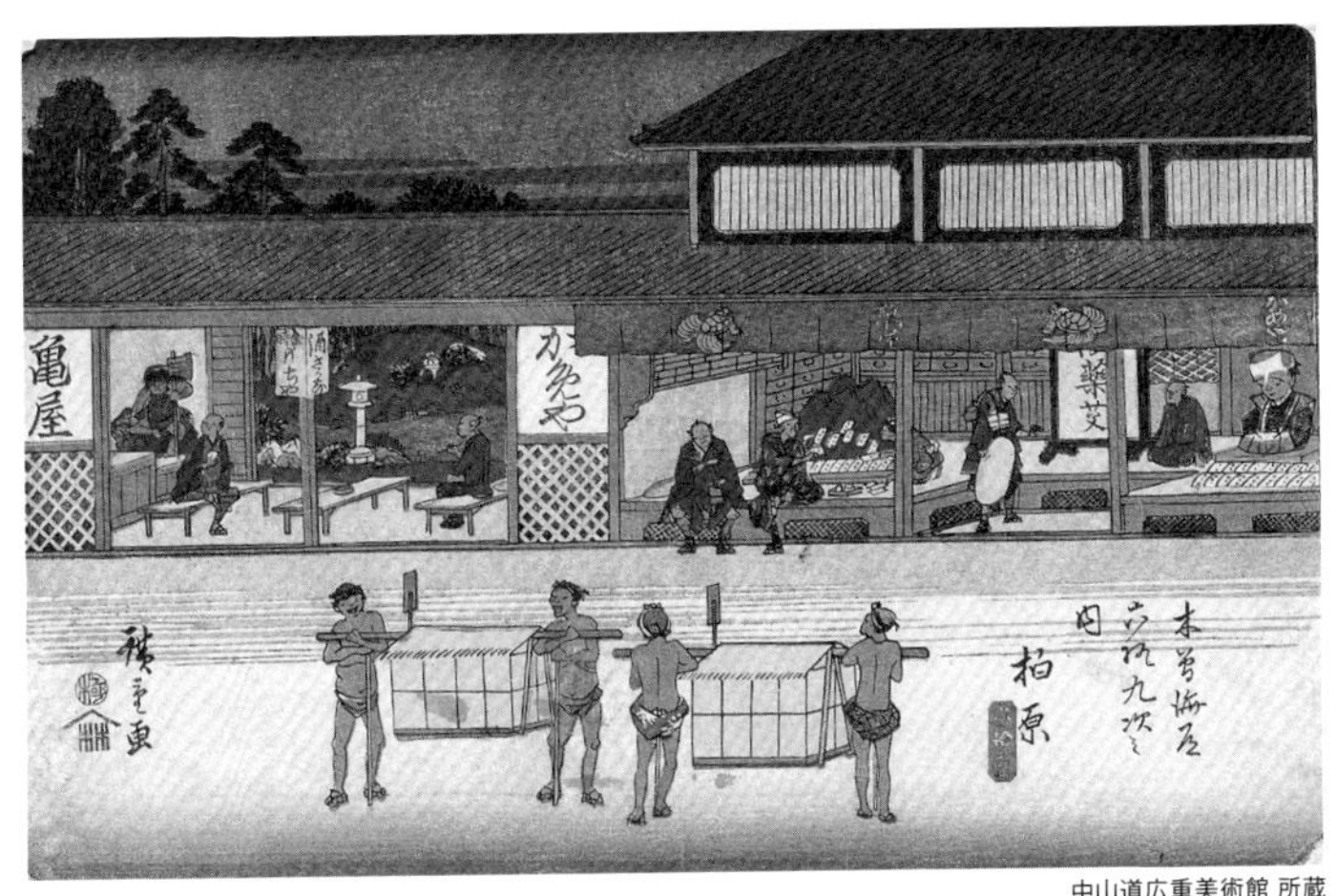

中山道広重美術館 所蔵

筋肉・骨・神経の症状

腱鞘炎（けんしょうえん）

お灸のツボ

なし

特効ツボ

少海（しょうかい）、曲池（きょくち）、大陵（だいりょう）、太淵（たいえん）、陽池（ようち）、三陽絡（さんようらく）、痛（いた）めた腱（けん）の圧痛点（あっつうてん）

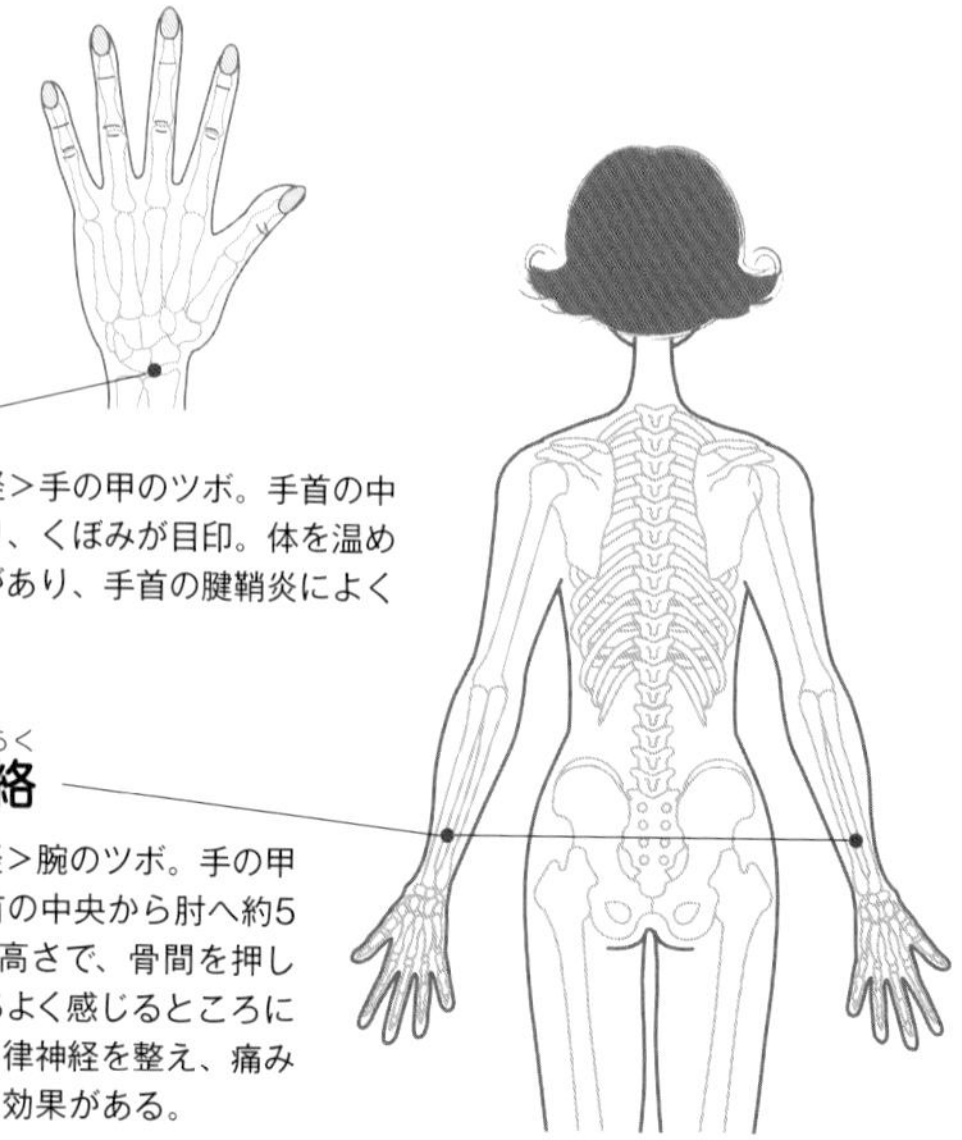

傷めた腱の場所で有効なツボが異なる

腱鞘炎はパソコンやスポーツ、楽器演奏など手をよく使う職業の人がなりやすい疾患です。手首などを酷使した結果、手首や指の腱が炎症を起こします。うずくような痛みや腫れを伴うのが特徴。症状が軽いときはツボ刺激で痛みがやわらぎます。

どこの腱が痛むかによって効果的なツボが異なります。「少海」は主に前腕の手の平側の小指側、「曲池」は親指側の手首の痛みによく効きます。手首の手の平側にある「大陵」「太淵」、手の甲側にある「陽池」「三陽絡」は、手首の腱鞘炎によく効きます。

どのツボを刺激したらよいかわからないときは、傷めた腱のある場所を押してみて、痛みを感じるところ（圧痛点）にお灸をするとよいでしょう。予防のためには指のストレッチがおすすめ。

陽池（ようち）

<三焦経>手の甲のツボ。手首の中央にあり、くぼみが目印。体を温める効果があり、手首の腱鞘炎によく効く。

三陽絡（さんようらく）

<三焦経>腕のツボ。手の甲側の手首の中央から肘へ約5分の2の高さで、骨間を押して気持ちよく感じるところにある。自律神経を整え、痛みを抑える効果がある。

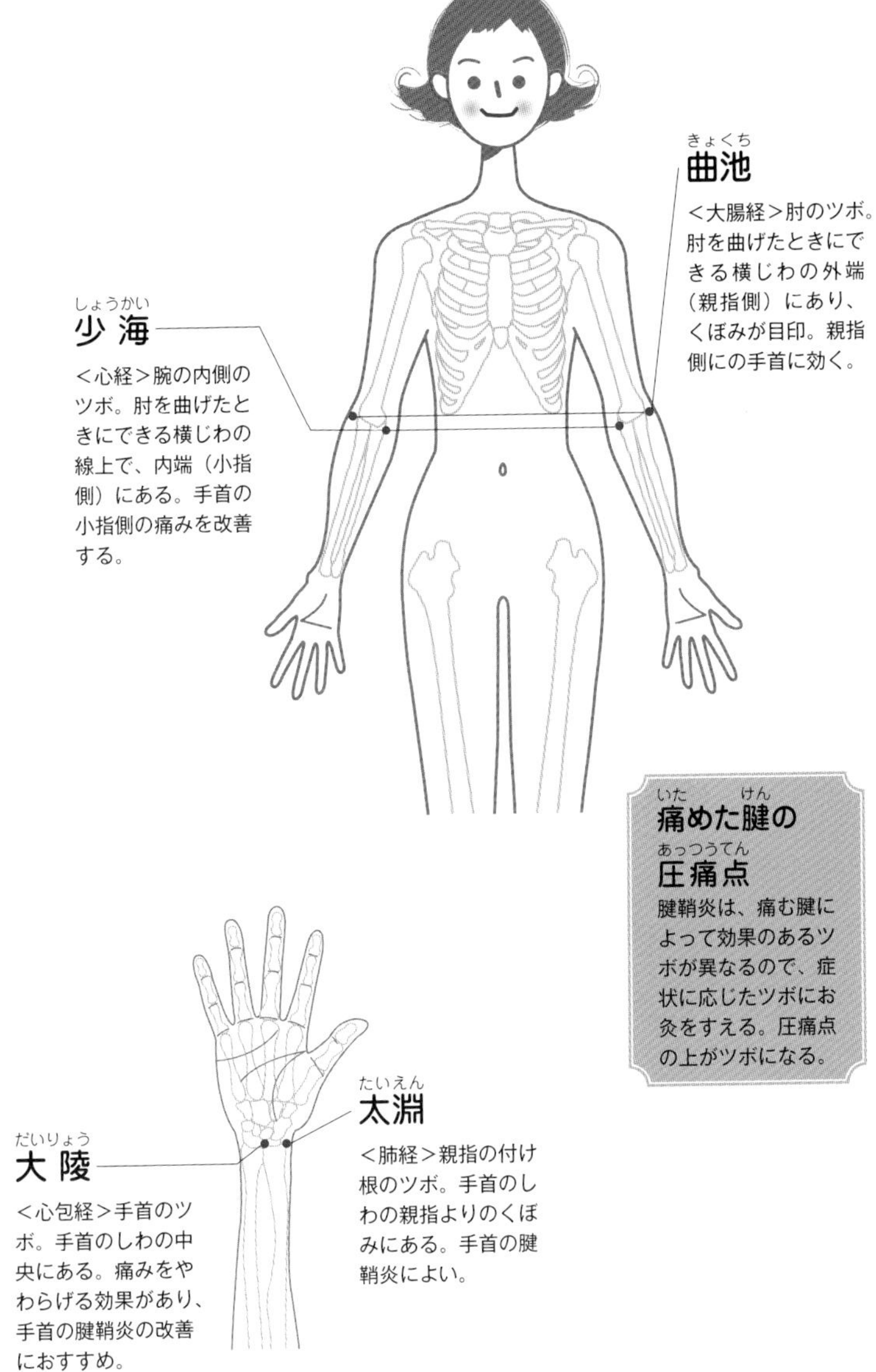
きょくち
曲池
＜大腸経＞肘のツボ。肘を曲げたときにできる横じわの外端（親指側）にあり、くぼみが目印。親指側にの手首に効く。
しょうかい
少海
＜心経＞腕の内側のツボ。肘を曲げたときにできる横じわの線上で、内端（小指側）にある。手首の小指側の痛みを改善する。
いた　けん
痛めた腱の
あっつうてん
圧痛点
腱鞘炎は、痛む腱によって効果のあるツボが異なるので、症状に応じたツボにお灸をすえる。圧痛点の上がツボになる。
たいえん
太淵
＜肺経＞親指の付け根のツボ。手首のしわの親指よりのくぼみにある。手首の腱鞘炎によい。
だいりょう
大陵
＜心包経＞手首のツボ。手首のしわの中央にある。痛みをやわらげる効果があり、手首の腱鞘炎の改善におすすめ。

筋肉・骨・神経の症状

腰の痛み

お灸のツボ

特効ツボ

腎兪（じんゆ）

膈兪（かくゆ）、肝兪（かんゆ）、大腸兪（だいちょうゆ）、殿圧（でんあつ）、承扶（しょうふ）、滑肉門（かつにくもん）、委中（いちゅう）

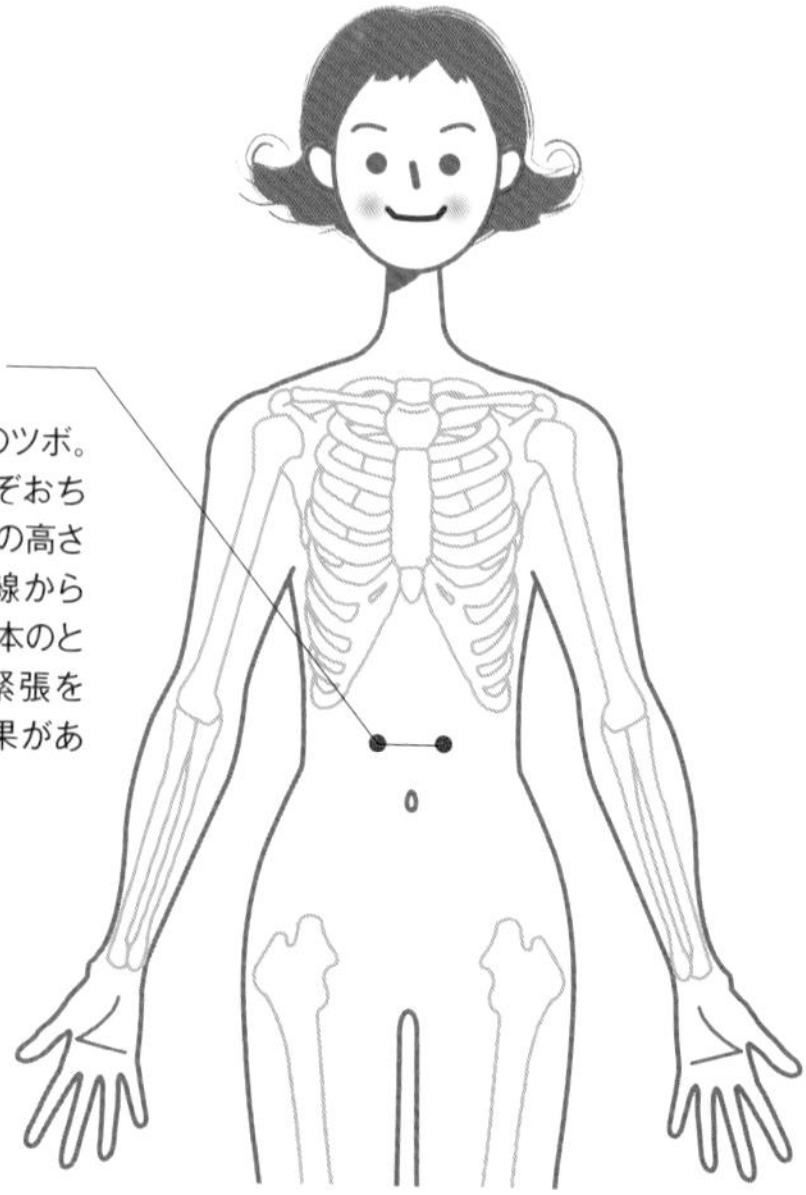

一般腰痛には、まずは腎兪から

腰痛は人類が二足歩行して以来の宿命病ともいえます。重力に逆らって二足歩行しているだけでも腰に負担がかかるのです。

通常の腰痛では、背中と腰にある「肝兪」「腎兪」「大腸兪」「殿圧」への刺激が効果的です。特に腎兪は腰痛の特効ツボです。

女性では月経不順などが原因で起こる腰痛も問題。そんな女性特有の腰痛によく効くのが女性ホルモンに働きかける「膈兪」です。膈兪は「血会」ともいい血液循環促進効果があり、月経不順と腰痛を同時に改善します。「承扶」は座骨神経痛、「滑肉門」は腰痛や肩こり、「委中」は腰背部に効果があります。また、足首を冷やすと腰痛がひどくなるので要注意です。

滑肉門（かつにくもん）

<胃経>お腹のツボ。おへそからみぞおちへ約４分の１の高さで、体の中心線から左右へ指幅３本のところにある。緊張をやわらげる効果がある。

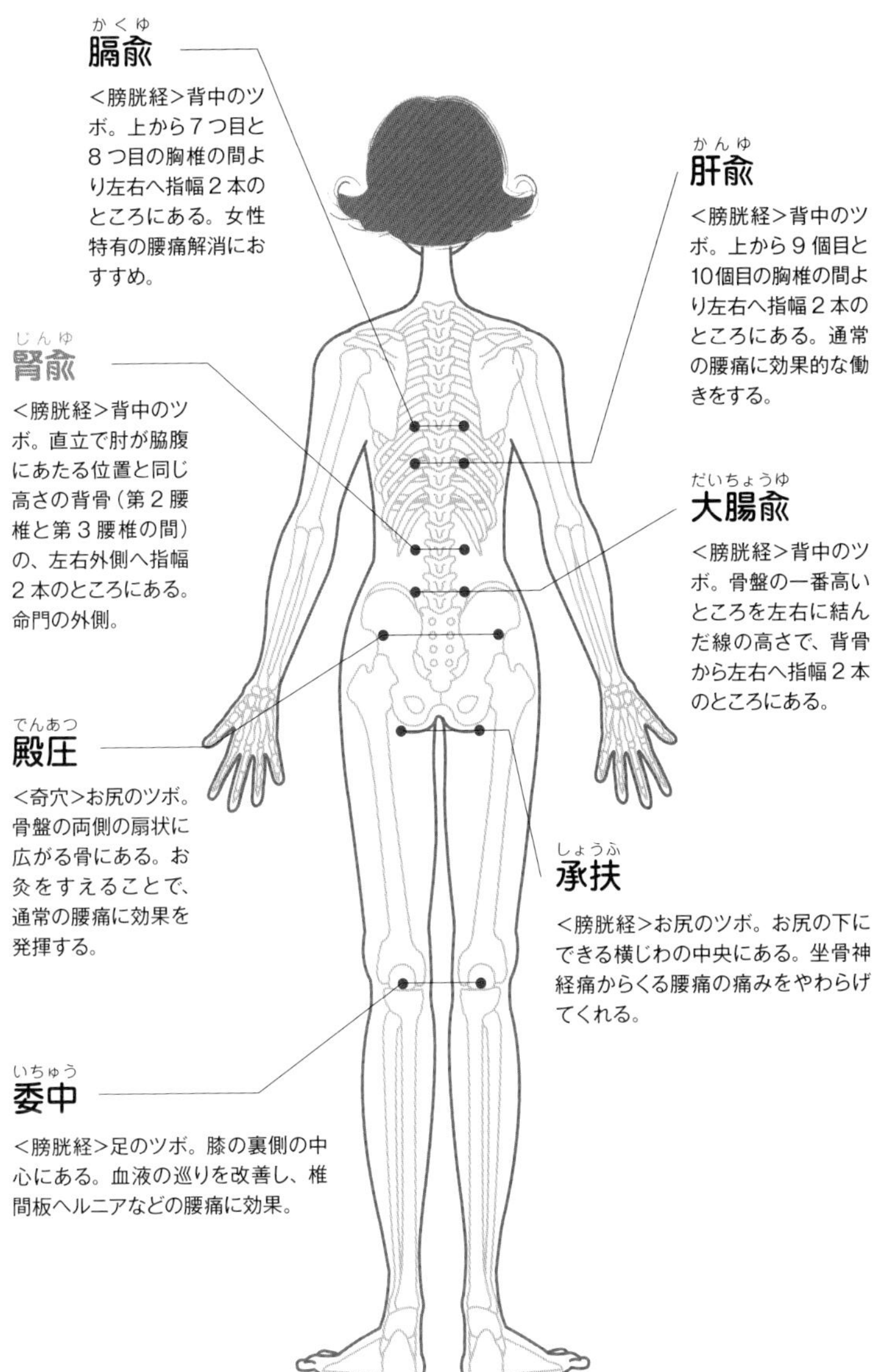
膈兪（かくゆ）
<膀胱経>背中のツボ。上から７つ目と８つ目の胸椎の間より左右へ指幅２本のところにある。女性特有の腰痛解消におすすめ。
肝兪（かんゆ）
<膀胱経>背中のツボ。上から９個目と10個目の胸椎の間より左右へ指幅２本のところにある。通常の腰痛に効果的な働きをする。
腎兪（じんゆ）
<膀胱経>背中のツボ。直立で肘が脇腹にあたる位置と同じ高さの背骨（第２腰椎と第３腰椎の間）の、左右外側へ指幅２本のところにある。命門の外側。
大腸兪（だいちょうゆ）
<膀胱経>背中のツボ。骨盤の一番高いところを左右に結んだ線の高さで、背骨から左右へ指幅２本のところにある。
殿圧（でんあつ）
<奇穴>お尻のツボ。骨盤の両側の扇状に広がる骨にある。お灸をすえることで、通常の腰痛に効果を発揮する。
承扶（しょうふ）
<膀胱経>お尻のツボ。お尻の下にできる横じわの中央にある。坐骨神経痛からくる腰痛の痛みをやわらげてくれる。
委中（いちゅう）
<膀胱経>足のツボ。膝の裏側の中心にある。血液の巡りを改善し、椎間板ヘルニアなどの腰痛に効果。

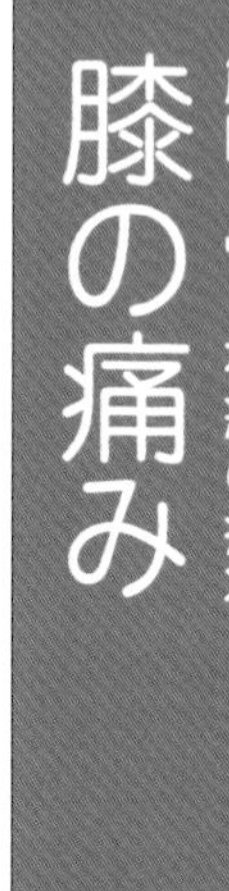

お灸のツボ

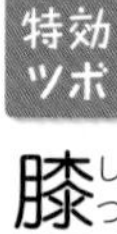

膝眼（しつがん）

梁丘（りょうきゅう）、血海（けっかい）、膝陽関（あしようかん）、委中（いちゅう）、陰陵泉（いんりょうせん）、陽陵泉（ようりょうせん）、足三里（あしさんり）

血海（けっかい）

＜脾経＞膝のツボ。膝蓋骨の内側のへりから上へ指幅３本のところにある。血液の流れを整え、膝の痛みを整える。

梁　丘（りょうきゅう）

＜胃経＞太もものツボ。膝の骨の上端から上へ指幅３本、太ももの骨の外側にある。膝の痛みと腫れを抑えてくれる。

足三里（あしさんり）

＜胃経＞すねのツボ。膝蓋骨の外側にあるくぼみから、下へ指幅４本のところにある。膝以外にも万能の効果を発揮。

膝眼（しつがん）

＜奇穴＞膝を曲げて、膝蓋骨のすぐ下にある、内側のくぼみと外側のくぼみ。痛みを抑えるツボで、腫れも防ぐ。

膝関節周辺のツボを集中的にケア

膝が痛むのは老化現象の一つともいえるのですが、若い人も他人事ではありません。運動のしすぎなどで膝を痛めたり、逆に運動不足や足の冷えから起こる事もあります。膝の痛みがあると歩かなくなり、ますます症状を悪化させるという悪循環になるので注意が必要です。

膝の痛みをやわらげるには、膝関節周辺のツボを活用しましょう。特に集中的にお灸したいのは「膝眼」「梁丘」「血海」「足三里」の4つ。いずれも膝の痛みと腫れによく効きます。血海は血液循環をスムーズにするツボなので、月経痛や貧血などにも効きます。万能ツボの足三里とともに活用度大です。「陰陵泉」は膝の関節痛、「陽陵泉」は足の疲れに、「委中」は膝や腰の痛みに役立ちます。

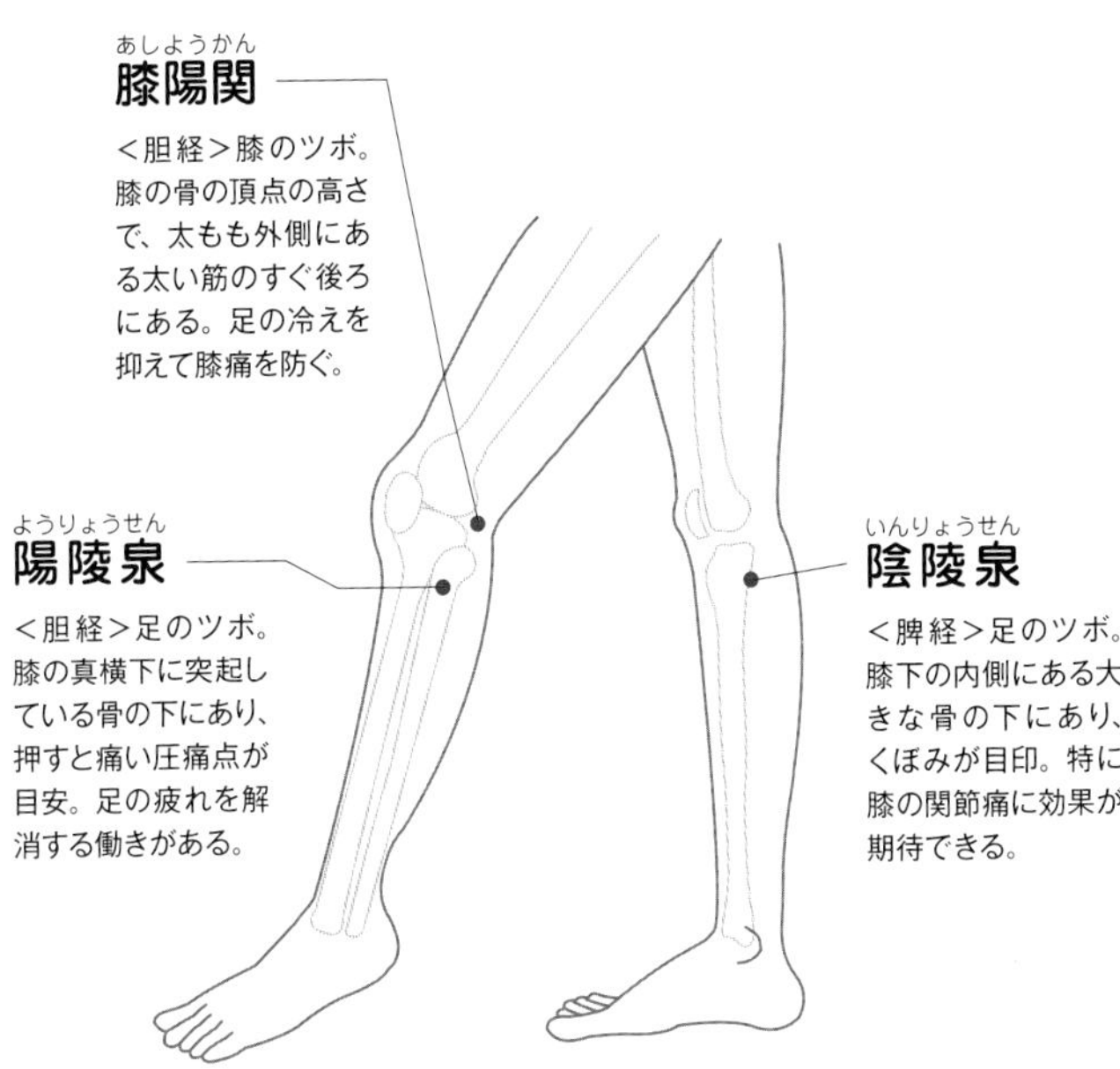

あしようかん
膝陽関

＜胆経＞膝のツボ。膝の骨の頂点の高さで、太もも外側にある太い筋のすぐ後ろにある。足の冷えを抑えて膝痛を防ぐ。

ようりょうせん
陽陵泉

＜胆経＞足のツボ。膝の真横下に突起している骨の下にあり、押すと痛い圧痛点が目安。足の疲れを解消する働きがある。

いんりょうせん
陰陵泉

＜脾経＞足のツボ。膝下の内側にある大きな骨の下にあり、くぼみが目印。特に膝の関節痛に効果が期待できる。

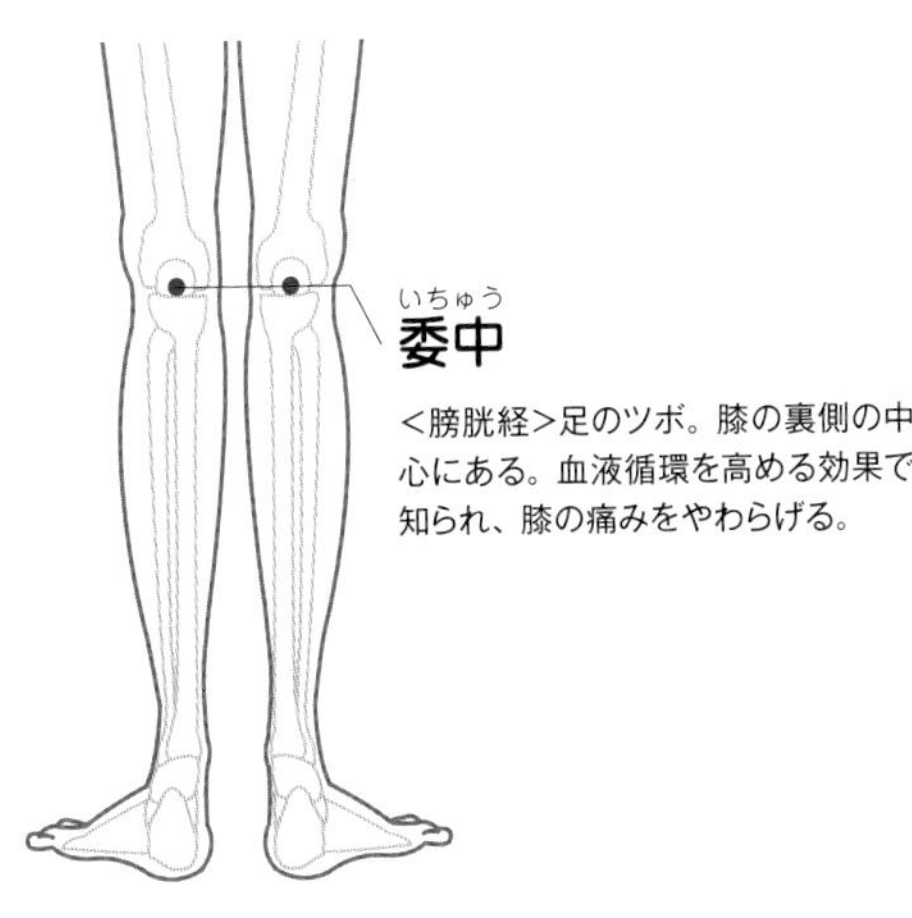

いちゅう
委中

＜膀胱経＞足のツボ。膝の裏側の中心にある。血液循環を高める効果で知られ、膝の痛みをやわらげる。

筋肉・骨・神経の症状

坐骨神経痛

お灸のツボ

特効ツボ

大腸兪、殿圧

上殿、承扶、殷門、委中、承山、崑崙

特効ツボで腰から下の痛みを解消

腰椎から足先まで走っている座骨神経が圧迫されて起こる神経痛を総称して、座骨神経痛といいます。お尻から太ももの裏、すね、ふくらはぎにかけて痛みやしびれがあるのが特徴です。

座骨神経痛の特効ツボは「大腸兪」と「殿圧」です。腰から下の痛みやしびれをやわらげます。「承扶」は座骨神経の通り道にあり、お尻や太ももの筋肉の伸長・収縮を助けます。

足にある「殷門」「委中」「承山」「崑崙」の4つのツボも活用しましょう。殷門は足のだるさを解消、委中は座骨神経痛や椎間板ヘルニアなどの痛みを軽減、承山は足の疲れを解消、崑崙も座骨神経痛や腰痛の痛みを軽減といった効果があり、足の痛みやだるさ、疲れをとるのに役立ちます。

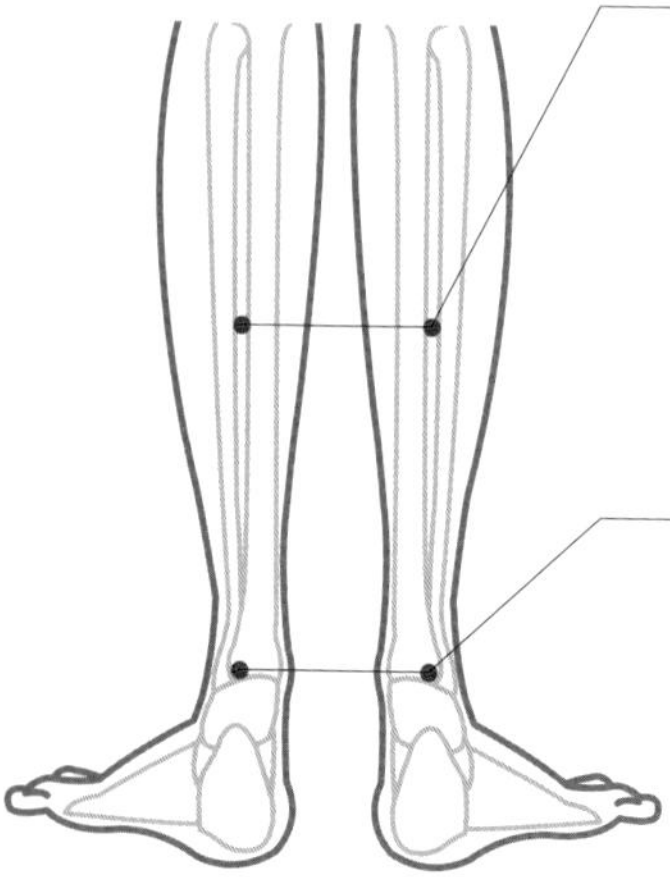

承山

<膀胱経>足のツボ。ふくらはぎの筋肉の下端にある。足の疲れを楽にする効果があり、しびれをやわらげる。

崑崙

<膀胱経>足のツボ。外くるぶしとアキレス腱の中間点にあり、くぼみが目印。痛みをやわらげる効果がある。

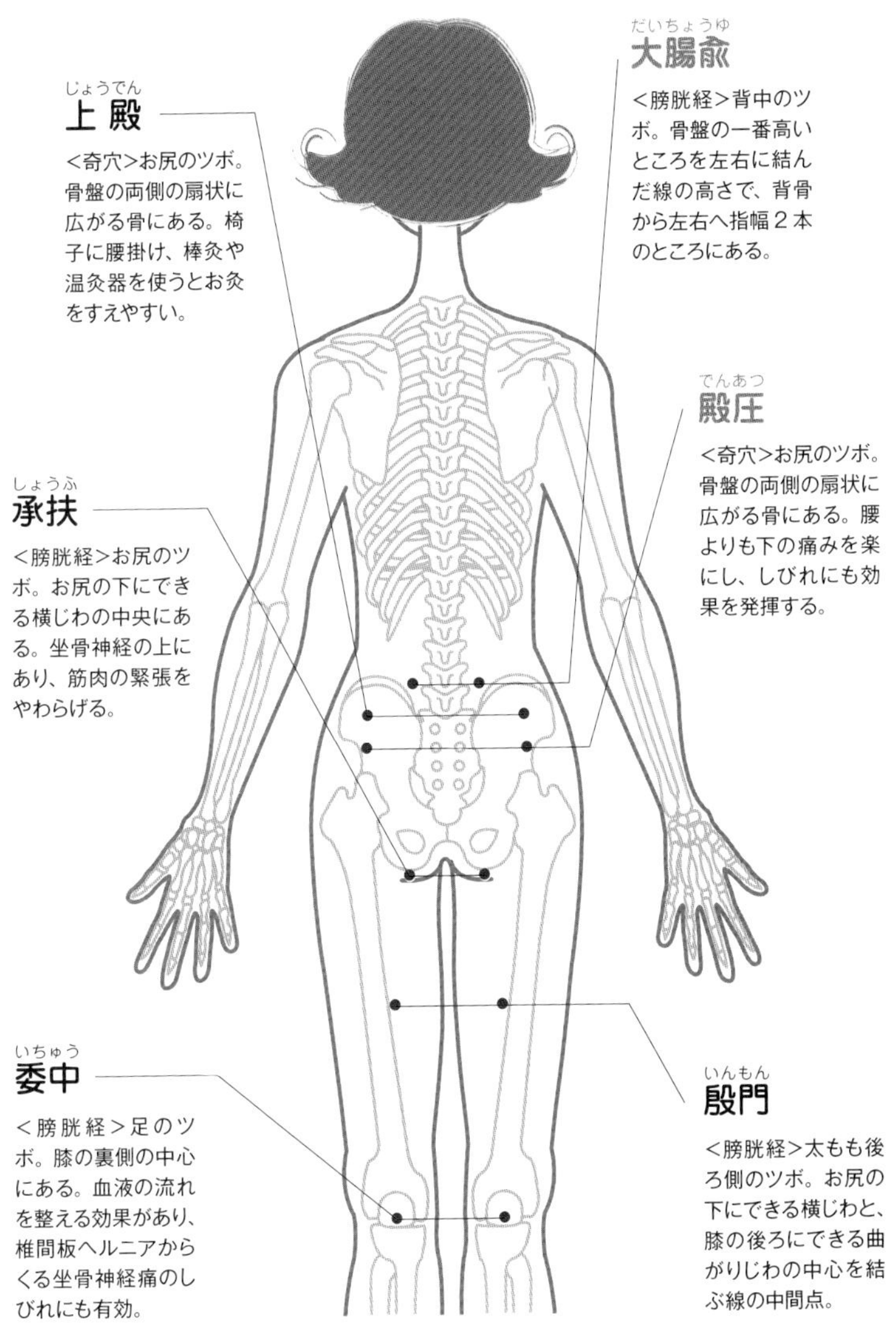
じょうでん
上殿
<奇穴>お尻のツボ。骨盤の両側の扇状に広がる骨にある。椅子に腰掛け、棒灸や温灸器を使うとお灸をすえやすい。
だいちょうゆ
大腸兪
<膀胱経>背中のツボ。骨盤の一番高いところを左右に結んだ線の高さで、背骨から左右へ指幅２本のところにある。
でんあつ
殿圧
<奇穴>お尻のツボ。骨盤の両側の扇状に広がる骨にある。腰よりも下の痛みを楽にし、しびれにも効果を発揮する。
しょうふ
承扶
<膀胱経>お尻のツボ。お尻の下にできる横じわの中央にある。坐骨神経の上にあり、筋肉の緊張をやわらげる。
いちゅう
委中
<膀胱経>足のツボ。膝の裏側の中心にある。血液の流れを整える効果があり、椎間板ヘルニアからくる坐骨神経痛のしびれにも有効。
いんもん
殷門
<膀胱経>太もも後ろ側のツボ。お尻の下にできる横じわと、膝の後ろにできる曲がりじわの中心を結ぶ線の中間点。

筋肉・骨・神経の症状

足のだるさ・むくみ

お灸のツボ

特効ツボ

委中（いちゅう）

飛陽（ひよう）、漏谷（ろうこく）、足三里（あしさんり）、豊隆（ほうりゅう）、失眠（しつみん）、水泉（すいせん）、足臨泣（あしのりんきゅう）

万能ツボの「委中」や「足三里」で早めに対処

1日中立ち仕事をしていたり、飛行機の座席などに長時間座りっぱなしでいたりすると、足がむくんでだるくなってしまいます。ひどくなると痛みやしびれが出てきたり、血行が悪くなって血栓ができたりすることも。これはエコノミークラス症候群とも呼ばれ、突然死にもつながる怖い症状。ときどき座席で足首を回すなどして足の血行を促しましょう。

立ち仕事などのむくみやだるさは、その日のうちに解消しておきましょう。なんとなく下半身がだるいときに効くのが「委中」です。「足三里」は膝から下の諸症状に効く万能ツボ。「飛陽」「足臨泣」は足のだるさに、「豊隆」「漏谷」「水泉」「失眠」もむくみとりに効果があります。仰向けで足を90度に上げてブラブラふる「毛管運動」は特におすすめです。

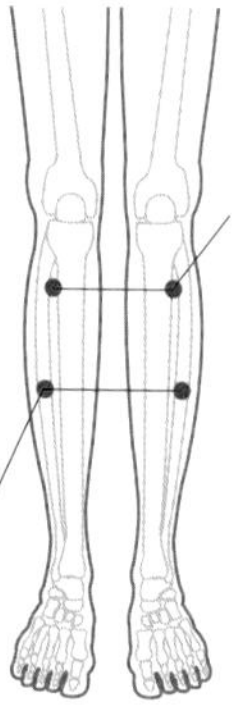

足三里（あしさんり）

<胃経>すねのツボ。膝蓋骨の外側にあるくぼみから、下へ指幅４本のところにある。芭蕉も旅の疲れを癒したという。

足臨泣（あしのりんきゅう）

<胆経>足の甲のツボ。薬指と小指の骨の付け根の間にある。足のだるさの解消に効果的なのでおすすめ。

豊隆（ほうりゅう）

<胃経>足のツボ。膝蓋骨の下縁のくぼみから指幅４本下にある足三里より、さらに指幅４本下のやや外側にある。水気を外に出す働きがあり、むくみに効く。

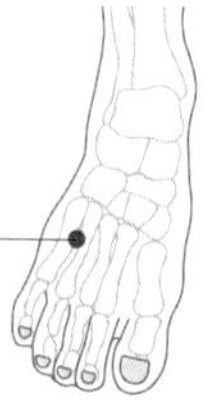

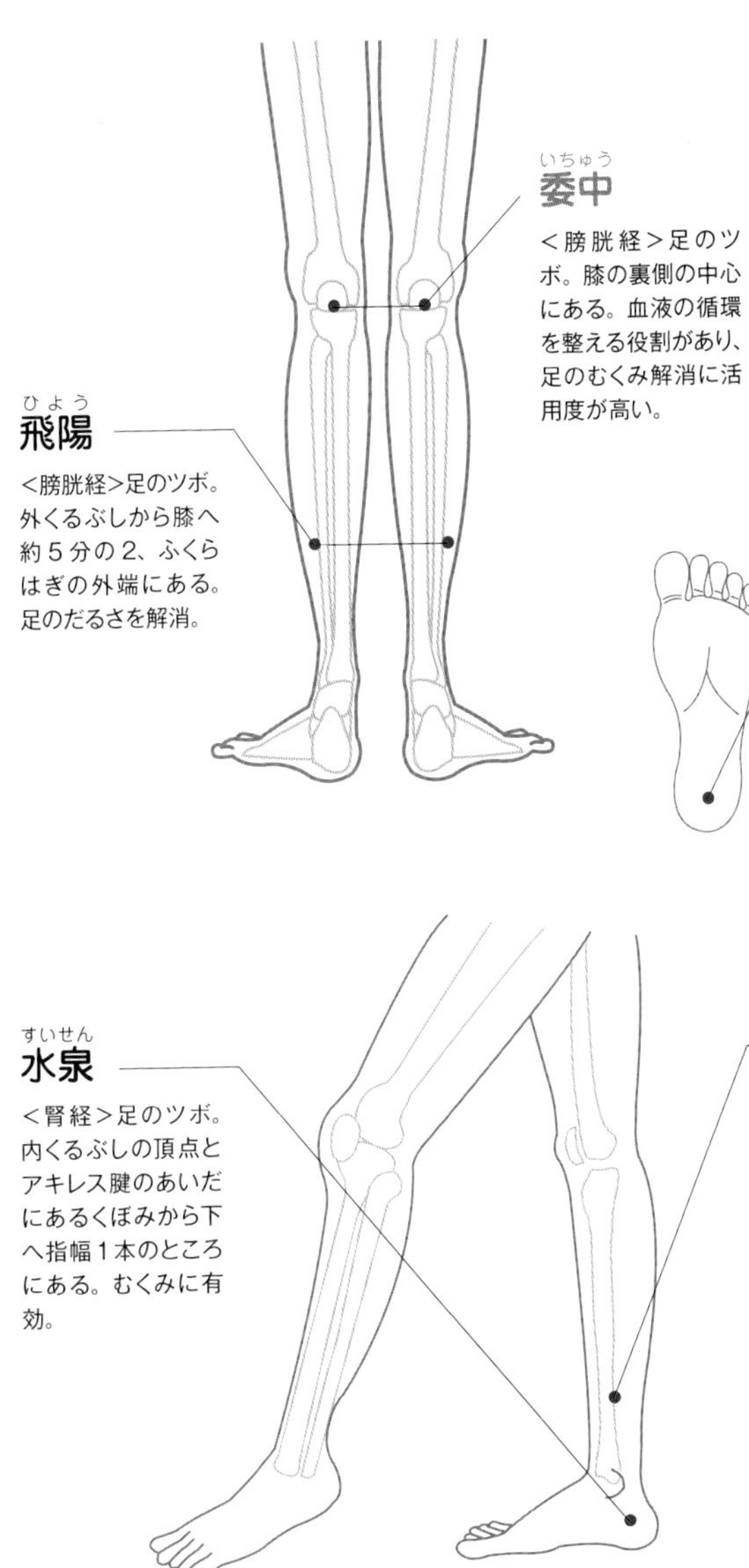

委中（いちゅう）

<膀胱経>足のツボ。膝の裏側の中心にある。血液の循環を整える役割があり、足のむくみ解消に活用度が高い。

飛陽（ひよう）

<膀胱経>足のツボ。外くるぶしから膝へ約5分の2、ふくらはぎの外端にある。足のだるさを解消。

失眠（しつみん）

<奇穴>足裏のツボ。かかとを円にみたて、その真ん中にある。体の水分を外に排出する効果があり、足のむくみを解消して楽にする。

水泉（すいせん）

<腎経>足のツボ。内くるぶしの頂点とアキレス腱のあいだにあるくぼみから下へ指幅1本のところにある。むくみに有効。

漏谷（ろうこく）

<脾経>足のツボ。内くるぶしの中心から膝下へ約3分の1、足の骨（頸骨）の際にある。水分を整える作用があり、むくみに効果的。

筋肉・骨・神経の症状

足首の捻挫

お灸のツボ

特効ツボ

丘墟（きゅうきょ）

解谿（かいけい）、金門（きんもん）

足をくじいたときに使われるツボ

捻挫は、骨と骨をつないでいる丈夫な弾性組織である靭帯が傷ついた状態。足首は、歩いていて石を踏んだり、平らでない地面を歩いたりするときに捻挫しやすいものです。軽度の捻挫で腫れや痛みが少なくても油断は禁物。再発しやすいからです。足をくじいたときに使われる有名なツボが「丘墟」と「解谿」。「金門」も足の痛みやしびれなどに効きます。

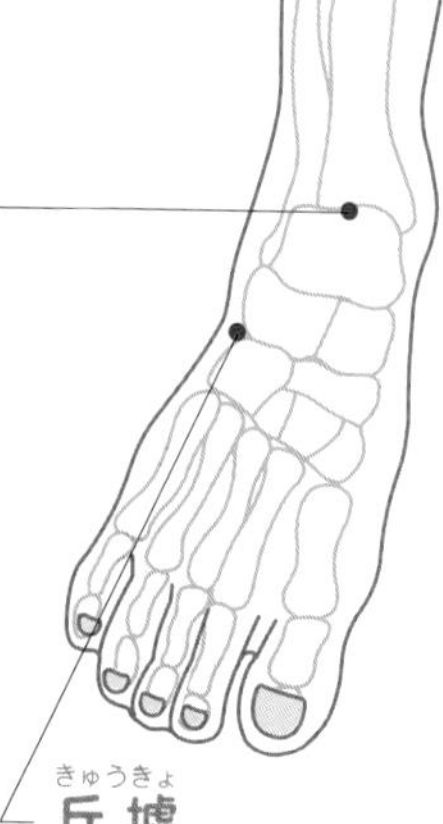

解谿（かいけい）

<胃経>足首のツボ。足首の中央にあり、新陳代謝を高める。痛みが治まってから施灸を行う。

丘墟（きゅうきょ）

<胆経>足のツボ。外くるぶしの前、下寄りにあり、くぼみが目印。水分代謝に効果がある。

金門（きんもん）

<膀胱経>足のツボ。外くるぶしの真下から足先へ指幅１本のところにある。足の痛みなどに効く。

お灸こばなし6

自家製もぐさの作り方

もぐさは、よもぎの葉の裏の綿毛です。よもぎは、日本の野原に自生しているので、あまり大きくなっていない5～7月のよもぎを採取してくれば、家でももぐさが作れます。せんねん灸・お灸教室（P.24）で教えていただいた、自家製もぐさの作り方をご紹介しましょう。

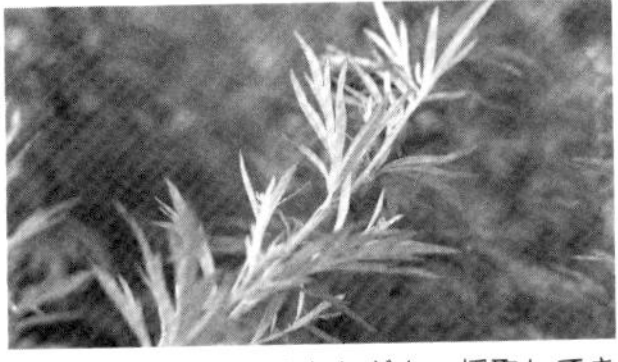

1 野に生えているよもぎを、採取してきます。（写真は、大よもぎ）。

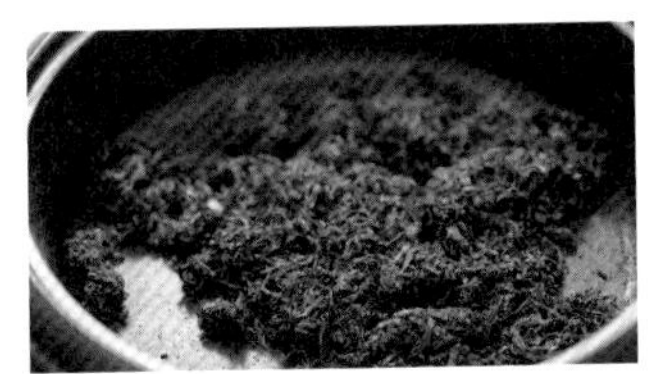

2 3～4日、天日で干して、よく乾燥させます。これを家庭用ホットプレートに入れ、180℃で1時間、火を通します。

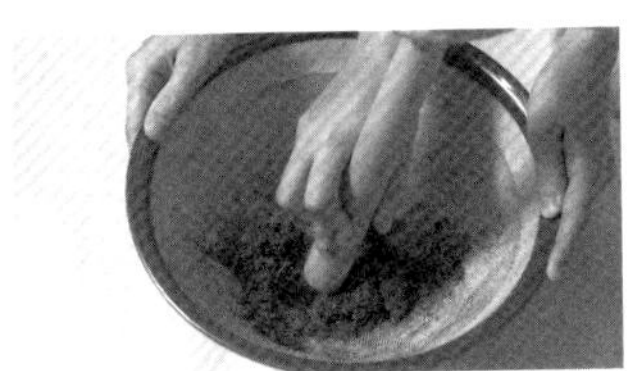

3 乾燥葉を、すり鉢に入れ、すりこぎで粉砕しすりつぶします。

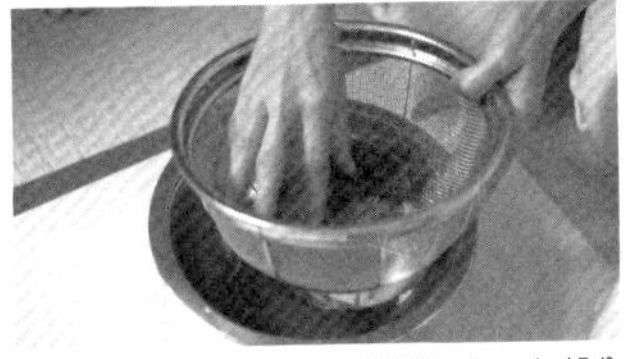

4 3をざるに入れて、粉状になった部分をふるい落とすと、白い綿毛が姿を現します。

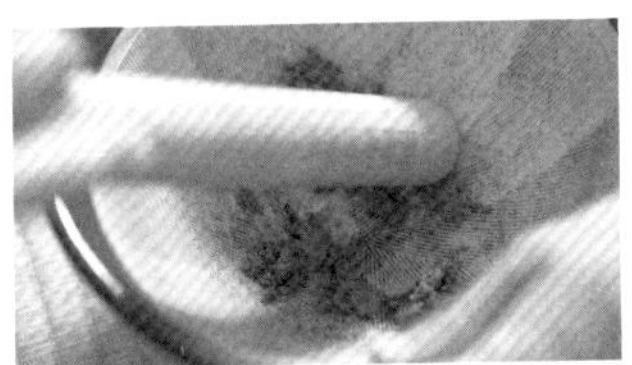

5 4でざるに残った部分を、再度すり鉢に入れつぶします。

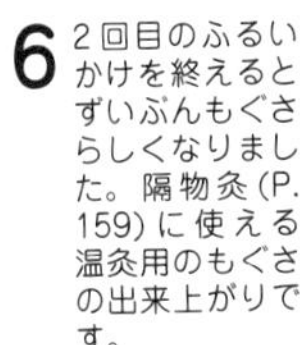

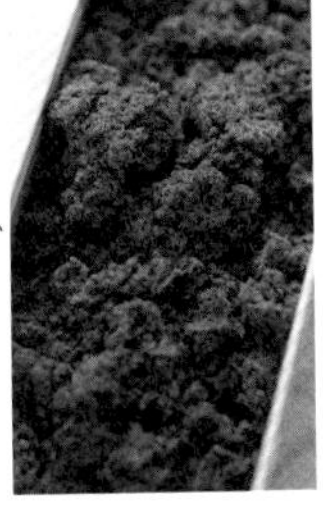

6 2回目のふるいかけを終えると、ずいぶんもぐさらしくなりました。隔物灸（P.159）に使える温灸用のもぐさの出来上がりです。

皮膚の症状

ニキビ・吹き出物

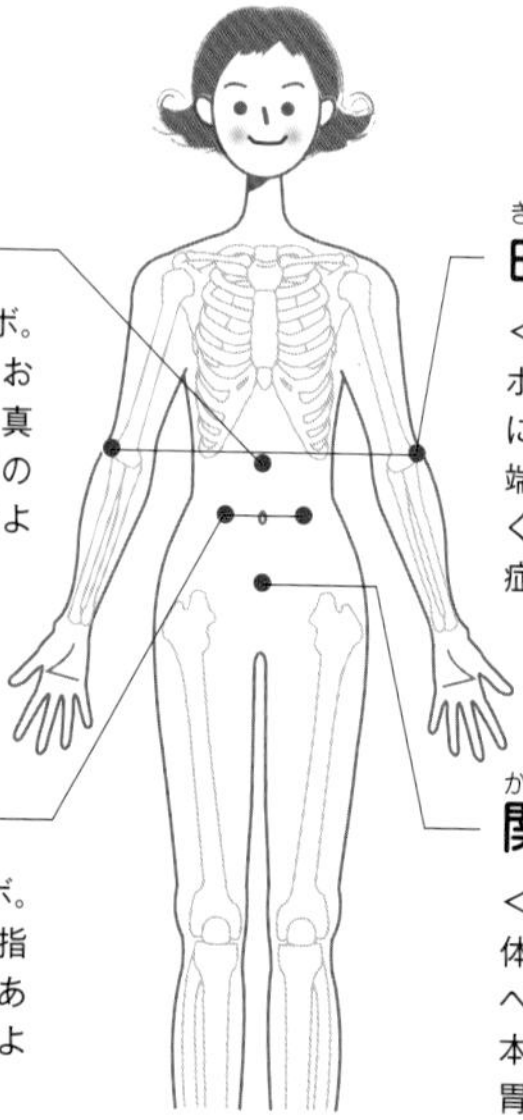

お灸のツボ

特効ツボ 中脘（ちゅうかん）

天枢（てんすう）、関元（かんげん）、天柱（てんちゅう）、風池（ふうち）、曲池（きょくち）、合谷（ごうこく）、百会（ひゃくえ）

中脘（ちゅうかん）
<任脈>お腹のツボ。体の中心線上で、おへそとみぞおちの真ん中にある。胃腸の調子を整え、肌をよくする。

曲池（きょくち）
<大腸経>肘のツボ。肘を曲げたときにできる横じわの外端（親指側）にあり、くぼみが目印。皮膚症状に効果がある。

天枢（てんすう）
<胃経>お腹のツボ。おへそから左右へ指幅3本のところにある。皮膚の状態をよくする効果がある。

関元（かんげん）
<任脈>お腹のツボ。体の中心線上で、おへそから下へ指幅4本のところにある。胃腸の働きを高め、皮膚症状に有効。

胃腸の働きを整えて肌の状態を改善

「皮膚は内臓の鏡」といわれるように、ニキビ・吹き出物も、ホルモンのアンバランスや胃腸の不調、代謝機能の異常など体内の不調や変調が原因になることが多いものです。寝不足の朝に肌荒れが目立ったり、過労や暴飲暴食によって吹き出物が増えたりした経験は、誰もが経験していることではないでしょうか。

特に肌と関係が深いのが胃腸。特効ツボの「中脘」をはじめ、「天枢」「関元」は胃腸の働きを整えて皮膚の状態をよくすることに役立ちます。首筋の「天柱」「風池」、頭頂部の「百会」は顔や頭部の諸症状に有効な万能ツボです。意外なところでは、肘の曲がり際にある「曲池」や手の甲にある「合谷」も、顔にできたニキビ・吹き出物によく効きます。

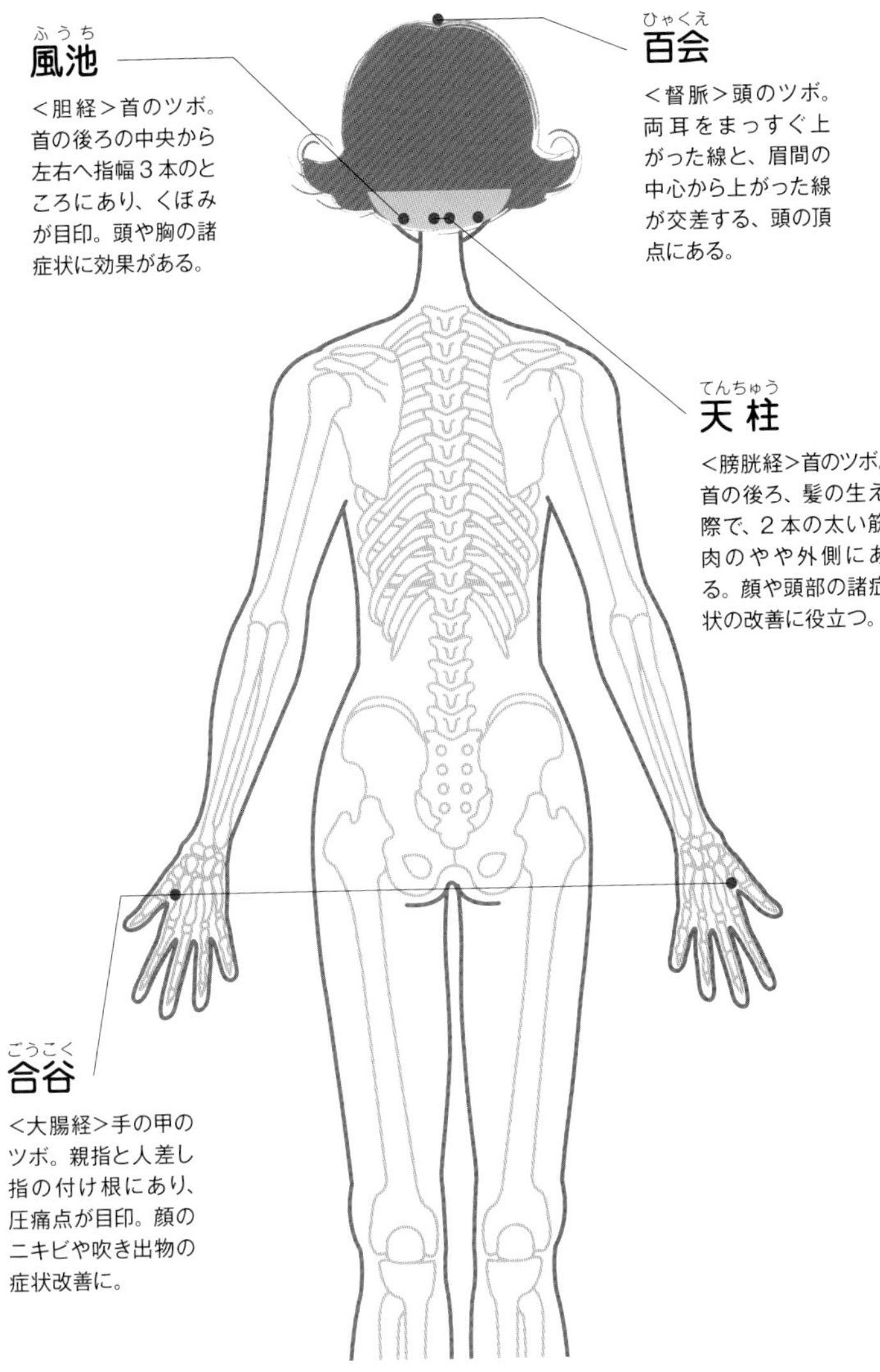
ふうち
風池
<胆経>首のツボ。首の後ろの中央から左右へ指幅３本のところにあり、くぼみが目印。頭や胸の諸症状に効果がある。
ひゃくえ
百会
<督脈>頭のツボ。両耳をまっすぐ上がった線と、眉間の中心から上がった線が交差する、頭の頂点にある。
てんちゅう
天柱
<膀胱経>首のツボ。首の後ろ、髪の生え際で、２本の太い筋肉のやや外側にある。顔や頭部の諸症状の改善に役立つ。
ごうこく
合谷
<大腸経>手の甲のツボ。親指と人差し指の付け根にあり、圧痛点が目印。顔のニキビや吹き出物の症状改善に。

皮膚の症状

じんましん・かゆみ

お灸のツボ

特効ツボ　築賓（ちくひん）

肩髃（けんぐう）

解毒のツボは皮膚のかゆみにも効く

じんましんやアトピー性皮膚炎などで一番つらい症状は、かゆみだといわれます。かゆみが我慢できなくて掻いてしまい、症状を悪化させることが多いのです。解毒のツボとして知られる「築賓」は皮膚のかゆみにもよく効きます。かゆみで困っていたら、ここにお灸を。四十肩・五十肩のツボで知られる「肩髃」も、かゆみを抑えてくれます。

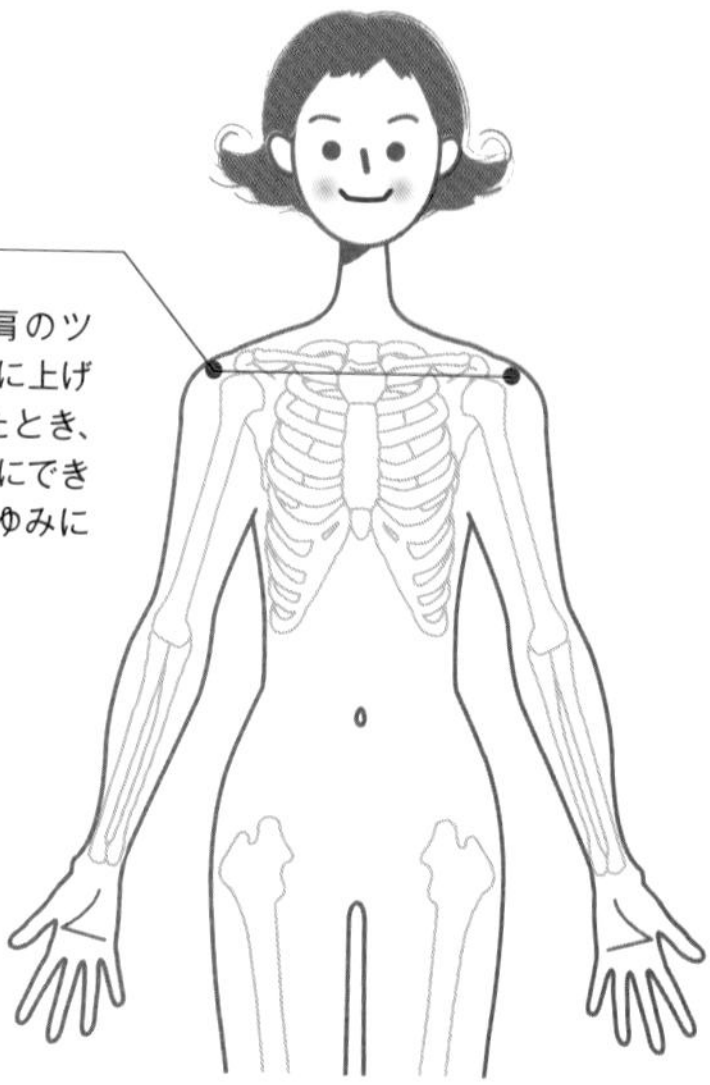

肩髃（けんぐう）

＜大腸経＞肩のツボ。腕を真横に上げて水平にしたとき、肩の胸側の方にできるくぼみ。かゆみに有効。

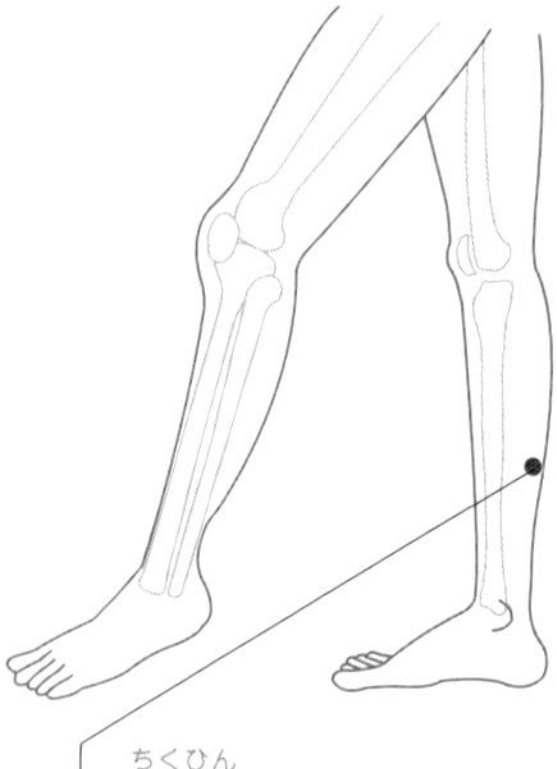

築賓（ちくひん）

＜腎経＞足のツボ。内くるぶしの中心から膝下へ３分の１よりやや上の高さで、ふくらはぎ内側の膨らみの終わりにある。解毒作用があり、かゆみを防ぐ。

お灸こばなし 7

魚の目のお灸

足の裏にできた魚の目は、自分でけずったり、薬をつけてもなかなか根治せず、歩くと痛んでつらいものです。どうにか治したいと思っている方も多いはずですが、鍼灸では、魚の目もお灸で治療します。お灸の方法は、まず痛みのある魚の目の中心に、米粒大のもぐさを立て、線香で火を付けて焼きます。このお灸を熱さを感じるまで続けるのです。魚の目の芯が深いと、熱さをなかなか感じないことがあるので、周囲の皮膚が肥厚している方は、お灸の前に、予め軽石や足用のヤスリでけずっておくとよいでしょう。熱さを感じないときは、お灸を少し大きくしたりして熱くなるまで続けます。魚の目のお灸は毎日行います、小さい魚の目なら数日で、大きければ少し日数がかかりますが、痛みは早くとれるようです。セルフケアのお灸でもできますが、お灸初心者や直接灸に自信のない方は、鍼灸院で治療してもらいましょう。

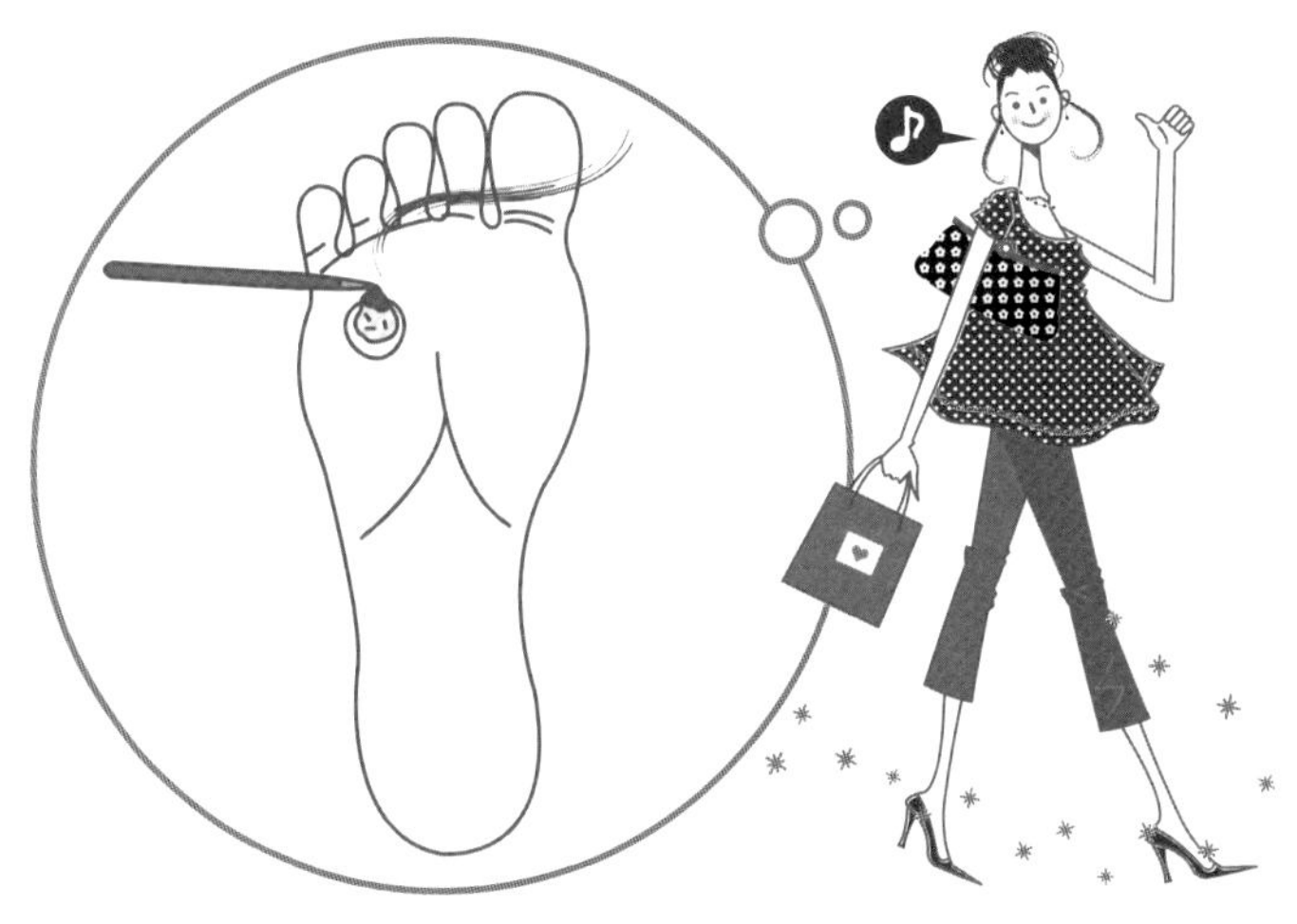

皮膚の症状

円形脱毛

お灸のツボ

特効ツボ

膏肓（こうこう）

膈兪（かくゆ）、腎兪（じんゆ）、天柱（てんちゅう）、風池（ふうち）、患部（かんぶ）のお灸（きゅう）

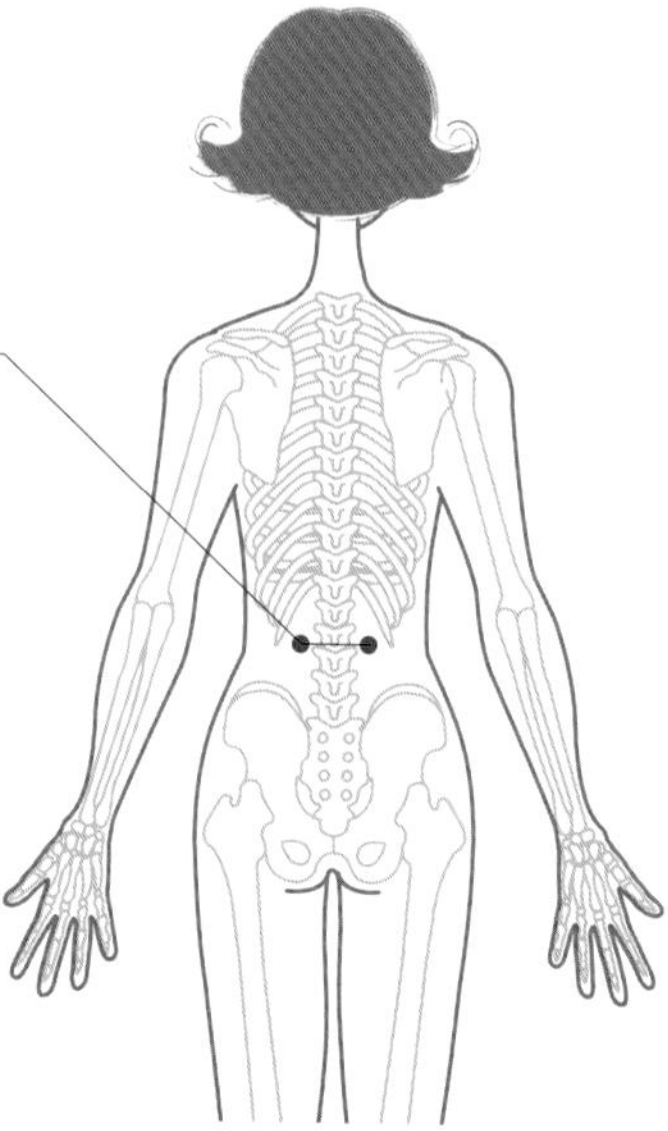

原因となる精神的ストレスの解消を

円形脱毛とは、ある日突然、頭に十円玉大の脱毛が見られるものです。通常、脱毛は次第に拡大していきます。原因はまだはっきりわかっていませんが、ストレスが引き金になることが多いとされます。半年ほどで自然に治ることが多いのですが、なかには症状が長引く人もいます。

円形脱毛のツボ療法が目指すのは、原因となる精神的ストレスの解消です。特効ツボの「膏肓」は精神的ストレスに効くツボで、円形脱毛にも効果があります。「膈兪」「腎兪」は自律神経の働きを調整してストレスに対処します。

脱毛している患部へのお灸も効果がありますが、自分でお灸をする前に鍼灸師などの専門家に相談しましょう。

腎兪（じんゆ）

<膀胱経>背中のツボ。直立で肘が脇腹にあたる位置と同じ高さの背骨（第２腰椎と第３腰椎の間）の、左右へ指幅２本のところにある。命門の外側。

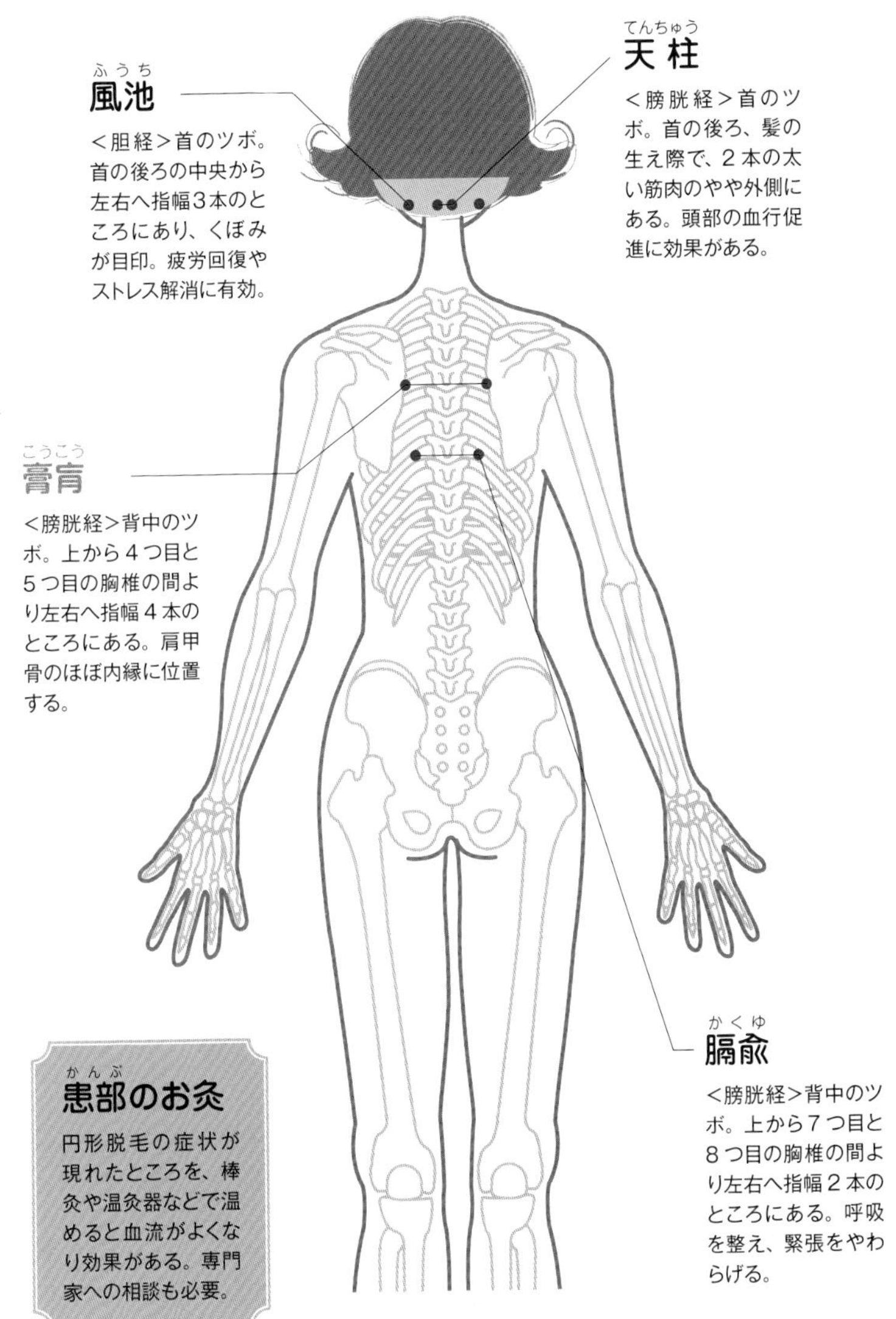

ふうち
風池
＜胆経＞首のツボ。首の後ろの中央から左右へ指幅3本のところにあり、くぼみが目印。疲労回復やストレス解消に有効。
てんちゅう
天柱
＜膀胱経＞首のツボ。首の後ろ、髪の生え際で、2本の太い筋肉のやや外側にある。頭部の血行促進に効果がある。
こうこう
膏肓
＜膀胱経＞背中のツボ。上から4つ目と5つ目の胸椎の間より左右へ指幅4本のところにある。肩甲骨のほぼ内縁に位置する。
かくゆ
膈兪
＜膀胱経＞背中のツボ。上から7つ目と8つ目の胸椎の間より左右へ指幅2本のところにある。呼吸を整え、緊張をやわらげる。

患部（かんぶ）のお灸

円形脱毛の症状が現れたところを、棒灸や温灸器などで温めると血流がよくなり効果がある。専門家への相談も必要。

女性の美容
肥満

お灸のツボ

特効ツボ　なし

中脘、滑肉門、大巨、足三里、陰陵泉、太衝、百会、耳神門、水分、豊隆

胃腸の働きを高めて太りにくい体質に

無理な食事制限はリバウンドの原因に。ツボ刺激で太りにくい体質を目指しましょう。肥満と関係が深いのは胃腸の働き。「中脘」は胃腸の働きを正常にして脂肪燃焼を高め、やせやすい体にします。「滑肉門」「大巨」「足三里」「陰陵泉」「太衝」も胃腸に効くツボ。「百会」は気の大元を調整する万能ツボ。耳にはダイエットのツボがたくさんあり、「耳神門」はその代表。むくみやすいといった水太りタイプには水を排出する「水分」や「豊隆」がおすすめです。

なお、お腹が冷えているとエネルギーがほしいため多食になりがち。太っている人の多食は、ほとんどこれが原因です。やせたい人は飲食物を温かいものに変え、適度な運動で健康的なダイエットを心がけてください。

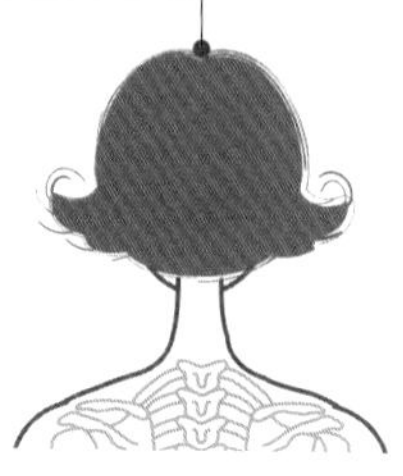

百会（ひゃくえ）

<督脈>頭のツボ。両耳をまっすぐ上がった線と、眉間の中心から上がった線が交差する、頭の頂点にある。

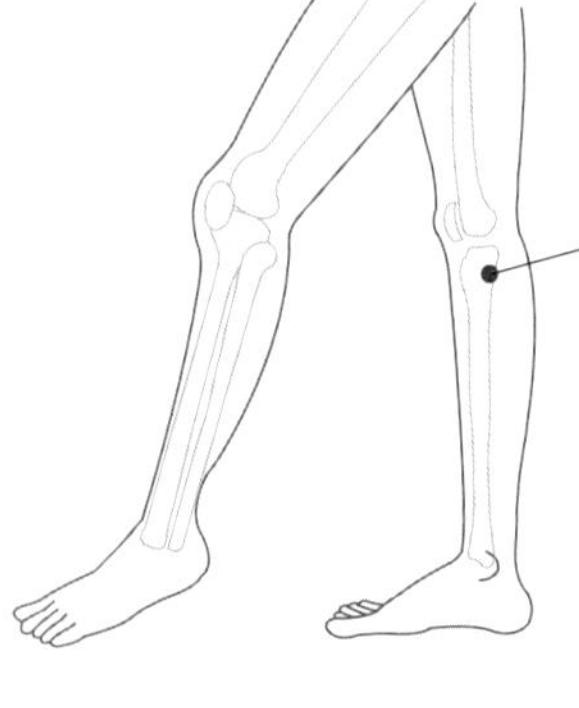

陰陵泉（いんりょうせん）

<脾経>足のツボ。膝下の内側にある大きな骨の下にあり、くぼみが目印。胃腸の働きを高める効果がありおすすめ。

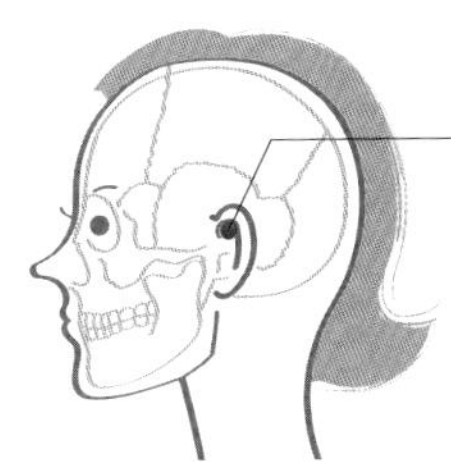

みみしんもん
耳神門

耳のツボ。耳の上部の縁から（Y字軟骨の）すぐ下にある、一番初めの大きなくぼみ。気を鎮めて、精神を安定させるため、ダイエットに効果がある。

ちゅうかん
中脘

<任脈>お腹のツボ。体の中心線上で、おへそとみぞおちの真ん中にある。脂肪の燃焼を促し、胃腸の働きを高める。

かつにくもん
滑肉門

<胃経>お腹のツボ。おへそからみぞおちへ約４分の１の高さで、体の中心線からから左右へ指幅３本のところにある。お腹の冷えをやわらげる。

すいぶん
水分

<任脈>お腹のツボ。体の中心線上で、おへそからみぞおちへ約４分の１やや下ののところにある。胃腸の働きを高め、水太りを改善。

たいこ
大巨

<胃経>お腹のツボ。おへそから左右へ指幅３本、さらに下へ指幅３本のところにある。下腹部の症状に効果がある。

ほうりゅう
豊隆

<胃経>足のツボ。膝蓋骨の下縁のくぼみから指幅４本下にある足三里より、さらに指幅４本下のやや外側にある。水の排出を促し、むくみを改善する。

あしさんり
足三里

<胃経>すねのツボ。膝蓋骨の外側にあるくぼみから、下へ指幅４本のところにある。あらゆる種類の症状に有効。

たいしょう
太衝

<肝経>足の甲のツボ。親指と人差し指の骨が交わるところにあり、くぼみが目印。血行を抑し、胃腸の働きに有効。

美白
女性の美容

お灸のツボ
なし

特効ツボ
太衝（たいしょう）、肝兪（かんゆ）、足三里（あしさんり）、中脘（ちゅうかん）、蠡溝（れいこう）

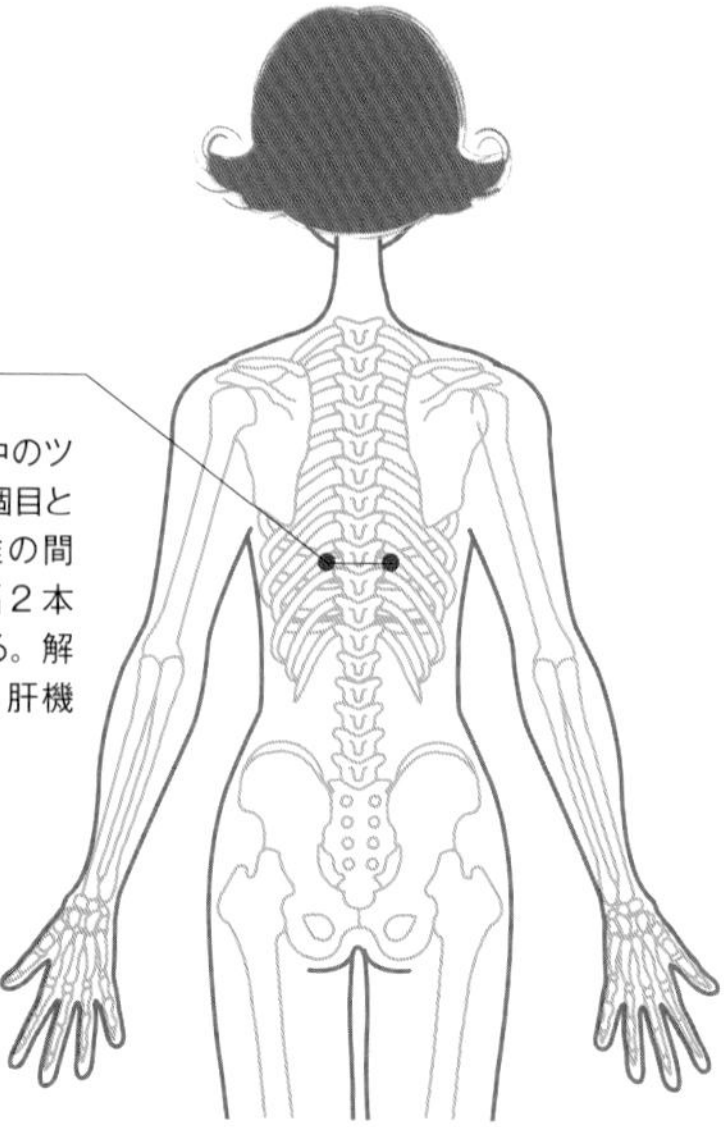

肝兪（かんゆ）

<膀胱経>背中のツボ。上から9個目と10個目の胸椎の間より左右へ指幅2本のところにある。解毒作用があり、肝機能を高める。

肝機能や胃腸を整えて美白を目指す

一昔前は、健康美の象徴だった小麦色の肌。ところが、いまや紫外線はお肌の大敵に。肌の老化を進行させ、シミやくすみの原因となってしまうことがわかってきたからです。できてしまったシミをいかに薄くするかが、美白のポイントです。

東洋医学ではシミを「肝斑」といい、肝や腎の働きが低下し、気や血の巡りが悪くなるとできやすいとされます。

そこでおすすめなのが、肝機能を高めて体内に残った毒素を分解する働きがある「太衝」「肝兪」「蠡溝」です。胃腸の働きを助けて美肌をつくる「足三里」、胃腸の働きやホルモンバランスを整える「中脘」も効果があります。これらのツボを組み合わせて美白を目指しましょう。

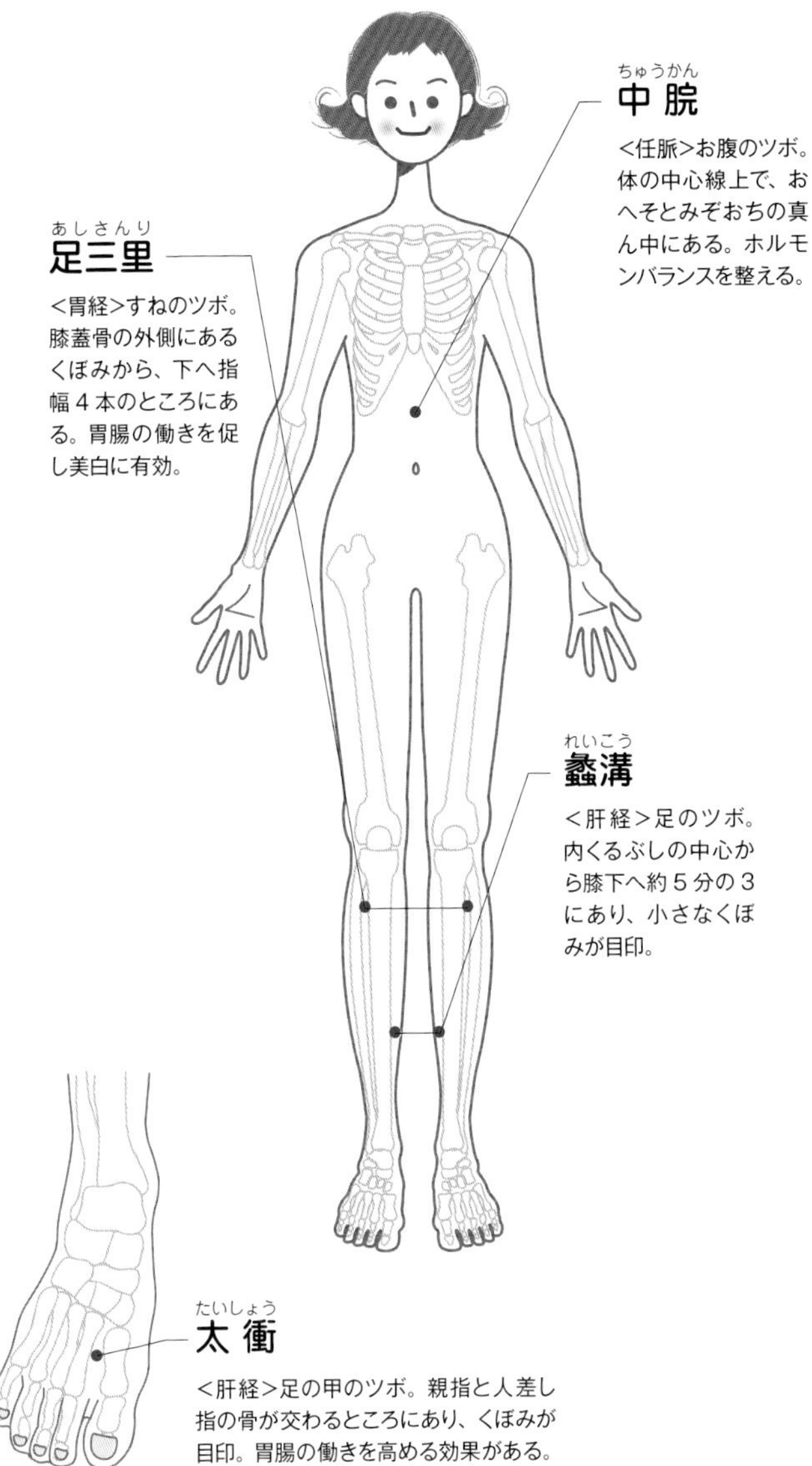
ちゅうかん
中脘
<任脈>お腹のツボ。体の中心線上で、おへそとみぞおちの真ん中にある。ホルモンバランスを整える。
あしさんり
足三里
<胃経>すねのツボ。膝蓋骨の外側にあるくぼみから、下へ指幅４本のところにある。胃腸の働きを促し美白に有効。
れいこう
蠡溝
<肝経>足のツボ。内くるぶしの中心から膝下へ約５分の３にあり、小さなくぼみが目印。
たいしょう
太衝
<肝経>足の甲のツボ。親指と人差し指の骨が交わるところにあり、くぼみが目印。胃腸の働きを高める効果がある。

女性の美容

リフトアップ

お灸のツボ

なし

特効ツボ

合谷、肩井、足三里、手三里、天柱

筋肉の緊張をほぐし、張りを取り戻す

年齢を感じさせるものの一つが、頬や顎、目尻、二の腕などの皮膚のたるみ。年齢とともに重力に逆らえず、たるみが目立ってきてしまいます。若さを維持するためにもこうした皮膚のたるみを解消して、リフトアップを目指しましょう。

皮膚のたるみを解消し、すっきりしたラインを取り戻すためには、筋肉の張りを保つことが大事です。実はここに挙げた「合谷」「肩井」「足三里」「手三里」「天柱」の5つのツボは、肩や首のこりによく効くツボなのです。

こりを解消するということは筋肉の緊張をほぐして、血液やリンパ液の流れをよくするということ。これがリフトアップにもつながるのです。肩こりも解消できてまさに一挙両得です。

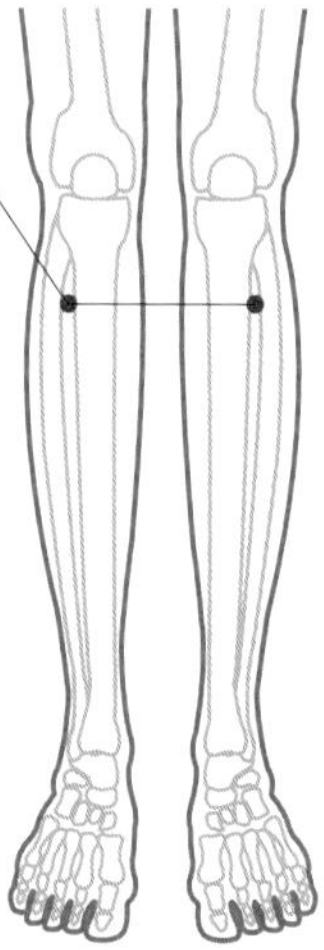

足三里

<胃経>すねのツボ。膝蓋骨の外側にあるくぼみから、下へ指幅4本のところにある。血液の循環を促し、筋肉の張りを保つ効果。

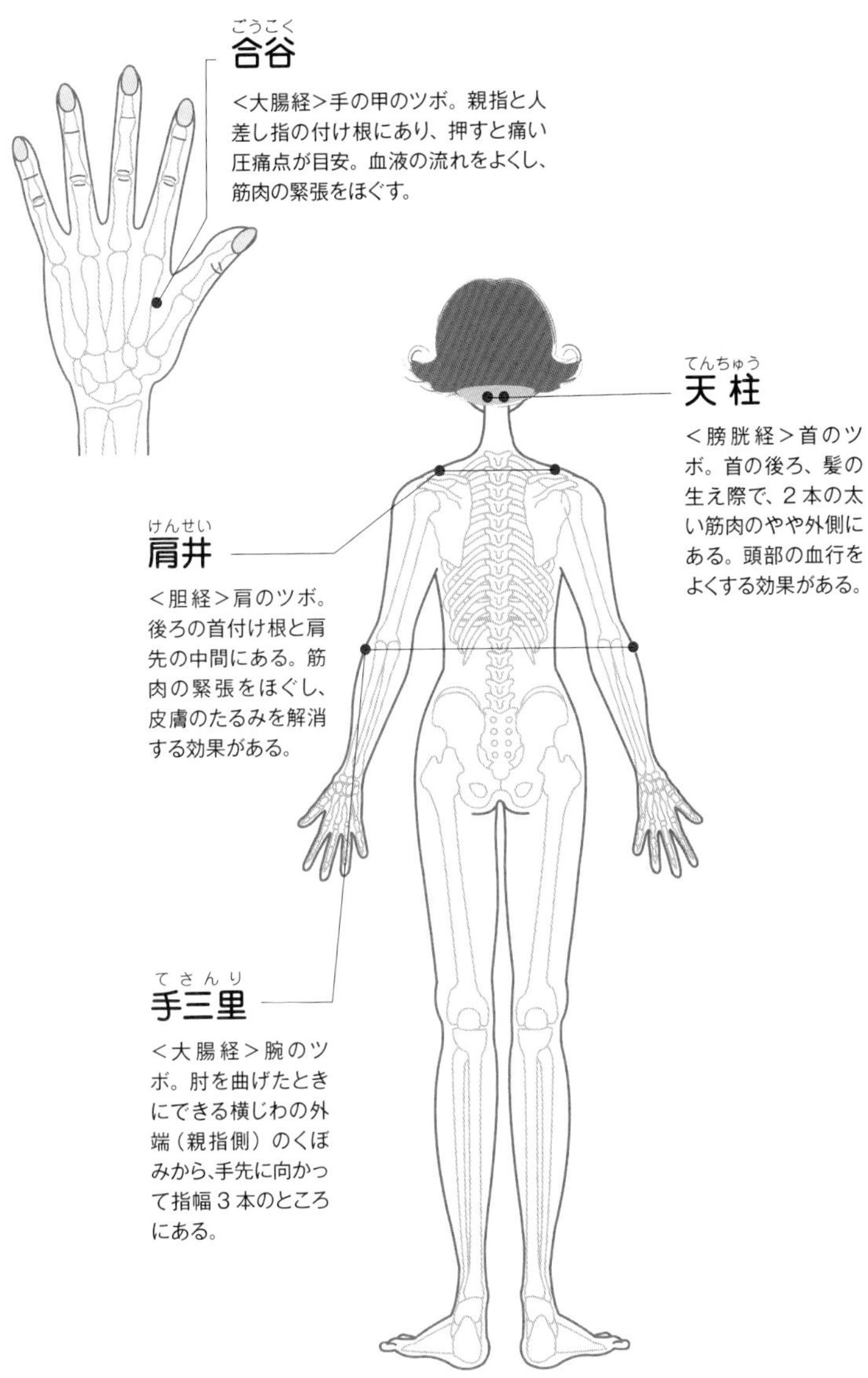
ごうこく
合谷
<大腸経>手の甲のツボ。親指と人差し指の付け根にあり、押すと痛い圧痛点が目安。血液の流れをよくし、筋肉の緊張をほぐす。
てんちゅう
天柱
<膀胱経>首のツボ。首の後ろ、髪の生え際で、2本の太い筋肉のやや外側にある。頭部の血行をよくする効果がある。
けんせい
肩井
<胆経>肩のツボ。後ろの首付け根と肩先の中間にある。筋肉の緊張をほぐし、皮膚のたるみを解消する効果がある。
てさんり
手三里
<大腸経>腕のツボ。肘を曲げたときにできる横じわの外端（親指側）のくぼみから、手先に向かって指幅3本のところにある。

女性の美容

しわ・たるみ

お灸のツボ

特効ツボ　なし

合谷、曲池、太衝、正営、足三里

頭部や顔の血液循環をよくして改善

しわ・たるみの原因も、肩や首のこりと密接に関係します。慢性的な肩こりや首のこりがあると、頭部や顔への血液循環も悪くなるからです。「合谷」「曲池」「太衝」「足三里」は肩こりを解消して頭部の血液循環をよくするので、しわ・たるみにも効果的。「正営」は、目の周りのたるみに悩んでいる人におすすめです。白髪や脱毛にもよく効きます。

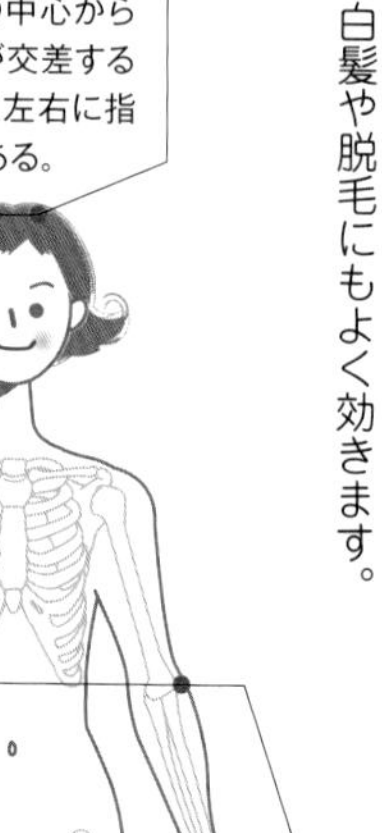

正営

＜胆経＞頭のツボ。両耳から上がる線と、眉間の中心から上がる線が交差する百会から、左右に指幅３本にある。

曲池

＜大腸経＞肘のツボ。肘を曲げたときにできる横じわの外端（親指側）にあり、くぼみが目印。

足三里

＜胃経＞すねのツボ。膝蓋骨の外側にあるくぼみから、下へ指幅４本にある。筋肉の緊張をほぐす。

太衝

＜肝経＞足の甲のツボ。親指と人差し指の骨が交わるところにあり、くぼみが目印。たるみに有効。

合谷

＜大腸経＞手の甲のツボ。親指と人差し指の付け根にあり、押すと痛い圧痛点が目安。血液循環作用を助ける。

お百姓・万平さんの長寿灸

江戸の作家・滝沢馬琴の随筆集『玄同放言』には、次のようなお百姓・万平さんの長寿話が。「寛政８（1796）年に、幕府の祝賀行事に、長寿によって招かれた三河国井戸郡小泉村の百姓万平がいた。当年 194 歳だという。長寿法を聞かれた万平は『普通の人と変わらぬ生活です。毎月１日から８日まで、足三里のツボに左右数壮ずつ欠かさずにお灸をすえているだけです』と答えたという。さらに万平だけでなく、妻が 173 歳、子が 153 歳、孫が 105 歳と、一家そろって長生きだった」この万平の長寿話は、他にも様々な古文書に記されていて、中には「永代橋竣工渡り初め」に招かれた万平が 243 歳だったという記録も見られます。年齢の真偽はともかくとして、江戸時代に三里の灸のお灸をすえて皆が驚くほど長生きしたお百姓の万平さんがいたことはウソではなさそう。健康長寿を目指して、毎日、足三里のお灸を続けてみてはいかがでしょう。

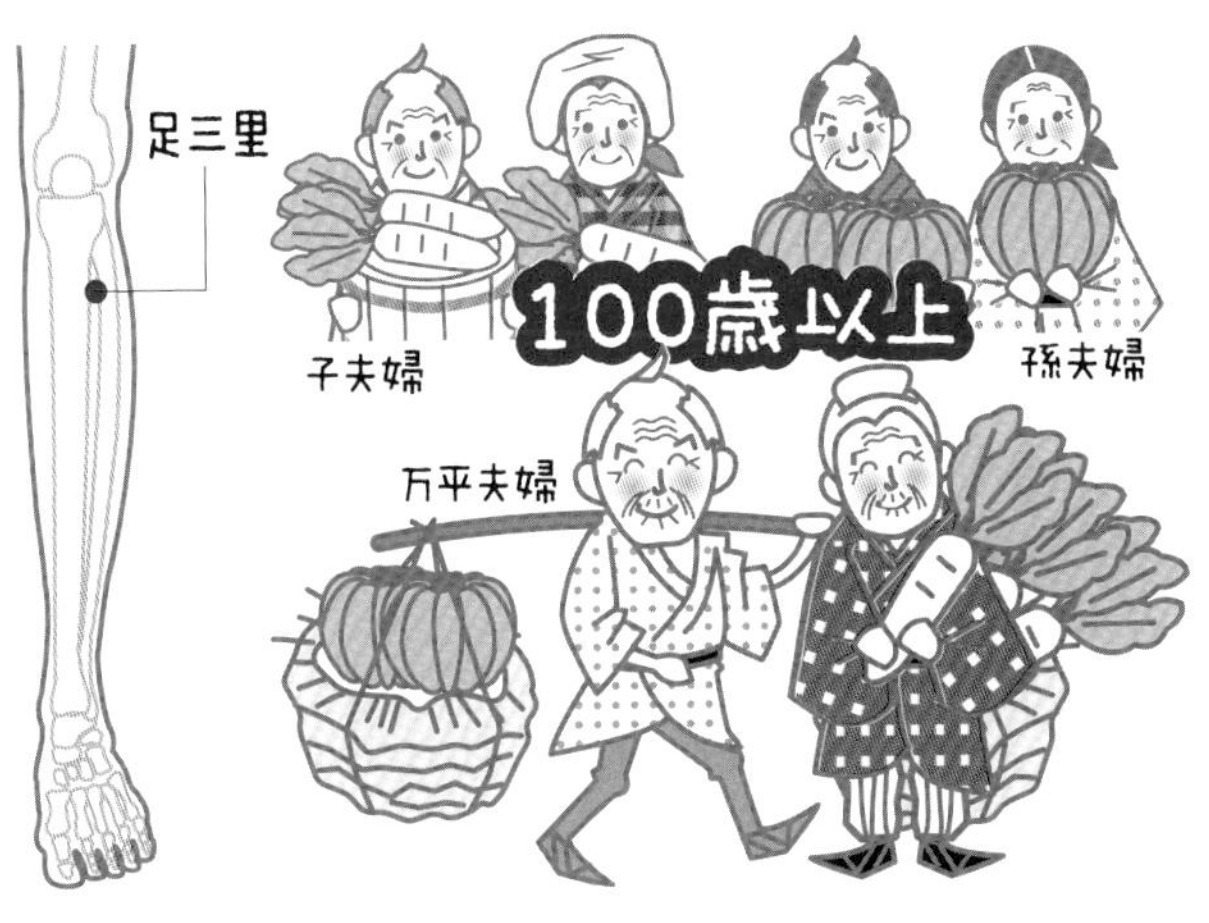

女性の美容

むくみ（小顔）

お灸のツボ

特効ツボ　なし

復溜、水分、腎兪、養老、中脘、天枢

水分の排出を促し、顔のむくみを解消

女性のあこがれともいえるのが小顔。いまやちょっとした小顔ブームです。顔を引き締めて、少しでもほっそりした顔に見えたいと願っている人も多いことでしょう。

もともとの顔の骨格は変えられないので、すっきりした顔に見せたいならば、まずはむくみを解消することが大切。二日酔いなどで朝、顔がむくんでいるときなどにもツボ刺激がおすすめです。

「復溜」は体を温め、水分の排出を促します。「水分」「腎兪」は体内の水分代謝を促進して、むくみを解消。「合谷」「養老」も水などの新陳代謝をよくするツボ。「中脘」「天枢」も胃腸の働きをよくし水分代謝を上げます。復溜は足のむくみの解消にも効果的なので、ツボの位置を覚えておきましょう。

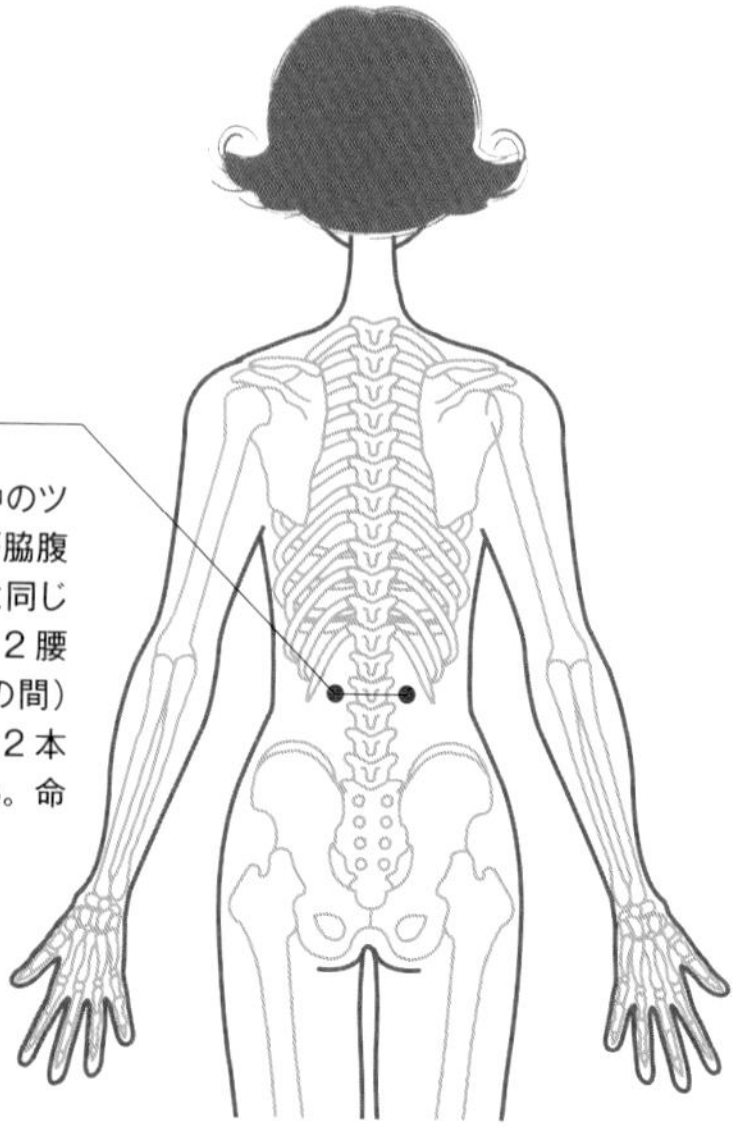

腎兪

<膀胱経>背中のツボ。直立で肘が脇腹にあたる位置と同じ高さの背骨（第２腰椎と第３腰椎の間）の、左右へ指幅２本のところにある。命門の外側。

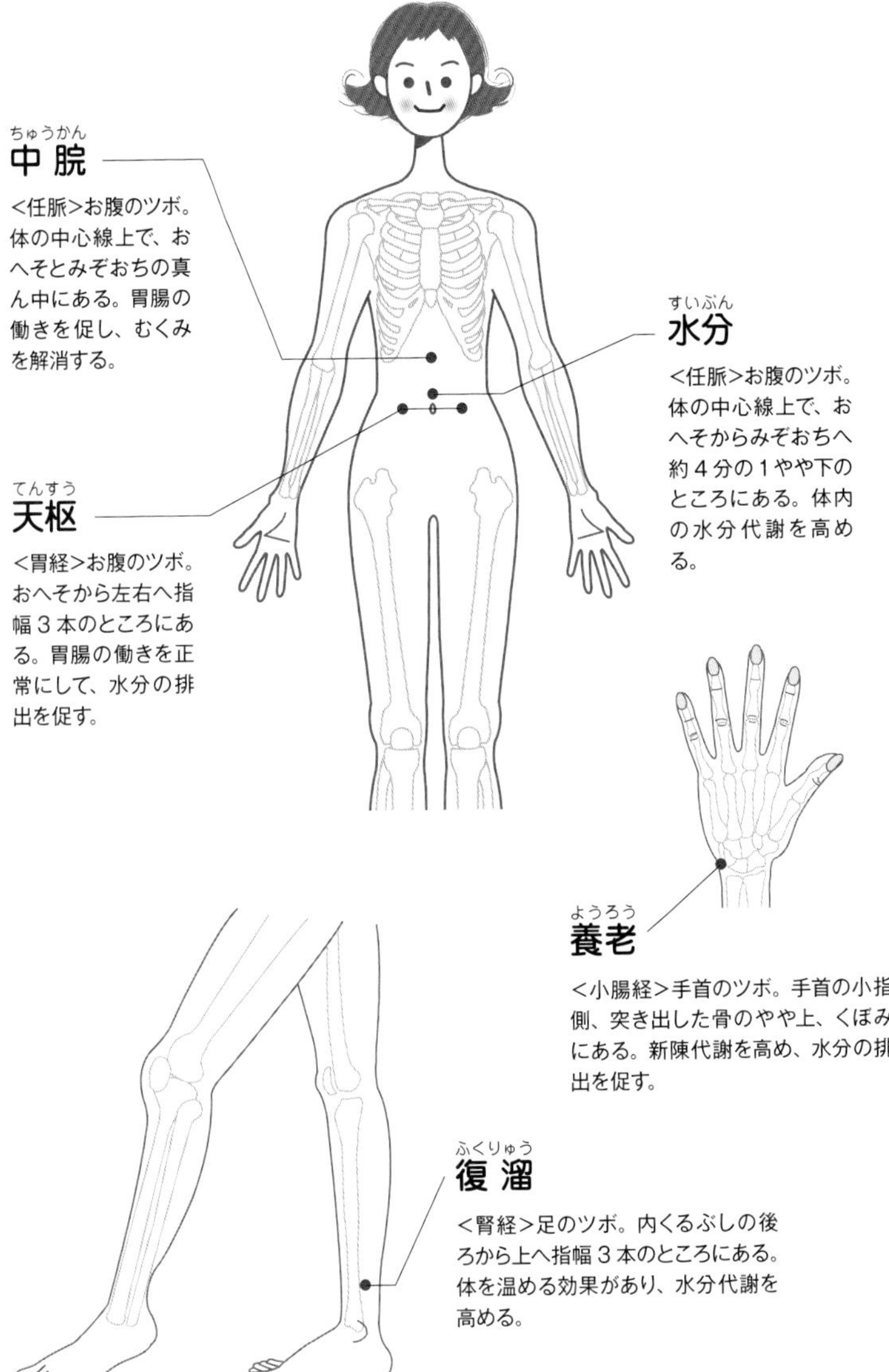
ちゅうかん
中脘
<任脈>お腹のツボ。体の中心線上で、おへそとみぞおちの真ん中にある。胃腸の働きを促し、むくみを解消する。
すいぶん
水分
<任脈>お腹のツボ。体の中心線上で、おへそからみぞおちへ約４分の１やや下のところにある。体内の水分代謝を高める。
てんすう
天枢
<胃経>お腹のツボ。おへそから左右へ指幅３本のところにある。胃腸の働きを正常にして、水分の排出を促す。
ようろう
養老
<小腸経>手首のツボ。手首の小指側、突き出した骨のやや上、くぼみにある。新陳代謝を高め、水分の排出を促す。
ふくりゅう
復溜
<腎経>足のツボ。内くるぶしの後ろから上へ指幅３本のところにある。体を温める効果があり、水分代謝を高める。

心の症状

イライラ

お灸のツボ

特効ツボ

太衝（たいしょう）

足三里（あしさんり）、期門（きもん）、気海（きかい）、足臨泣（あしのりんきゅう）、膻中（だんちゅう）、百会（ひゃくえ）

ストレスの影響を受けやすい肝の気をケア

仕事や人間関係がうまくいかず、イライラしたり、ヒステリックになったりしていませんか?

東洋医学では気のめぐりを調整する肝が、ストレスの影響を受けやすいとされます。したがって、ストレスでイライラしたときなどは肝経のツボを刺激すると効果的です。

特効ツボの「太衝」は肝経上にあり、イライラしたときによく効きます。「期門」も肝経のツボです。ストレスがかかると気のめぐりが悪くなるので、気の滞りを解消して体全体にめぐらす働きがある「気海」も有効です。「足臨泣」は眠気を覚ますツボで、頭がすっきりします。心と密接につながった「膻中」と「百会」はさまざまな精神症状に効果が。万能ツボの「足三里」はノイローゼにも効きます。

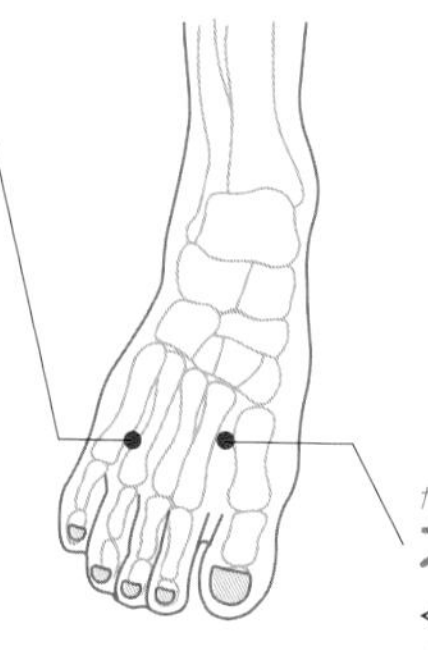

足臨泣（あしのりんきゅう）

<胆経>足の甲のツボ。薬指と小指の骨の付け根の間にある。気の巡りを調整し、ストレスに効果がある。

太衝（たいしょう）

<肝経>足の甲のツボ。親指と人差し指の骨が交わるところにあり、くぼみが目印。気を充実させ、イライラを解消。

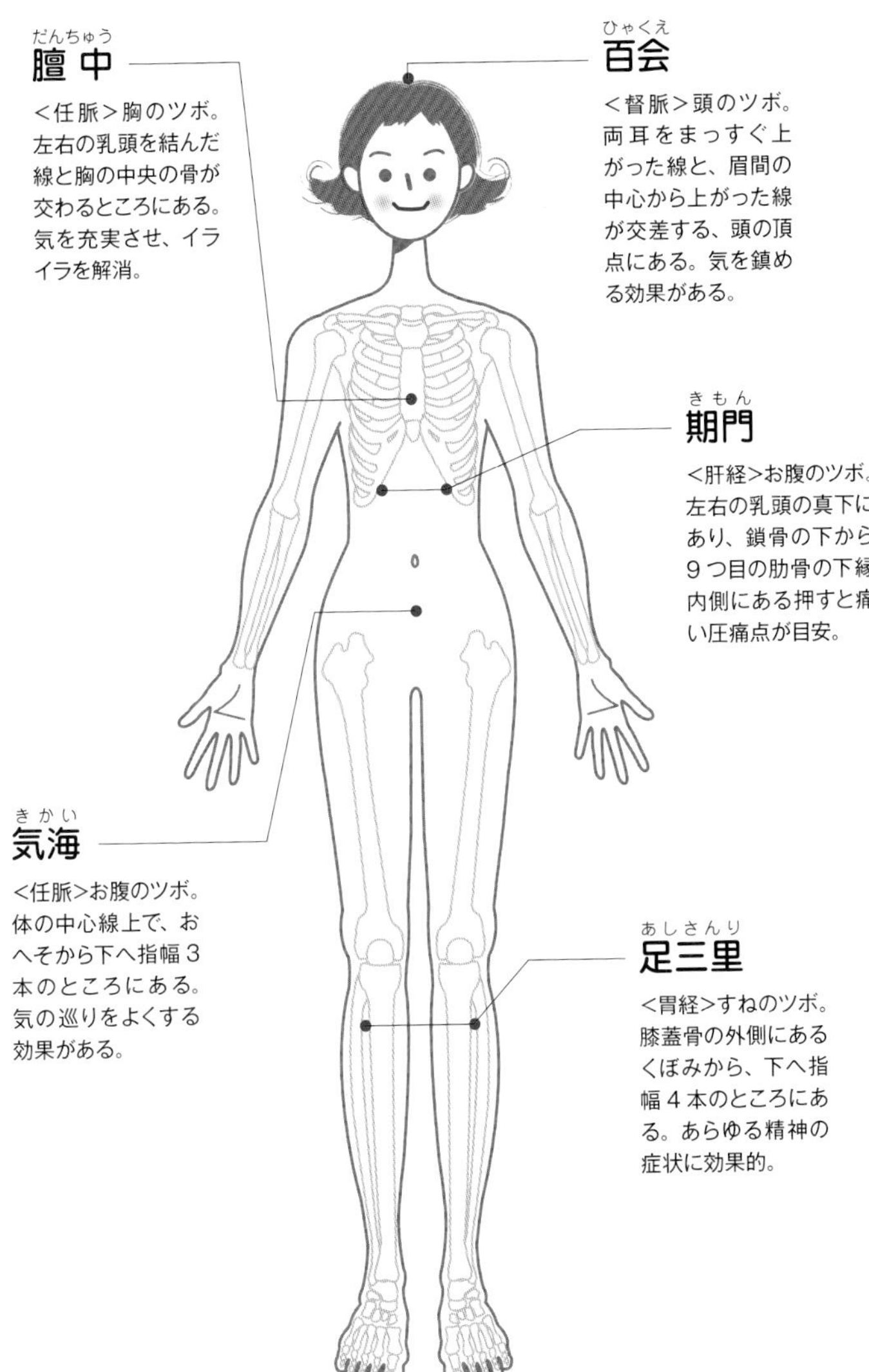
だんちゅう
膻中
<任脈>胸のツボ。
左右の乳頭を結んだ
線と胸の中央の骨が
交わるところにある。
気を充実させ、イラ
イラを解消。
ひゃくえ
百会
<督脈>頭のツボ。
両耳をまっすぐ上
がった線と、眉間の
中心から上がった線
が交差する、頭の頂
点にある。気を鎮め
る効果がある。
きもん
期門
<肝経>お腹のツボ。
左右の乳頭の真下に
あり、鎖骨の下から
9つ目の肋骨の下縁
内側にある押すと痛
い圧痛点が目安。
きかい
気海
<任脈>お腹のツボ。
体の中心線上で、お
へそから下へ指幅3
本のところにある。
気の巡りをよくする
効果がある。
あしさんり
足三里
<胃経>すねのツボ。
膝蓋骨の外側にある
くぼみから、下へ指
幅4本のところにあ
る。あらゆる精神の
症状に効果的。

心の症状

悲しみ・不安

お灸のツボ

特効ツボ 膻中（だんちゅう）

太谿（たいけい）、足三里（あしさんり）、肓兪（こうゆ）、肺兪（はいゆ）、膏肓（こうこう）、内関（ないかん）

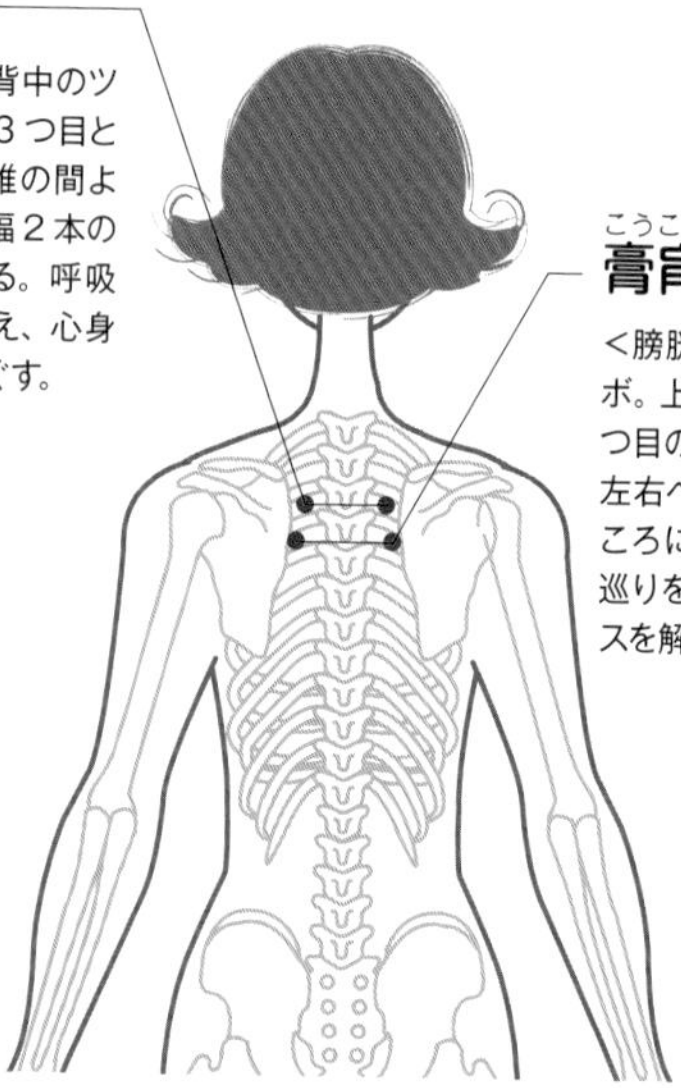

肺兪（はいゆ）

<膀胱経>背中のツボ。上から３つ目と４つ目の胸椎の間より左右へ指幅２本のところにある。呼吸器機能を整え、心身の緊張をほぐす。

膏肓（こうこう）

<膀胱経>背中のツボ。上から4つ目と5つ目の胸椎の間より左右へ指幅４本のところにある。血液の巡りをよくし、ストレスを解消。

ストレスを緩和して不安を取り除く

現代社会ではほとんどの人が何らかのストレスを受けており、それによってさまざまな自律神経失調症状が出てきます。気持ちが落ち込んで悲しみや不安を感じるのもその一つ。不安が長引くとうつ状態の引き金になることもあるので、早めに対処したいもの。東洋医学は「心と体は一体」と考えるので、ストレスから来る諸症状の緩和も得意です。

膻中は心と密接につながったツボで、ストレスを緩和して不安を取り除くのに役立ちます。「太谿」「肓兪」は腎経のツボで、正気を補います。万能ツボの「足三里」は精神を安定させる作用もあります。「肺兪」「膏肓」は肺を癒す作用があり、「内関」は気を巡らせる作用があるので、不安から来る動悸や呼吸困難に効果があります。

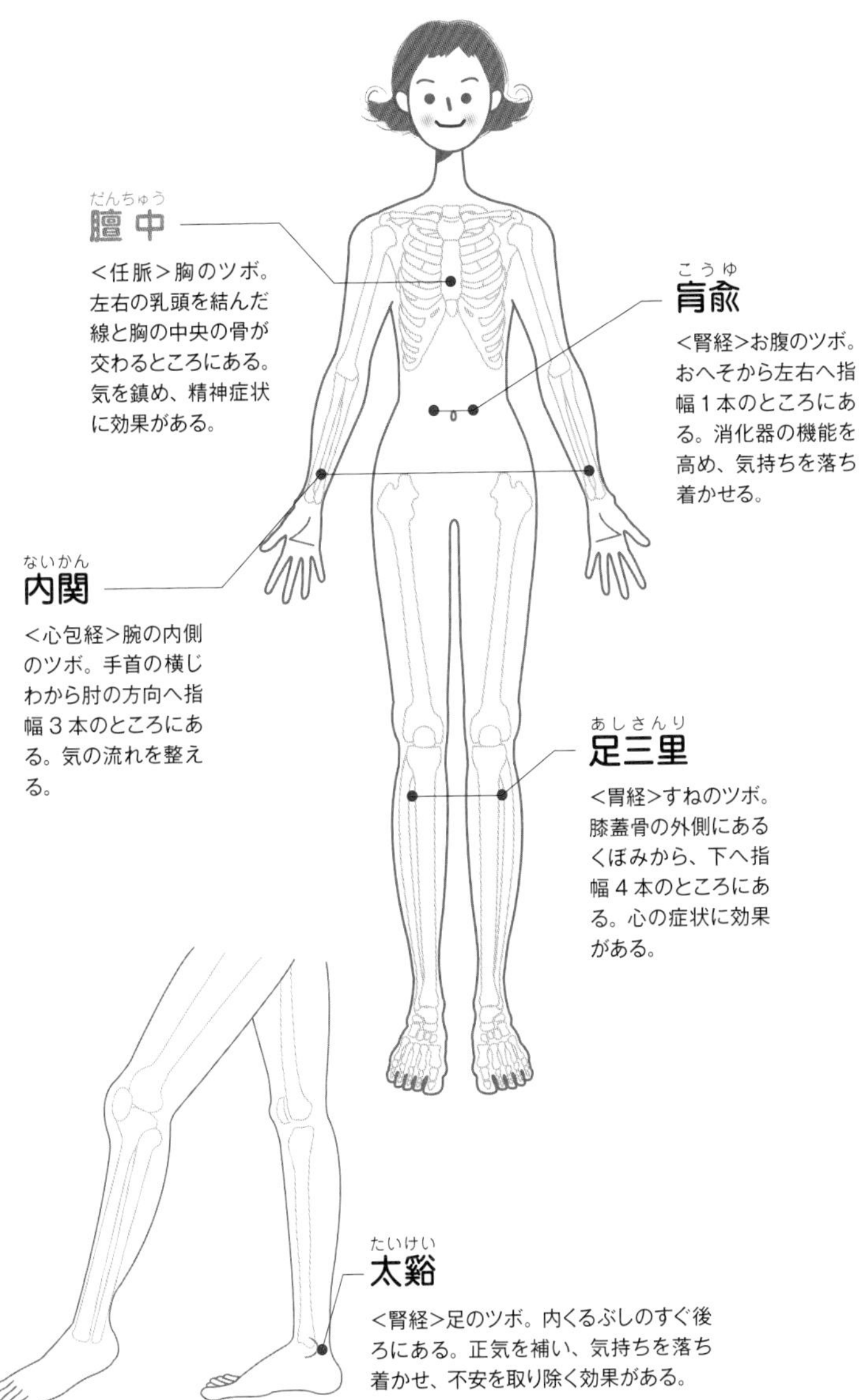
だんちゅう
膻中
＜任脈＞胸のツボ。
左右の乳頭を結んだ
線と胸の中央の骨が
交わるところにある。
気を鎮め、精神症状
に効果がある。
こうゆ
肓兪
＜腎経＞お腹のツボ。
おへそから左右へ指
幅1本のところにあ
る。消化器の機能を
高め、気持ちを落ち
着かせる。
ないかん
内関
＜心包経＞腕の内側
のツボ。手首の横じ
わから肘の方向へ指
幅3本のところにあ
る。気の流れを整え
る。
あしさんり
足三里
＜胃経＞すねのツボ。
膝蓋骨の外側にある
くぼみから、下へ指
幅4本のところにあ
る。心の症状に効果
がある。
たいけい
太谿
＜腎経＞足のツボ。内くるぶしのすぐ後
ろにある。正気を補い、気持ちを落ち
着かせ、不安を取り除く効果がある。

心の症状

緊張・あがり症

お灸のツボ

特効ツボ

足三里（あしさんり）

神門（しんもん）、大巨（たいこ）、神道（しんどう）、湧泉（ゆうせん）

万能ツボで心の緊張もやわらげる

人前で話したり、初対面の人に会うと、緊張して声や手がふるえたりする。「足三里」は、そんなあがり症の特効ツボ。胃、胆、膀胱の3つの経絡が通り、心の緊張をやわらげます。「神」は精神の意味。「神門」は心臓と関係が深く、動悸・息切れなどの緊張症状を、「神道」は精神的ストレスを改善します。「大巨」「湧泉」もあがり症に効果があります。

神道（しんどう）

<督脈>背中のツボ。上から5つ目と6つ目の胸椎の間にある。心の緊張症状を緩和する。

大巨（たいこ）

<胃経>お腹のツボ。おへそから左右へ指幅3本、さらに下へ指幅3本のところにある。緊張をやわらげる。

神門（しんもん）

<心経>手首のツボ。手の平を上にして小指寄りの端、くぼみが目印。精神的ストレスをやわらげる。

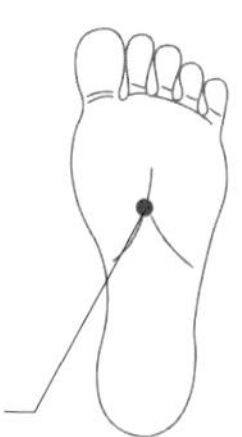

湧泉（ゆうせん）

<腎経>足裏のツボ。左右の中央で、つま先からかかとへ約3分の1のところにあり、くぼみが目印。あがり症によい。

足三里（あしさんり）

<胃経>すねのツボ。膝蓋骨の外側にあるくぼみから、下へ指幅4本のところにある。気を鎮める。

お灸こばなし9

手軽にできる隔物灸

皮膚ともぐさの間にものを置き、もぐさを燃やすのが隔物灸です。市販の台座灸も、隔物灸の一種といえます。台座灸が普及する以前、一般の家庭では、しょうがやびわの葉、にら味噌、塩などで隔物灸を行っていました。こういった隔物灸の場合、もぐさだけでなく、置いた植物や食材の薬効も一緒にツボに浸透していくのがメリットです。たとえば塩灸は、炒った塩をおへそにつめて、その上に硬くひねったもぐさを立て線香で火を付けるお腹のお灸。おへそは「神闕」というツボで、塩灸は、胃腸の不調、神経痛、生理痛、小児の疳の虫などに効果的です。写真はスライスしたしょうがをしいたしょうが灸。最も簡単な隔物灸なので、もぐささえあれば家庭で手軽にすえることができます。隔物灸に使うもぐさは、点灸用の白い高級もぐさではなく、温灸用の低価格のもので十分。自家製もぐさ(P.137)もおすすめです。

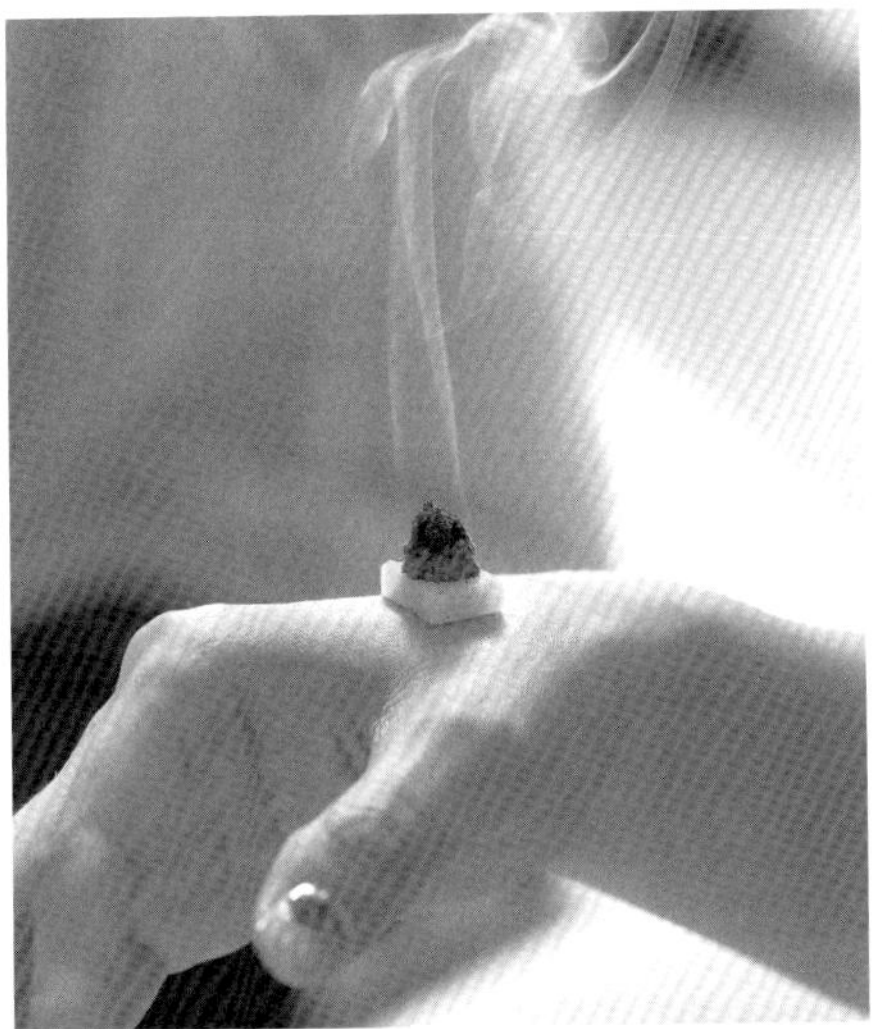

しょうが灸はおうちお灸によい。
（せんねん灸・お灸教室にて）

心の症状

ノイローゼ

お灸のツボ

特効ツボ

心兪（しんゆ）

厥陰兪（けついんゆ）、胃兪（いゆ）、腎兪（じんゆ）、手三里（てさんり）、足心（そくしん）

心兪（しんゆ）

<膀胱経>背中のツボ。上から５つ目と６つ目の胸椎の間より左右へ指幅２本のところにある。心身の緊張をやわらげる効果がある。

厥陰兪（けついんゆ）

<膀胱経>背中のツボ。上から４つ目と５つ目の胸椎の間より左右へ指幅２本のところにある。気持ちを落ち着かせる。

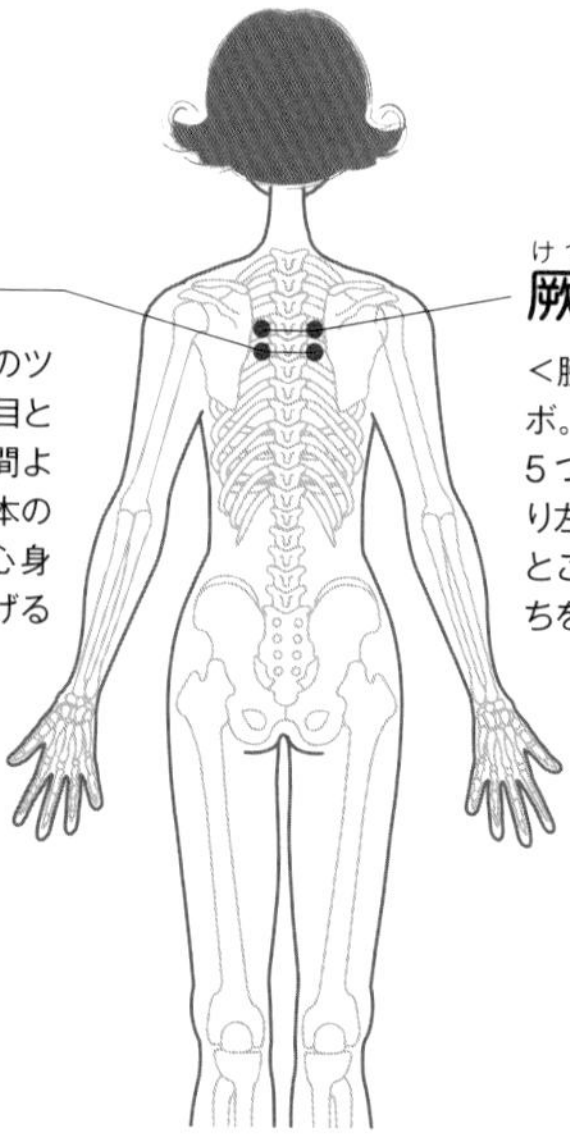

緊張をとくツボでノイローゼの改善を

一般的には「ノイローゼ」という言葉がよく使われますが、現在の正式な病名は「神経症」といいます。体に異常がないのに、精神的原因によって精神や体にいろいろな症状が出る状態です。汚れが気になってたびたび手を洗ったりする強迫性障害（強迫神経症）や、初対面の人に会うと緊張する対人恐怖なども神経症に含まれます。

この場合、体の緊張を解くツボが効果的です。特効ツボの「心兪」は心身の緊張を解きほぐす作用があります。「厥陰兪」は精神的ストレスに効果があります。「腎兪」は元気の素である生命エネルギーを補い、「胃兪」は背中の緊張をほぐすのに役立ちます。「手三里」はいわば万能ツボ。「足心」は自律神経に働きかけて、緊張を緩和します。

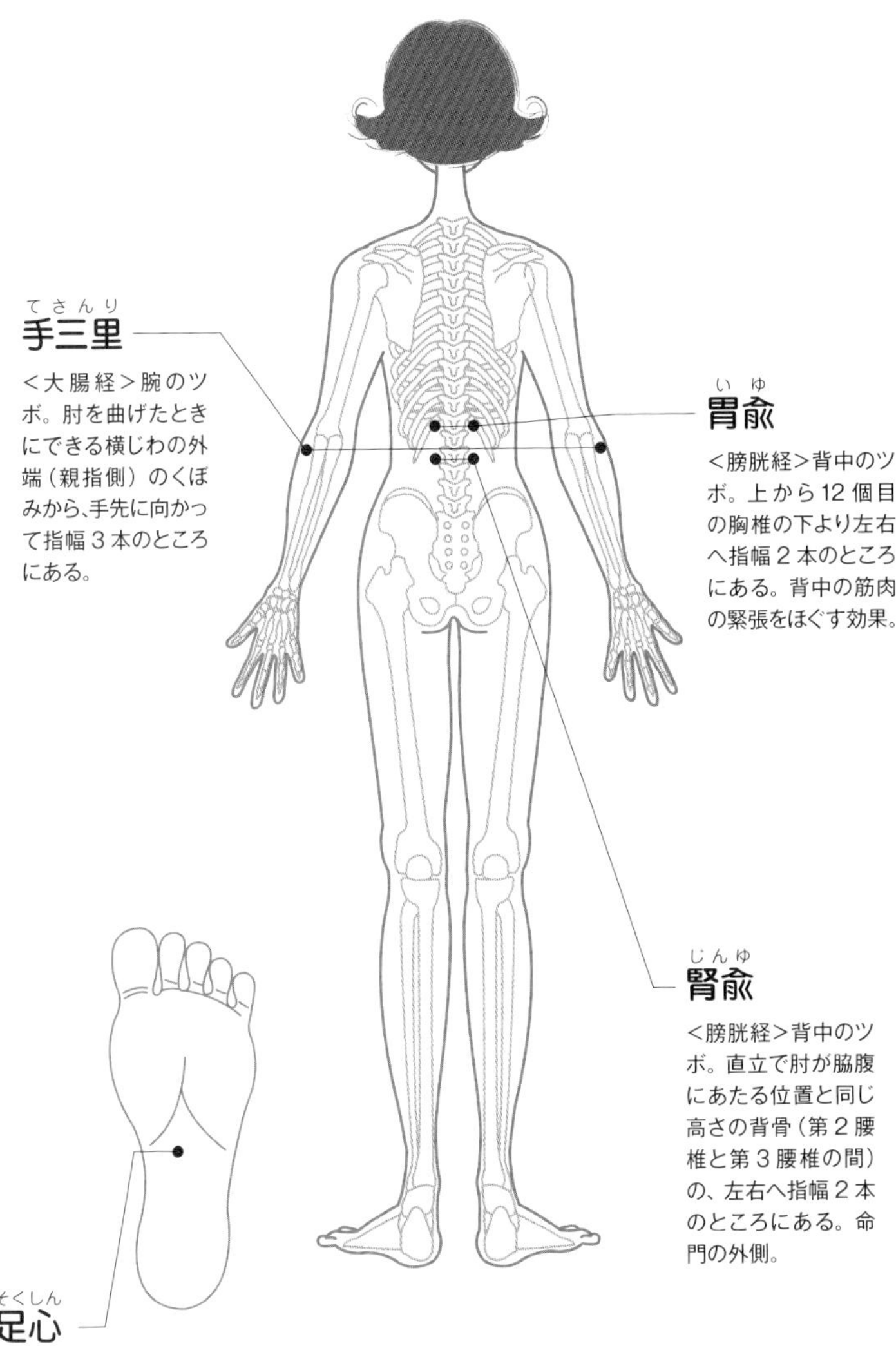

＜奇穴＞足裏のツボ。足の裏の中心にある。自律神経の働きを促し、気分を落ち着かせる効果がある。

心の症状

不眠

お灸のツボ

特効ツボ

失眠（しつみん）

足三里（あしさんり）、膈兪（かくゆ）、肝兪（かんゆ）、腎兪（じんゆ）、天柱（てんちゅう）、風池（ふうち）

筋肉などの緊張をほぐすとよく眠れる

ストレス社会で不眠に悩む人が増えています。ぐっすり眠れないと、翌朝の気分もすっきりしません。そんなときは、自律神経に働きかけてリラックス効果を高めるお灸がおすすめです。

「失眠」はその名の通り「失われた眠り」のときに有効なツボで、不眠の特効ツボともいわれています。眠れないときは指圧してみましょう。

「膈兪」は背中の緊張をほぐして快適な眠りに誘います。ストレスは不眠の最大の原因ですから、ストレスから来るさまざまな症状に効く「肝兪」と「腎兪」も不眠の改善に効果があります。

肩や首がこっていると眠れないので、「天柱」と「風池」で肩や首のこりも解消しておきましょう。心の症状全般に効く「足三里」へのお灸も忘れずに。

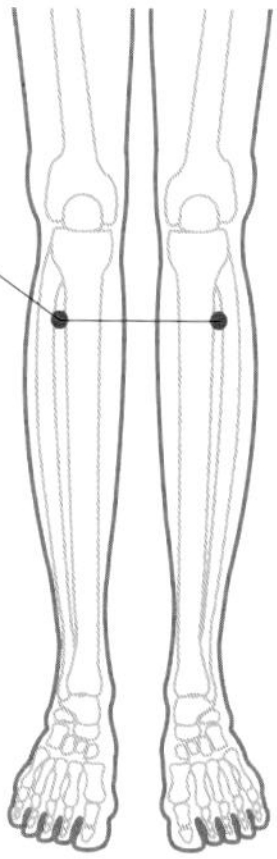

足三里（あしさんり）

<胃経>すねのツボ。膝蓋骨の外側にあるくぼみから、下へ指幅４本のところにある。あらゆる心身の症状に効果がある。

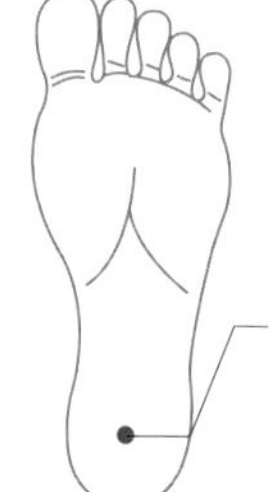

失眠（しつみん）

<奇穴>足裏のツボ。かかとを円に見立てた、その真ん中にある。温めることによって気持ちを落ち着かせ、不眠の解消に役立つ。

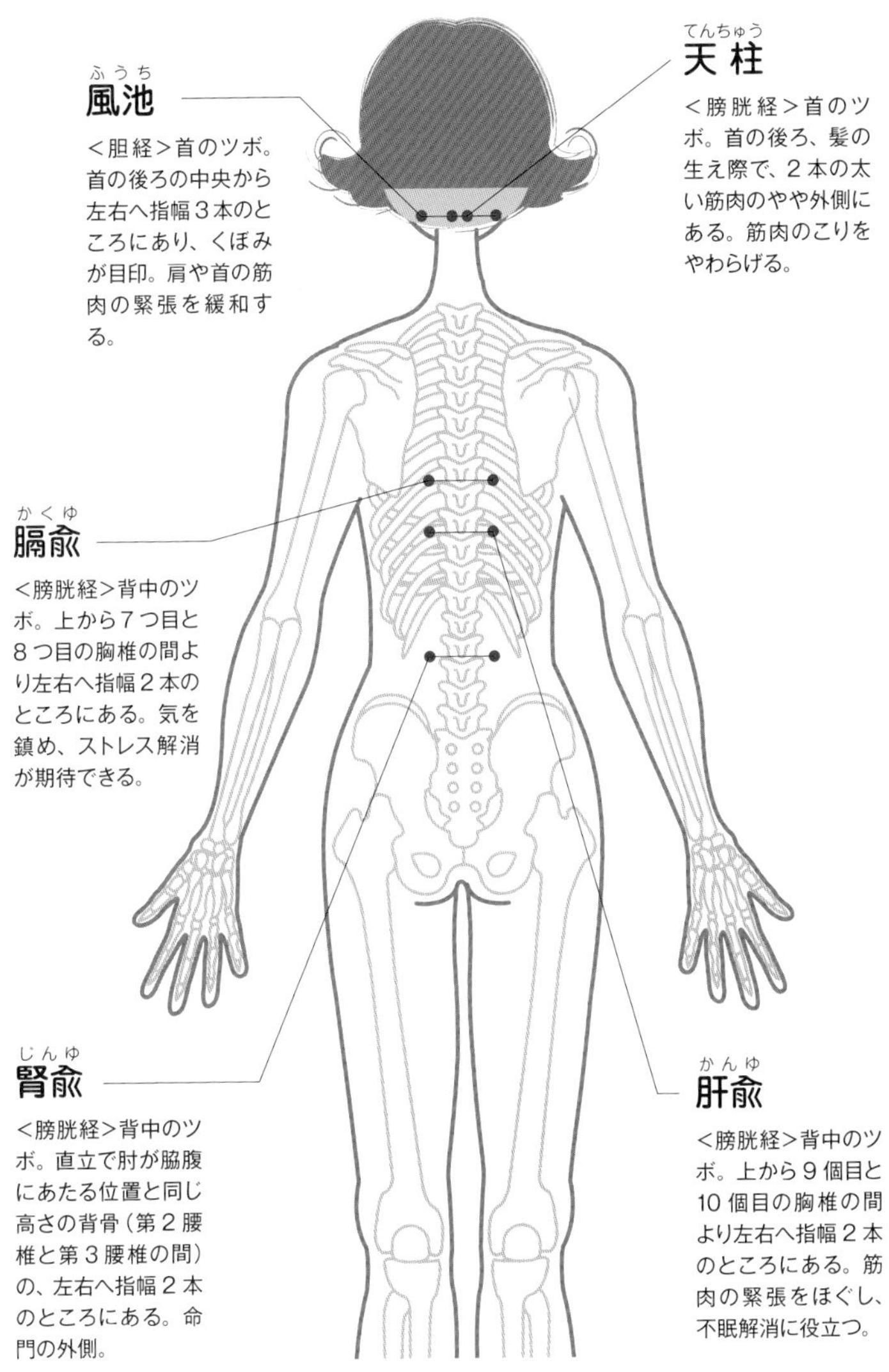
ふうち
風池
＜胆経＞首のツボ。首の後ろの中央から左右へ指幅３本のところにあり、くぼみが目印。肩や首の筋肉の緊張を緩和する。
てんちゅう
天柱
＜膀胱経＞首のツボ。首の後ろ、髪の生え際で、２本の太い筋肉のやや外側にある。筋肉のこりをやわらげる。
かくゆ
膈兪
＜膀胱経＞背中のツボ。上から７つ目と８つ目の胸椎の間より左右へ指幅２本のところにある。気を鎮め、ストレス解消が期待できる。
じんゆ
腎兪
＜膀胱経＞背中のツボ。直立で肘が脇腹にあたる位置と同じ高さの背骨（第２腰椎と第３腰椎の間）の、左右へ指幅２本のところにある。命門の外側。
かんゆ
肝兪
＜膀胱経＞背中のツボ。上から９個目と10 個目の胸椎の間より左右へ指幅２本のところにある。筋肉の緊張をほぐし、不眠解消に役立つ。

お灸の実力教えます ❶

らくらく鍼灸指圧治療院／東京・渋谷
佐藤宏子院長

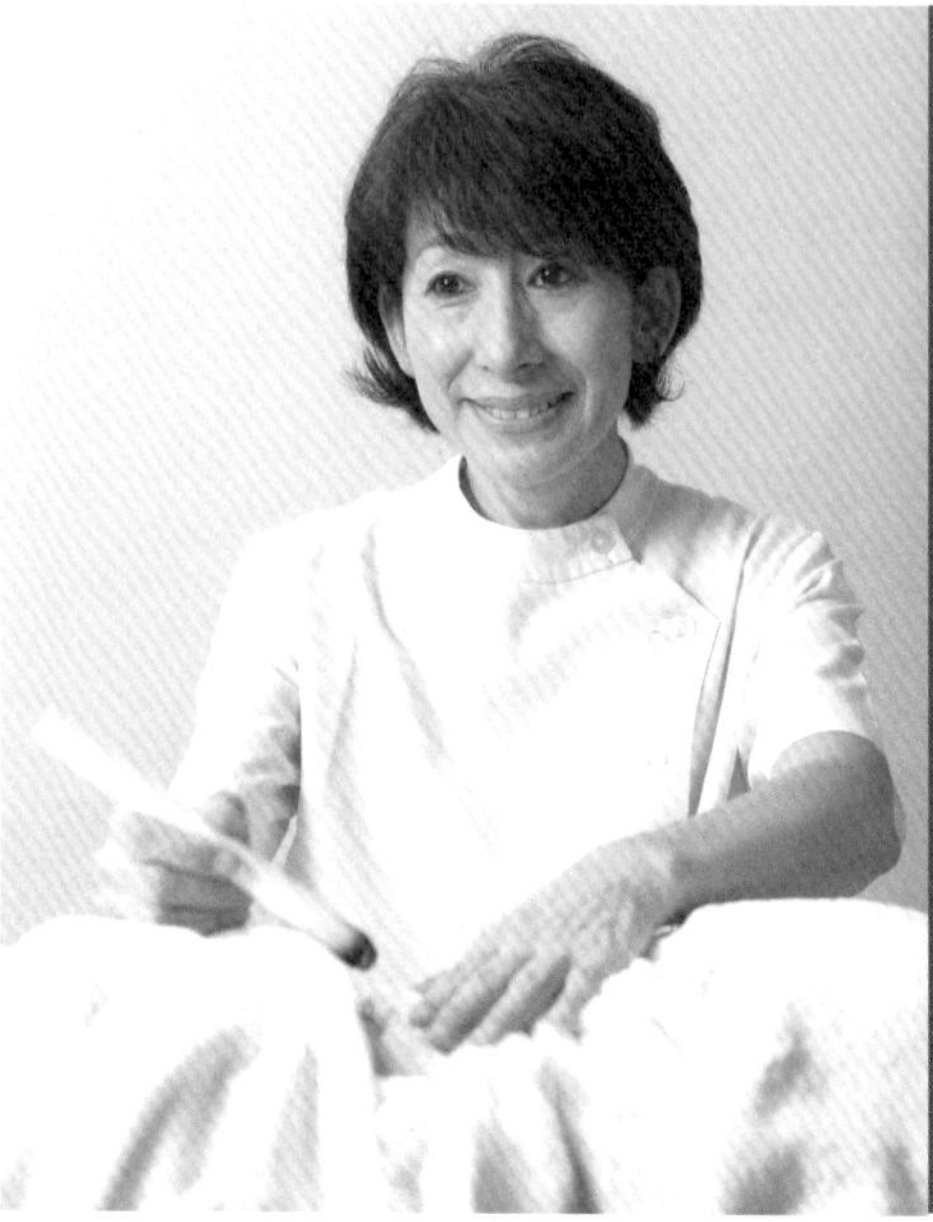

（さとうひろこ）
青山学院女子短期大学教養学科卒。OL時代に長年の生理痛が鍼灸治療で治ったことから東洋医学の道を志す。会社を辞め、東京医療専門学校で学ぶ傍ら、著名な鍼灸家の元で修行を積む。鍼灸師、按摩マッサージ指圧師の資格を取得後、数ヶ所の病院や鍼灸治療院を経て、平成6年より現職。理容美容学校講師、東京医療専門学校教員養成科講師。
●らくらく鍼灸指圧治療院
☎ 03-3407-4123

補法と、瀉法のお灸がある

東京・渋谷に鍼灸治療院を開業して16年になる佐藤宏子さんは、本書の監修者でもあります。佐藤さんの元に患者として通っていた編集者が、その治療を通してお灸のよさを実感し、この本が企画・編集されたのです。

佐藤さんが行う治療はお灸だけではありません。痛みがある症状には、やはり鍼治療が中心です。佐藤さんの鍼使いは大胆で繊細。触診しながら目指すツボを素早く探り、次々に思い切りよく刺鍼していきます。

「鍼もお灸も同じ刺激療法ですが病態に応じて使い分けます。風邪や消化器の不定愁訴などの内臓器疾患にはお灸を使うことが多いですね」

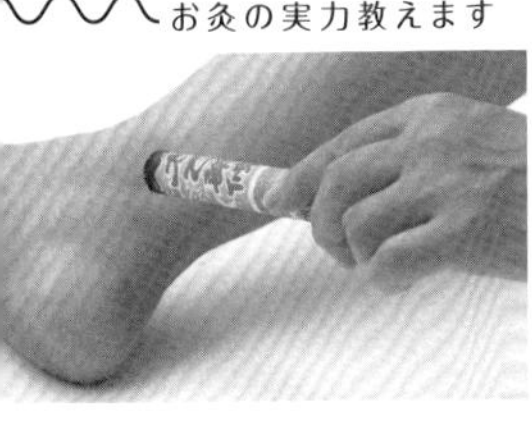

「疾患に行う瀉法のお灸はつらいので、おうちお灸で、病気を予防しましょう」

佐藤さんは、風邪や消化器トラブルへのお灸は、間接灸の棒灸を用いますが、特効穴のお灸では主に点灸を用います。

東洋医学の治療には、補法と瀉法があります。通常、正気を補う補法のお灸は一つのツボに7壮、邪を追い出す瀉法のお灸は31壮すえることが多いといいます。

「なぜ7なのか31なのかはわからないですけれど、東洋医学では、天空の星の動きを観察して物事を決めてきたわけで、易学にも通じます。7も31も経験的に特別な数字なんでしょうね」

瀉法のお灸は、回数も多いだけに、熱さをこらえなければならず少々つらいものになります。ただそれだけに、効果も高く、佐藤さんはこれまでに若年性糖尿病や子宮筋腫などの症状に瀉法のお灸で対処し、改善させているそうです。

佐藤さんの治療院には、ガンの患者さんが治療を受けに来ることも多いといいます。抗がん剤治療によって白血球値がかなり下がっていた患者さんには、全身のお灸を3ヶ月ほど続けて行ったところ、驚くことに検査数値が著しく上がったといいます。

「お灸の白血球を増やす効果を、目の当たりにして、お灸の実力を改めて実感しています」

99歳のお父様もお灸で健康管理

治療院のお灸では熱さをがまんしなければならないときもありますが、佐藤さんは「おうちお灸は、楽しみながら、気持ちのよい刺激を加えてほしい」といいます。

現在99歳の佐藤さんのお父様は、健康には人一倍気を使ってこられた方とか。そのお父様も、毎日、「太谿」、「三陰交」、「足三里」など足のツボに台座灸のお灸を行っているそうです。

また、佐藤さんは、子どもの頃、お母様がお腹に乗せてくれた温灸器の温かさをよく覚えており、「お灸は母と子のスキンシップにもなるので、お子さんのいるご家庭ではぜひ始めてほしい」といいます。子どもには、「棒灸や温灸器による、おへその周りのお灸」がおすすめです。

体が冷えている多くの女性たちには、「体質改善のお灸などで体を温める生活を」とのアドバイスが。冷えは、様々な病気の原因にもなります。おうちお灸でしっかり冷え対策しましょう。

お灸の実力教えます ②

四国医療専門学校／香川・宇多津

お遍路さんへの施灸ボランティア

「四国医療専門学校」の「お遍路さんのお灸のお接待」。フランス人のお遍路さんがお接待に寄ってくれました。

●四国医療専門学校
附属鍼灸治療院
☎ 0877-41-2345
受付：月曜～金曜の 9 ～ 12 時、15 ～ 18 時

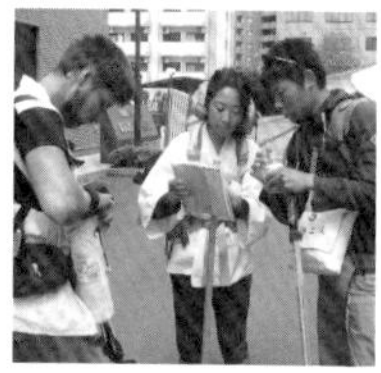

学生の発案で始まったお灸お接待

香川県宇多津町は四国お遍路のルート上にある町です。すぐ近くには、厄除け大師として知られる第78番札所・郷照寺、隣町には弘法大師の生誕地でもある第75番札所・善通寺（P.73）があり、町の日常の風景の中に、お遍路さんの姿が溶け込んでいます。

この町で、鍼灸師を育成する「四国医療専門学校」が、「歩きお遍路さんへのお灸の無料お接待」を始めたのは平成20年1月。「生まれ育った宇多津町を訪れるお遍路さんを、お灸で癒したい」という学生たちの熱意に、教員が動かされる形で、活動が始まったといいます。

お接待は、学校附属鍼灸治療院の開院時間内

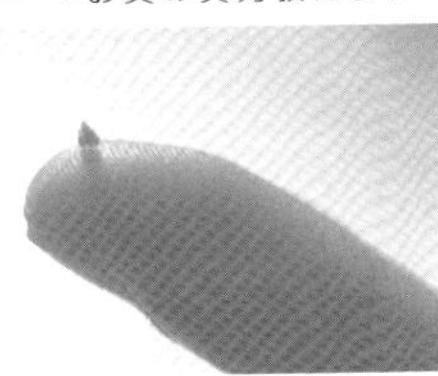

「お灸のお接待。お遍路さんも、宇多津町の皆さんもお気軽にお越しください」

で行われており、国家資格を持つ専任教員と一緒に3年生が施術にあたっています。

お灸と指圧をお遍路さんに

来院したお遍路さん。まずは予診表を記入します。次に施術者がお話を聞きながら、体の一番つらい部位や体調を把握していきます。

ベッドに移動しての施術では、「足三里」というツボにゆっくりとお灸をすえます。鍼灸師の教員は、「ここはどうですか？こたえますか？」と指で探りながらツボを確認します。

お灸の大きさは「米粒大」で最後まで燃やさない「八分灸」です。人によっては、さらに小さく「半米粒大」にしたり、お灸に慣れている人には「透熱灸」を行う場合もあるそうです。

「昔々は足三里にお灸の痕がない者とは一緒に旅をするな、と言われていたそうです。松尾芭蕉の『奥の細道』にも、宿で三里にお灸をした、とあります。食欲を高めて、足の疲れを取るのに足三里のツボはもってこいだったのですね」と、ツボの説明も交えながら和やかにお灸が進んでいきます。お灸と併せて、肩や背中の指圧も行って、施術の所要時間は約30分ほど。終わると、お遍路さんは「ああ、気持ちよかった。また頑張って歩けます。お接待ありがとう」と、満面の笑み。元気な足取りでお遍路に旅立っていきました。

教員たちは、「普段、学校では、健康な者同士でしかお灸をすえませんので、外部の方にお灸をすえる場面を学生が間近で体験できるとてもいい機会です」と、教える側の立場からも、お灸のお接待を歓迎しています。実際、学生たちは、お接待が始まってから、以前よりお灸を熱心に練習するようになり「お灸の腕があがった」のだそうです。

お接待にあたる専任教員にお灸の魅力をたずねると、「お灸は体の循環を良くしたり、バランスを整える効果があると言われます。血行不良による冷えや女性特有の悩みなどとも相性が良く、自分で体調を整えたい、という人には特に向いています。毎日続けることで少しずつ体調も整ってくるはずですよ」とのこと。「お遍路さんに喜んでいただけるように」と始まったお灸のお接待。四国お遍路の折には、ぜひ立ち寄って、足三里のお灸で癒されたいものです。

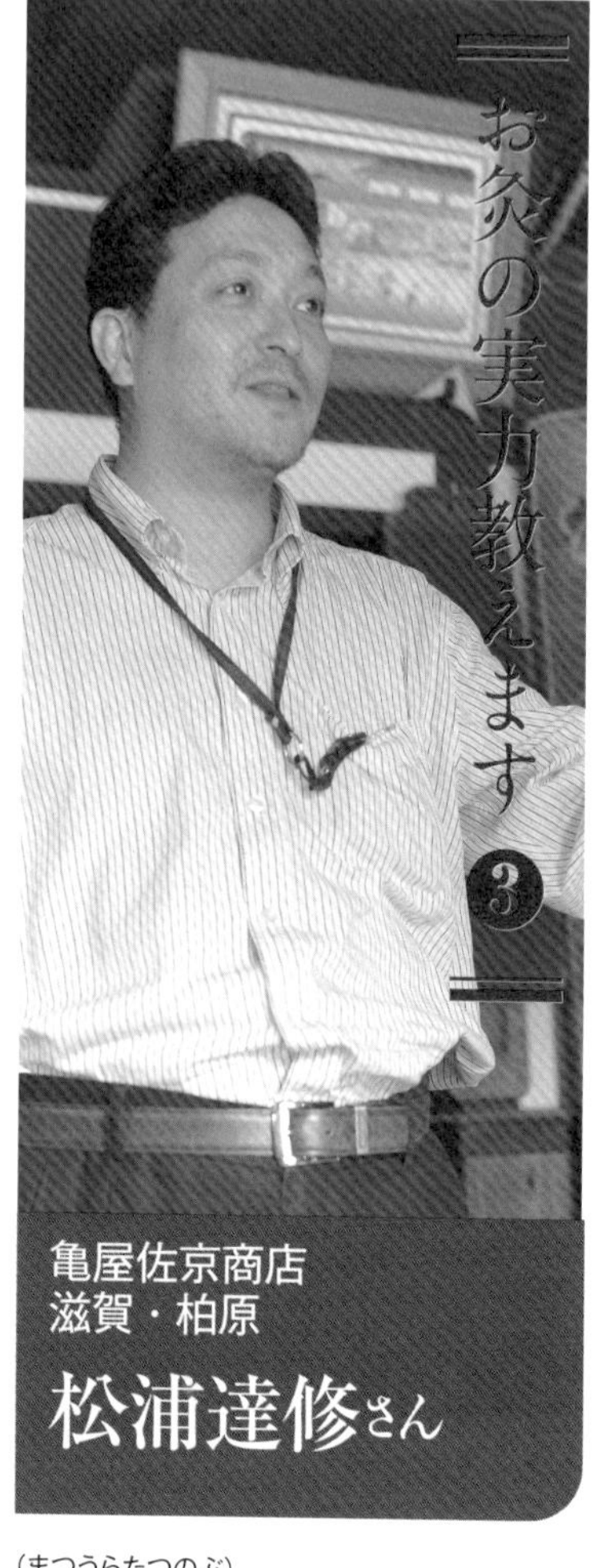

亀屋佐京商店
滋賀・柏原
松浦達修さん

（まつうらたつのぶ）
寛文元年(1661年)創業の日本一古いもぐさ屋「亀屋左京商店」で働く。「三方よし」の近江商人の商いを学ぶ。伝統製法を受け継いだ品質のよいもぐさ作りにこだわる。

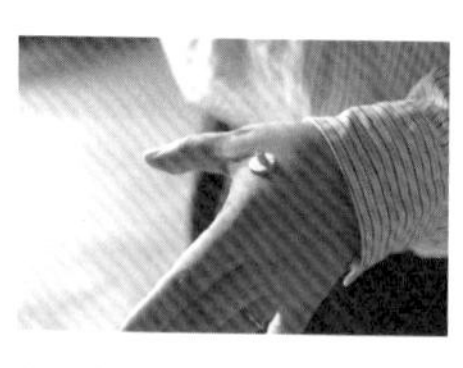

もぐさは手軽な庶民の健康法

日本一古いもぐさ屋「亀屋」で働く松浦さんは、「もぐさは本来、庶民のもの。安くないといけないもの」といいます。

もぐさは、大きく分けると2種類。白っぽい点灸用もぐさと、茶色の温灸用もぐさです。点灸用もぐさは、よもぎの葉の粉末をふるい落とし綿毛だけを選別したもので、手間をかけるために高価格になり、綿毛に葉の粉がまだ混じった状態の温灸用もぐさは、選別にそれほど手間をかけないため価格は抑えられます。

亀屋では、お客さんからよく「高いもぐさのほうがよく効くのですか」と質問されるそうですが、安価な温灸もぐさと、高価な点灸もぐさは用途が違います。一般的に棒灸などは温灸もぐさで作るし、しょうがやにんにくなどで行う隔物灸（P.159）にも、温灸もぐさを使います。

「毎朝、仕事の前に4ヶ所のお灸をします。忙しくても、すっと心が落ち着きます」

点灸用もぐさは、点灸のためのもぐさなのです。「最近、高価なもぐさには、専門家が治療に使う特殊なものというイメージがありますが、もぐさは現代でも安価で手軽な庶民の健康法であることに変わりありません。お灸は、一人ではすえられない部位もあるので、夫婦や友達同士ですえあい、悪いところを直し合える。コミュニケーションツールとしても最適ですね」

「三方よし」の心でのれんを守る

江戸時代に亀屋を起こした松浦家には、代々近江商人の血が流れています。近江商人は、近江国（滋賀県）出身の商人たちのこと。優れた商才で知られ、「売り手よし、買い手よし、世間よし」の「三方よし」という経営理念を基としていました。松浦さんも、この「三方よし」の精神をしっかり受け継いでいます。

「よもぎを生産している地元伊吹の農家の方々には、いつも感謝しています。収穫時には私たちも手伝いにいき、苦しいときは苦しいといえる信頼関係を築いています。一緒に仕事して、自分だけ儲けようというのはだめです。外国の人にはこのやりかたは通じないかもしれませんが、この辺では今も三方よしが商売の基本です」

亀屋の350年を支えてきたのは、この「周囲も一緒によくなっていこう」という思いやりある商いの心だといえるかもしれません。

松浦さんは、毎朝、仕事を始める前に、机の前に座って、「合谷」と「三里」の左右4箇所に台座灸をすえます。すると「気が急いているときでも、気持ちがすっと落ちつく」のだとか。この朝のお灸のおかげか、松浦さんはこれまで病気もせず、いたって健康だそうです。

最後に、松浦さんから、読者にアドバイス。「一度にたくさんすえたり、熱いのにがまんして水泡を作ったりするのはよくありません。台座灸のような弱い刺激でも、一度の数が多いと、灸あたりすることもあります。何年もかかえてきた症状が、1回のお灸で治るはずはありません。熱かったらやめて、熱くないなら熱さを感じるまで、時間があるときに、体調と相談して、自分がほっとするお灸をしてください」

おうちお灸は、自分の体に聞きながら、急がず、気長に、毎日すえるのが一番のようです。

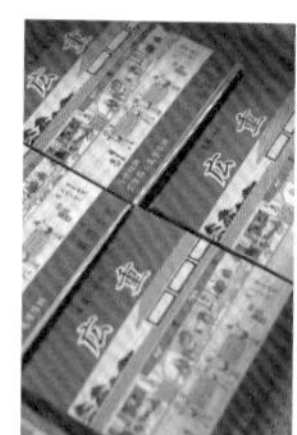

お灸SHOP情報

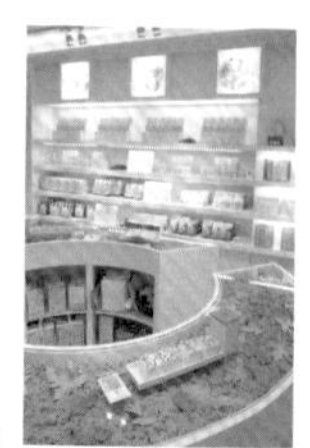

ネットでお灸を手軽に買えるのが
オンラインSHOPの魅力。
直営店で店員に相談して、
お気に入りのお灸を探すのもおすすめです。

直営 せんねん灸でござる 長浜曳山店

☎ 0749-63-9950

伊吹山の麓にあるせんねん灸の直営店。オリジナルキャラクターのせんねん君が出迎えてくれる。お灸の体験コーナーや、よもぎにまつわる商品もある。

SHOP おすすめのお灸
火を使わないお灸・せんねん灸太陽6コ入り　610円（税別）

営 10:00～16:00（土・日曜、祝日は～17:00）
休 無休
所 滋賀県長浜市元浜町5-16
交 JR長浜駅から徒歩8分

台座灸 / 棒灸 / 温灸器 / 点灸 / その他

	店名	電話	休
直営	せんねん灸ショールーム名古屋	☎ 052-211-7525	休 月曜・火曜（祝日の場合は営業）
直営	せんねん灸ショールーム大阪	☎ 06-6809-4595	休 月曜（祝日の場合は営業）
直営	せんねん灸京都	☎ 075-741-7009	休 不定休
直営	せんねん灸ショールーム博多	☎ 092-409-0223	休 月曜（祝日の場合は営業）

直営 せんねん灸 show room Ginza

☎ 03-6228-5981

銀座のせんねん灸直営店。3Fには鍼灸の治療が受けられる「お灸ルーム」もある。

SHOP おすすめのお灸
はじめてのお灸moxa50コ入り　1000円（税別）

営 11:00～19:00
休 月曜（祝日の場合は営業）、祝日
所 東京都中央区銀座5-10-9-1F
交 東京メトロ銀座駅から徒歩3分

台座灸 / 棒灸 / 温灸器 / 点灸 / その他

オンラインshop せんねん灸 インターネット通信販売

https://www.senneng.co.jp/shop/

購入するとお灸の小箱などがもらえる、ネット限定の特典がある。3000円（税別）以上の購入で送料無料。全国どこからも、すべてのせんねん灸製品を購入できる。

SHOP おすすめのお灸
せんねん灸トライアルセット　3,500円（税別）

☎ 0120-78-1009
注文方法 オンラインフォーム
支払方法 クレジットカード、代金引換

台座灸 / 棒灸 / 温灸器 / 点灸 / その他

直営 亀屋佐京商店

☎ 0749-57-0022

1661年の創業以来、もぐさの商い一筋の専門店。歌川広重『木曽海道六拾九次』に描かれる老舗で、番頭の福助は福を招く縁起物「福助人形」の起源といわれる。

SHOPおすすめのお灸

お灸亀灸ソフト　2,000円（税別）

営 8:30～12:00、13:00～16:30
休 土・日曜、祝日
所 滋賀県米原市柏原2229
交 JR柏原駅から徒歩6分

台座灸 / 棒灸 / 温灸器 / 点灸 / その他

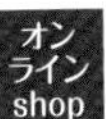

お灸倶楽部

http://www.oq-club.com/

亀屋佐京商店のネットショップ。2回目からの購入に便利な会員登録も行っている。お灸の歴史や商品の詳細な説明があるホームページは、一見の価値あり。

SHOPおすすめのお灸

お灸広重　2,000円（税別）

☎ 0749-57-0022
注文方法 オンラインフォーム
支払方法 代金引換､振込み（先払い）

台座灸 / 棒灸 / 温灸器 / 点灸 / その他

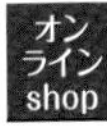

東京山正（やましょう）

https://www.rakuten.co.jp/relax9841

お灸の良さを広めるために立ち上げたネットショップ。様々なタイプのお灸を取り揃えている。もぐさの老舗「山正」（下記）の製品をすべて扱っている。

SHOPおすすめのお灸

つぼきゅう禅24壮セット　1,980円（税込）

☎ 03-3444-2960
注文方法 オンラインフォーム、FAX（03-3444-0164）、TEL
支払方法 クレジットカード、代金引換、振込（先払い）

台座灸 / 棒灸 / 温灸器 / 点灸 / その他

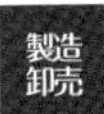

山正（やましょう）

https://moxa.net

創業120余年の伊吹もぐさの老舗。治療院などの業務用商品の製造･卸販売がメイン。商品は、上記「東京山正」のオンラインSHOPで購入できる。

オンラインshop 小林老舗（ろうほ）

https://www.kobayashi-rouho.net

創業から7代続く、200年以上の歴史を持つ老舗ショップ。伝統を守りながら現代のニーズに応え、もぐさの販売やオリジナル灸用品の製造・販売を行っている。

SHOPおすすめのお灸

高級もぐさ小箱入　1,500円（税別）

☎ 0749-76-0638
注文方法 オンラインフォーム、FAX（0749-76-1115）、TEL
支払方法 クレジットカード、代金引換、振込（先払い）

台座灸 / 棒灸 / 温灸器 / 点灸 / その他

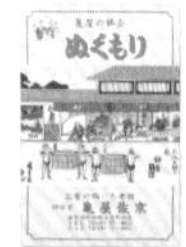

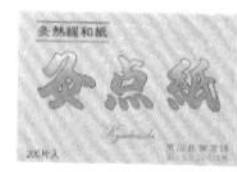

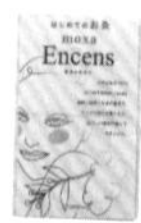

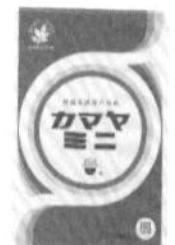

直営 釜屋もぐさ本舗

☎ 03-3667-3551

1659年創業のお灸ともぐさの専門店。自然の力を用いた身近な健康法として、お灸の普及につとめる。もぐさは厳選したよもぎを長時間かけ石臼引きしたもの。

SHOP おすすめのお灸

カマヤペット（フード付） 6,710円（税込）

営 9:00～17:00
休 土・日曜、祝日
所 東京都中央区日本橋小網町6-1
交 東京メトロ茅場町駅から徒歩4分

台座灸 / 棒灸 / 温灸器 / 点灸 / その他

オンラインshop 釜屋もぐさ本舗

https://mogusa.co.jp/

釜屋もぐさ本舗のネットショップでも購入できる。紙筒灸のカマヤミニが人気。温度が強・弱・ソフトの3種類がある。

SHOP おすすめのお灸

カマヤミニ弱120入 2,200円（税込）

☎ 03-3667-3551
注文方法 オンラインフォーム、FAX（03-3661-7806）、TEL
支払方法 代金引換

台座灸 / 棒灸 / 温灸器 / 点灸 / その他

直営 三景

http://oq83.jp/

鍼灸の道具を取り揃える専門店。箱灸や竹灸、ネパール棒灸などお灸の種類も豊富。海外への鍼灸道具の発送も行う。海外で働く鍼灸師をサポートする。

SHOP おすすめのお灸

ネパール棒灸 1本2,546円（税込）

☎ 03-3252-2149
注文方法 メール、FAX（03-3257-0355）、TEL
支払方法 クレジットカード、代金引換、振込（先払い）

台座灸 / 棒灸 / 温灸器 / 点灸 / その他

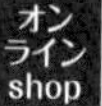

オンラインshop 三晴社

https://www.sansei-sha.co.jp/

終戦直後の日本橋で誕生した温灸器メーカー。現在は東京メトロ小伝馬町駅から徒歩2分の大伝馬町に移転。営業は月～土曜の9:00～17:00、日曜・祝日休。

SHOP おすすめのお灸

へそ温灸器ゴールド 11,330円（税込）

☎ 03-5695-0909
注文方法 オンラインフォーム、FAX（03-5695-0707）、TEL
支払方法 クレジットカード（2万円以上～）、代金引換、振込（先払い）

台座灸 / 棒灸 / 温灸器 / 点灸 / その他

INDEX 1
用語索引

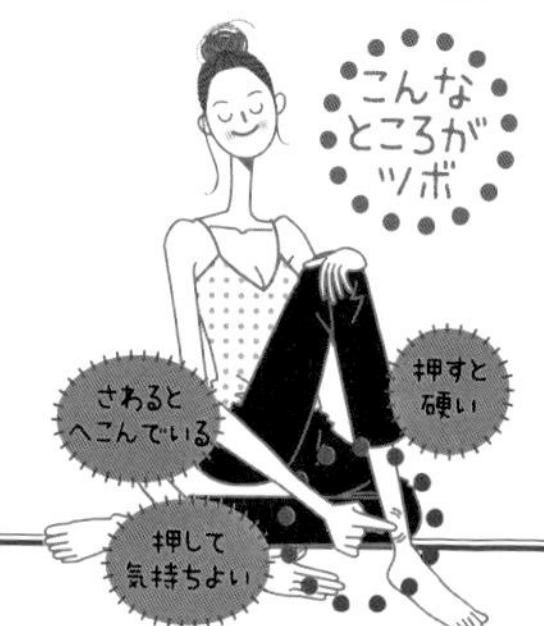
こんなところがツボ
さわるとへこんでいる
押すと硬い
押して気持ちよい

INDEX 2
ツボ索引

あ

か

さ

✤スタッフ
企画・編集✤エディトルーム・カノン
取材・文✤エディトルーム・カノン
山本和歌子
石井典子
撮影✤末松正義
スタイリング✤櫻田志満
イラスト✤内藤しなこ
表紙イラスト✤岡田丈
デザイン✤GRiD
釜内由紀江
五十嵐奈央子

●取材・撮影協力
以下の方々のご協力を得ました。謹んで深謝いたします。
亀屋佐京商店、伊吹薬草の里文化センター、セネファ（せんねん灸）、あなむら診療所、吉田玉栄堂、はりきゅうミュージアム、善通寺、灸まん本舗石段や、四国医療専門学校、東京山正、小林老舗、釜屋もぐさ本舗、山正、三景、三晴社、中山道広重美術館、柏原宿歴史館、寺本慧さん

●参考文献
東洋医学のきほん（後藤修司監修、日本実業出版社）、東洋医学の本（学研）、解剖経穴図（森秀太郎著、医道の日本社）、TUBO BOOK（セネファ）、よくわかるツボ健康百科（芹澤勝助著、主婦と生活社）ほか

本書は、2010年に地球丸より刊行されたものを復刊したものです。なお、本書に掲載したデータは、すべて2019年11月上旬現在のものです。

✤監修

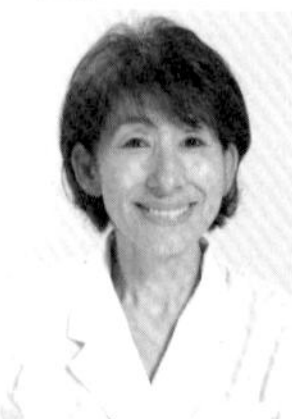

らくらく鍼灸指圧治療院 院長
佐藤宏子
（さとうひろこ）
青山学院女子短期大学教養学科卒。ＯＬ時代に長年の生理痛が鍼灸治療で治ったことから東洋医学の道を志す。会社をやめ、東京医療専門学校で学ぶ傍ら、竹之内診佐夫氏ら著名な鍼灸家の元で修行を積む。鍼灸師、按摩マッサージ指圧師の資格を取得後、数ヶ所の病院や鍼灸治療院を経て、平成６年より、東京・渋谷で東洋医学のトータルサロン、らくらく鍼灸指圧治療院を開業。各自の体の状態に合った丁寧な施術と、生活面への適切なアドバイスには定評があり、老若男女、幅広い年齢層の患者さんの支持を得ている。理容美容学校講師、東京医療専門学校教員養成科講師。
●らくらく鍼灸指圧治療院
東京都渋谷区渋谷 1-5-5 デュラス青山３階
☎ 03-3407-4123　FAX03-3407-3135
※お灸やツボに関して、ご不明な点などありましたら、お問い合わせください。

おうちでお灸

2020年1月5日　初版第1刷発行

著　者　佐藤宏子
発行人　川崎深雪
発行所　株式会社　山と溪谷社
〒101-0051
東京都千代田区神田神保町1丁目105番地
https://www.yamakei.co.jp/
■乱丁・落丁のお問合せ先
山と溪谷社自動応答サービス TEL.03-6837-5018
受付時間／10:00-12:00、13:00-17:30
（土日、祝日を除く）
■内容に関するお問合せ先
山と溪谷社 TEL.03-6744-1900（代表）
■書店・取次様からのお問合せ先
山と溪谷社受注センター TEL.03-6744-1919
FAX.03-6744-1927
印刷・製本　大日本印刷株式会社

Printed in Japan ISBN978-4-635-49047-4